彩绘
图解

《简易敲打》

通经络

耿引循◎主编

江西科学技术出版社

图书在版编目（CIP）数据

彩绘图解简易敲打通经络 / 耿引循主编. --- 南昌：
江西科学技术出版社, 2021.12（2023.11重印）

ISBN 978-7-5390-7724-6

Ⅰ. ①彩⋯ Ⅱ. ①耿⋯ Ⅲ. ①经络－穴位按压疗法－
图解 Ⅳ. ①R244.1-64

中国版本图书馆CIP数据核字(2021)第072236号

选题序号：ZK2021015

责任编辑：王凯勋

彩绘图解简易敲打通经络

耿引循 主编

CAIHUI TUJIE JIANYI QIAODA TONG JINGLUO

出版发行	江西科学技术出版社
社　　址	南昌市蓼洲街2号附1号
	邮编：330009　　电话：（0791）86623491　86639342（传真）
印　　刷	三河市嘉科万达彩色印刷有限公司
经　　销	各地新华书店
开　　本	710mm×1000mm　1/12
字　　数	300千字
印　　张	20
版　　次	2021年5月第1版　　2023年11月第2次印刷
书　　号	ISBN 978-7-5390-7724-6
定　　价	68.00元

赣版权登字号：-03-2021-107

前言

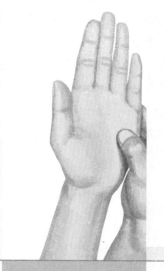

CAI HUI TU JIE

**JIAN YI
QIAO DA**

TONG JING LUO

你在公园里见过"撞大树"的老年人吗？在路边见过使劲敲打自己的人吗？如果有的话，不必诧异，他们只是在从"人体大药房"里取药而已。

健康对于我们每个人来说都是第一财富。但是，高压的生活方式和不完善的医疗模式，让我们手中能够掌握的健康财富越来越少。有调查表明，在北京、上海等大城市中，七成的白领成为"过劳族"，颈椎病、高血压、冠心病等老年病在年轻人中开始蔓延。一边是大众健康指数的下降，一边是高额的医药费和抗药性逐渐增强的各类疾病。谁来守护我们的健康？

其实，答案就在我们自己身上，那就是我们人人身体里的经络。经络可以说是隐藏在人体中最完善的医疗保健系统，只要保持经络的通畅，人体自会健康。早在两千多年前的医学圣典《黄帝内经》中，先人们就已经将经络治病、养生的功效阐释得很清楚。他们认为经络是人体"决死生、处百病、调虚实"的关键，因此不可不通。千百年来，中医的针灸、拔罐、刮痧、推拿等疗法，以及"五禽戏"、道家的导引养生功、武术中的站桩等，都是以经络为基本原理。事实证明，这些方法的祛病健身功效，有的甚至比药物和补品还要好。因此，我们编写了这本《彩绘图解简易敲打通经络》。

本书从现代生活出发，介绍了人体十四条重要经络，以及每条经络在维护机体正常运转中所起的作用；同时还简明扼要地说明了常敲打这些经络能预防并改善哪些病痛，或者能给人们带来哪些意想不到的健康"喜讯"。

我们还整理了近百种威胁人类健康和生命的常见病、多发病以及亚健康症状，详细介绍了它们的中医调理原理，以及调理该病、缓解不适的经络敲打法。而在每个病症下，我们都搜集了几个有效调控的特效穴位，解释了每个特效穴位所具有的特殊功效。您不妨经常按压一下这些穴位。此外，考虑到女性的美容需求和儿童的特殊体质，本书还收录了女性最容易遇到的一些美容、美体问题，以及家长关注的儿童健康问题，并且给出了解决这些问题的经络敲打方法。我们衷心希望，这些内容能为女性的美丽和儿童的健康成长贡献绵薄之力。

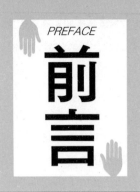

PREFACE

前言

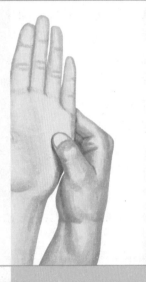

CAI HUI TU JIE
JIAN YI
QIAO DA
TONG JING LUO

　　本书图文并茂，通俗易懂，每一个敲打步骤下都配备了精准的讲解和示范图片，并且注明操作手法、力度、次数和时间。您无需熟记每个经穴，也无需深入了解博大精深的中医理论，只需按部就班地做，即可轻松实施敲打，管理和维护自我健康。

　　我们相信，只要掌握了疏通经络的敲打法，然后身体力行地坚持下去，您一定会尝到甜头。

　　建议初学者在专业人士指导下实施。此外，本书中的敲打方法只能作为缓解病痛的辅助疗法，有各种疾患的患者还应及时到医院诊治，以免延误治疗。

　　本书为中医科普读物，为便于读者理解，我们尽量运用通俗的语言代替专业生僻的中医术语，并保留中医习惯用字，如"瘀血""泻火"等。希望我们的整理、编写能给爱好养生的朋友们提供帮助。

目录

CONTENTS

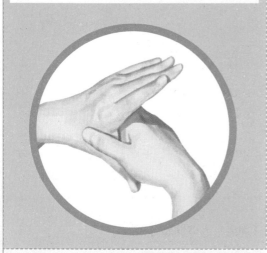

第三章
敲什么经管什么用

第一章
千百良方不如经络通畅

第二章
敲打经络的热身课

第四章
百病不求人

第五章
亚健康一敲了之

第六章
敲出丽颜，敲来曼妙身材

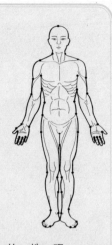

PART 1

第 1 章

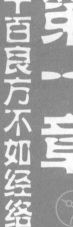

千百良方不如经络通畅

说到经络，人们往往感到很高深、很神奇。其实，经络就在我们每一个人的身体内。它最早出现于医学圣典《黄帝内经》中，流传了两千多年，至今依然被广为使用。因为实践已经证明，适当地刺激经络，可激发人体自愈潜能，有祛除病痛、养生保健的功效。可以说，经络是隐藏在人体中的医疗保健系统，可为我们的健康保驾护航。

经络真的能治病吗？

> 既然经络是百分之百地存在着，就是真正的科学，我可以试一试。
> ——陈景润（摘自《中国经络学界的巨子——祝总骧》）

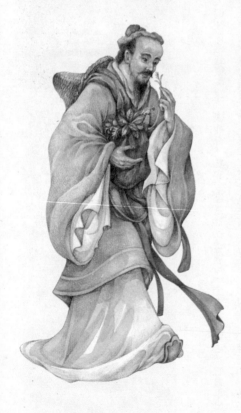

若干年前，一位著名的学者被诊断患上了帕金森病。这位曾经攻克世界难题的学术巨匠，能够不畏艰辛地攀上科学巅峰，为祖国赢得至高荣誉，却被可怕的病魔击倒了。渐渐地，他开始走路不稳、四肢肌肉痉挛，甚至连眼睛也无法随意睁闭，口水不受控制地向外流。他的舌头麻痹了，不能用语言来表达思维；他的手颤抖了，握笔困难，一下笔只能在纸上画下一道道弯弯曲曲的线条；他高速运转的头脑，再也不能从容自在地徜徉在他为之痴迷的科学王国了。

他的病受到了社会各界的高度重视。为了减轻他的痛苦，医院将新药、特药全都用上了。可是却难以奏效。在这样的情况下，我国经络疗法的两位泰斗应邀为这位学者实施经络疗法。

当两位教授来到这位学者家里时，他起身还需他人扶持，且面部肌肉僵硬、毫无表情。两位教授领导医疗团队仔细分析了学者的病情，反复讨论后决定从心包经开始实施治疗。老教授在他的右臂内侧轻轻敲打心包经，再由另一位教授缓缓将银针刺入心包经上的内关穴，同时安排他吸氧。刺针时，这位学者说话含混不清。扎针、吸氧半小时，起针

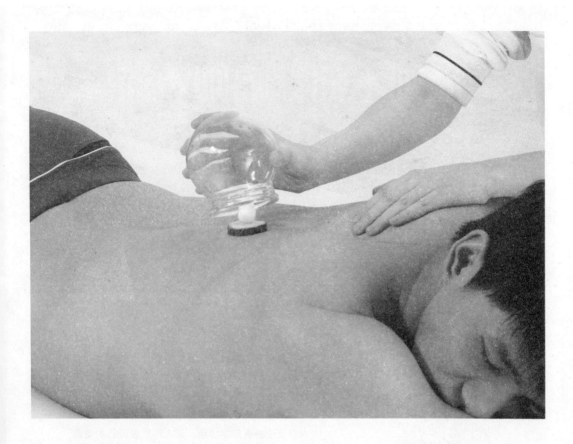

后，他竟然微微地笑了，他僵硬了多年的面部肌肉开始有知觉了，并且说话也清晰了许多。此后二位教授又为他进行了多次针灸治疗，多次扎针后，这位学者无需他人搀扶，已能起身送二位教授下楼。

之后，这位学者的夫人学习了经络疗法，坚持为他实施治疗。一年后，这位学者行走自如，大小便失禁的情况好转，上肢颤抖的症状得到缓解，写出来的字也变得清楚了。渐渐康复的他不仅可以带研究生，还完成了两部著作。这次治疗，让这位学者深深领略到了经络和中医学的神奇。

经络可以治病，并不仅仅体现在这个案例上，其已被我国几千年的诊疗实践所证明。从扁鹊治疗虢太子尸厥症的针灸法，到华佗治疗曹操头风症的放血术，再到民间流传已久的拔火罐，甚至现今广受追捧的刮痧和敲经络，每一种疗法莫不以经络理论为基础。每一次使用这些疗法成功治愈病痛，莫不展示着经络治病的神奇功效。

如今，经络疗法远传海外，许多国家纷纷开设经络研究的专门机构，针灸、按摩等经络疗法已成为临床治病的常用手法。

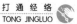

通则不痛，痛则不通

●TONG ●ZE ●BU ●TONG ●TONG ●ZE ●BU ●TONG

经络对人体的重要性早在两千多年前的《黄帝内经》中就已明确阐释。

经脉者，所以能决死生、处百病、调虚实，不可不通。——《灵枢·经脉》

经脉者，人之所以生，病之所以成，人之所以治，病之所以起。——《灵枢·经别》

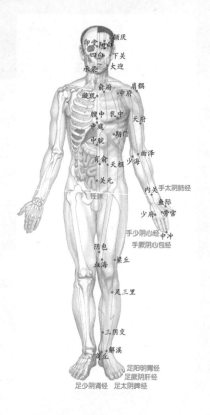

那么究竟什么是经络？它凭什么能够决定人的生死，又为什么能够治疗一些连最先进的医学都无法攻克的病痛呢？它与疾病到底有什么关系？

在我国传统医学理论中，经络是联系脏腑和体表以及全身各部的纽带，是人体气血运行的通道。也就是说，人的五脏六腑、四肢百骸、五官九窍、皮肉筋骨等组织器官，之所以能实现正常的生理功能，完全是以经络系统的联系和沟通为基础的。《灵枢·本藏》指出："经脉者，所以行血气而营阴阳、濡筋骨、利关节者也。"气血是人体生命活动的物质基础，全身各组织器官只有得到气血的温养和濡润才能完成正常的生理功能。经络是人体气血运行的通道，能将营养物质输送到全身各组织脏器，使脏腑得到营养，筋骨得到濡润，关节得以通利。人体各部只有得到气血的温养，才能健康、有序地"工作"。

经络不仅是为人体正常运转输送能量的通道，同时也是帮助人体抗御病邪、保卫健康的防火墙。经络通过"行血气"而使营卫之气密布周身，在内和调于五脏，洒陈于六腑，在外抗御病邪，防止内

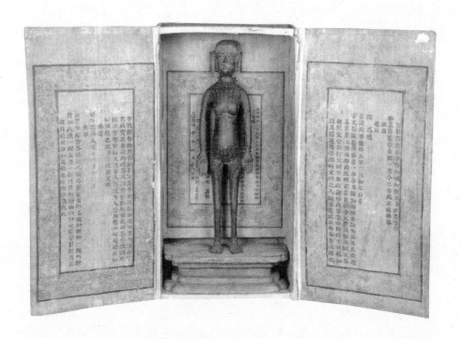

侵。《素问·缪刺论》有云："夫邪客于形也，必先舍于皮毛，留而不去，入舍于孙脉，留而不去，入舍于络脉，留而不去，入舍于经脉，内连五脏，散于肠胃。"也就是说，外邪侵犯人体时由表及里，先从皮毛开始。卫气充实于络脉，络脉散布于全身而密布于皮部，当外邪侵犯机体时，卫气首当其冲发挥其抗御外邪、保卫机体的屏障作用。

倘若经络瘀阻、气血虚弱，就会使人体正气不足、抵抗力下降，让病邪轻易入侵；就会使机体组织和脏腑失养，出现功能紊乱或衰竭的现象；就会使人体代谢产物无法及时排出，引发疾病，这就是所谓的"不通则痛"。正如一座城市，其中某个电路出现故障，可导致一些地区停电，无法正常"运转"，甚至还会使整个城市都陷入瘫痪。此时我们只要修复电路，恢复供电，问题就可迎刃而解。人体也是这样，我们通过某种方式使淤塞的经络重新运行起来，使因失养而功能紊乱的脏腑恢复正常，就可以增强人体的免疫力，使病邪无立足之地。这样我们就不难理解为什么玩转区区一个手握式健身球，对高血压、肩周炎、颈椎病、神经衰弱、慢性关节炎、偏瘫后遗症、手颤、指腕关节疼痛等疾病都具有调理作用了。因为从经络学的角度看，人的手掌有三条经脉通过，健身球在掌心转动，对这些经脉有良性刺激作用，可改善经络功能，令其通畅。经络调顺，正气旺盛，由这些经络所主导的各种不适症状自然烟消云散。

被现代科学验证的经络

●BEI ●XIAN ●DAI ●KE ●XUE ●YAN ●ZHENG ●DE ●JING ●LUO

经络理论是中医的理论基础之一，任何一本中医典籍里都会提到经络。世世代代，我们的先人一直遵循着经络诊脉治病的原则。

一直以来有人以"看不见，摸不着"的理由否定经络的存在。因为人们用现代生物医学的方法对人体加以解剖后，即使用高倍率的显微镜从表皮到深部组织进行广泛搜索，都没有见到有异于周围组织的"经络管状结构"。

那么经络真的存在吗？我国经络学界的巨子祝总骧教授和他的团队，利用三种科学方法，终于证明了经络的客观存在，引起世界轰动。

首先，他们利用电激发下的机械探测法发现，人体有一些高度敏感点，刺激它们的时候，人体会有酸、麻、胀的感觉，而且这种感觉有时候还会上下窜动。在将这些敏感点连接后，会得到一条敏感线。这条敏感线与古典经络图上经络的分布惊人地吻合。

其次，他们又利用皮肤电阻抗测试法发现，当探测电极触及人体经脉时，电阻会突然下降，出现一个低电阻点。将这些点连成一条线，这条线也正好和古典经脉线一致，并且和电激发下的机械探测方法测出的敏感线重合。

最后，他们用橡皮锤和医用听诊器作为测试工具，用橡皮锤在人体上沿古典经脉线进行力量均匀的垂直叩击。每当小锤叩击到经脉线上时，就会听到一个音量加大、声调高亢洪亮，如叩击在空洞地方的那种"空空"的声音。他们把它叫做高振动点。将这些高振动点连成一条线，这条线又恰好和前面测试出的两条线相重合。

就这样，祝总骧教授和他的团队用三种方法证实了中国古代《黄帝内经》中论述的14条经脉的存在。英国剑桥大学前名誉校长李约瑟博士见到祝总骧时兴奋地说："我曾预言，经络之谜，终将由中国人自己解开，有幸言中，实是我余生之幸！"目前，经络已被世界医学广为承认。这些千百年来都为中医诊疗所应用的神奇"线条"，正在世界范围内的临床诊疗中发挥越来越大的作用。

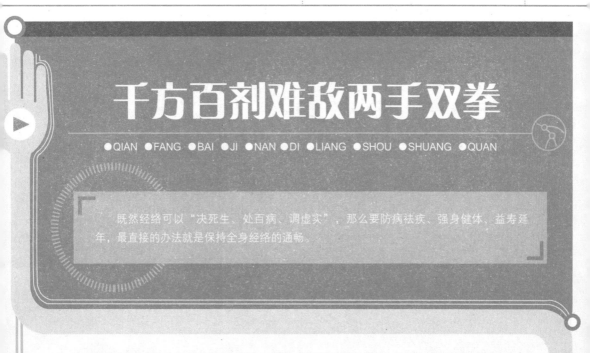

千方百剂难敌两手双拳

●QIAN ●FANG ●BAI ●JI ●NAN ●DI ●LIANG ●SHOU ●SHUANG ●QUAN

> 既然经络可以"决死生、处百病、调虚实",那么要防病祛疾、强身健体、益寿延年,最直接的办法就是保持全身经络的通畅。

当我们的身体出现了不适症状时,我们也完全可以把经络受阻导致气血营运不畅作为最先考虑的因素。自然,疏通经络也就成了最好的养生方法之一。

对于如何疏通经络,我们祖先的智慧真令人叹为观止。不管是现已风靡世界的针灸,还是在民间信众广泛、传承千年的拔罐、刮痧、按摩疗法,都是疏通经络、祛病除疾的常用手法。而其中又以方法最简单、成本最低、几乎零风险的敲打按摩最受欢迎。

所谓经络敲打,就是用手的不同部位或各种工具,对人体经络及其穴位或病变部位进行有规律的击打,以达到疏通经络、活血祛病的目的。现代医学认为,适当地敲打经络,能激活各组织器官的活力,调节神经中枢,促进新陈代谢,改善机体功能,从而调理多种疾病。

相较于使用工具的拔罐、刮痧等经络疗法而言,敲打法更多的是依靠自己的两手双拳,因此操作十分简单。这正是它最大的优点——无处不在地融入生活。开车的人,等红灯时,敲敲手臂桡侧的肺经,可改善慢性咽炎症状。上班族,坐班时敲敲腰部的命门穴,能振奋精神、提高工作效率;下班了走在路上敲敲掌心的劳宫穴,能迅速缓解疲劳;开会时偷偷敲大腿外侧的胆经,有排毒通便的作用。至于遇到美丽问题的女性,随时随地都可以通过点按腰穴来推迟眉间纹的生成;通过点按瞳子髎穴来有效消除鱼尾纹;通过点按乳根穴来达到丰胸的目的……

敲打法除了方便,还很简易。它对经络和穴位的刺激强度比针灸差不了多少,却并不像针灸那样难以掌握。它的手法甚至可以灵活多变。我们经常能看见老年人用背部去撞大树,其实这就是变相的敲打法。背部是人体督脉和膀胱经的循行处,具有通调人体机能、排毒去污的功效。老人们请大树帮忙"敲打",这未尝不可。

常敲经络不仅能治疗疾病,还能对机体内部做有益的调整,维持脏腑功能的稳定,固本培元,增强人体正气,提高人体抗病能力,让人体抵御病邪,"百毒不侵"。

健康自测：
自测经络是否通畅

● JIAN ● KANG ● ZI ● CE
● ZI ● CE ● JING ● LUO ● SHI ● FOU ● TONG ● CHANG

现代不少人的经络不够通畅，尤其是过度疲劳的亚健康一族和慢性病缠身的人们。我们不妨做个测试，看自己的经络到底通不通，不通的位置在哪里，这样才好"因地制宜"，用自己的双手慢慢地敲通它。

自测一：您的经络通畅吗？ ＞

中医认为，气血流通是人体正常的生理机能。气血在经络中流动，营养五脏六腑和人体各组织部位，维持生命活动。气血一旦流通不畅，经络受堵，人便会出现各种各样的症状。如果不及时打通经络，恢复气血循行，时间长了，人就可能患某些严重疾病。

看看以下症状，您如果符合了3条以上，那么就需要考虑打通经络了：

1 脸色苍白或略微黯淡。

2 嘴唇发暗，舌质紫黯或有瘀点。

3 说话有气无力或底气不足。

4 常常觉得疲倦、劳累，不想说话。

5 常常出现心悸、胸闷的现象，或阵发性心胸疼痛。

6 出现胁肋刺痛、腹胀等症状。

7 四肢易麻木或作痛，手足易发寒或发热。

8 女性经前或行经时小腹胀痛、胸肋胀痛。经血量少，经血颜色黯淡，略呈紫色或呈血块状。血块排出后身体痛感减轻或消失。

9 男性小腹、会阴、睾丸坠胀不适，或有血尿、血精。

自测二：您身体里哪儿的经络不通畅？ 〉

方法 1

　　轻轻捏一下自己身上的肉，如果有痛感，则说明此处经脉不通。尤其是手臂上胳膊内侧的位置，如果感觉又痛又硬，则说明手少阳三焦经、手太阳小肠经淤塞了。

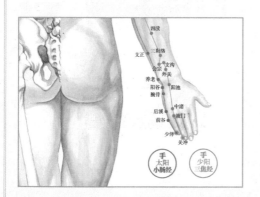
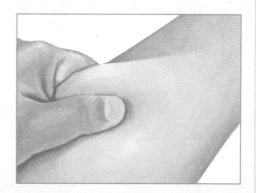

方法 2

　　用一只手攥紧另一只手的手腕，大约一分钟后松开，这时被攥住的手会感觉一股热流冲到指尖。如果有此情况，则说明这只手的经脉是通的。而对于下肢来说，压住股动脉（手压腹股沟，有跳动感处即为股动脉），大约一分钟后松开，如果能感觉到腿前后的热流一起冲到脚趾尖，则说明下肢经脉是通的，反之则不通。

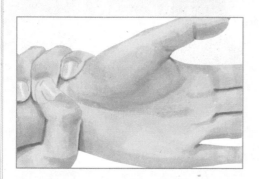
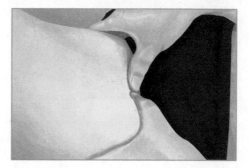

方法 3

　　用手掌快速搓八髎穴区，如果脚会热，则说明背部膀胱经和督脉是通畅的，如果只有屁股或膝盖热，则说明此二经有淤堵现象。

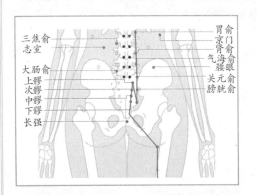
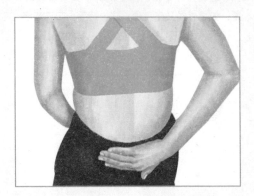

方法 4

　　用手轻捏肚子无痛感。平躺在床上，肚子下陷，能显出肋骨，那么就说明此处的经络是畅通的。反之，则很有可能淤阻。

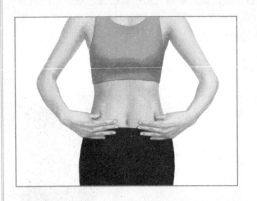
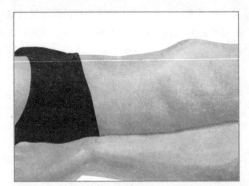

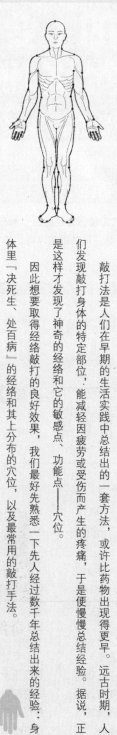

敲打法是人们在早期的生活实践中总结出的一套方法，或许比药物出现得更早。远古时期，人们发现敲打身体的特定部位，能减轻因疲劳或受伤而产生的疼痛，于是便慢慢总结经验。据说，正是这样才发现了神奇的经络和它的敏感点、功能点——穴位。

因此想要取得经络敲打的良好效果，我们最好先熟悉一下先人经过数千年总结出来的经验：身体里『决死生、处百病』的经络和其上分布的穴位，以及最常用的敲打手法。

敲打的主要对象
——经络和穴位

●QIAO ●DA ●DE ●ZHU ●YAO ●DUI ●XIANG
●JING ●LUO ●HE ●XUE ●WEI

经络的组成 >

　　经络是经脉和络脉的总称，是人体内部气血循行道路的主干和分支。经脉包括十二经脉、十二皮部、十二筋、十二经别以及奇经八脉；络脉包括十五络脉、孙络以及浮络。其中，以十二经脉、奇经八脉和十五络脉对人体健康控制力最大。

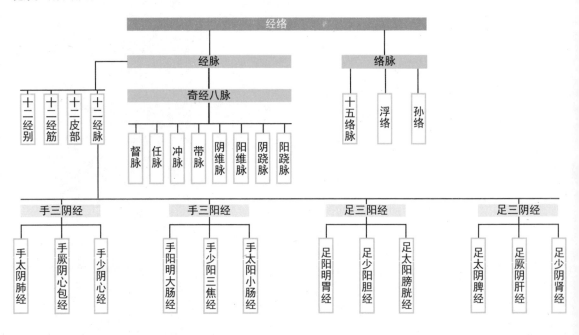

◎十二经脉

　　十二经脉是经络的主干，因此被称为"正经"，是人体内部运行气血的主要通道，对称地分布于人体两侧。这十二条经脉沿特定的方向循行，它们之间可以连贯起来，构成环状的流注关系。正因如此，气血才得以在经脉中周流，荣养人体。十二经脉及其上穴位是"经络敲打"的主要对象。

◎奇经八脉

　　奇经八脉就是别道奇行的经脉。这八条经脉的循行错综于十二正经之间，而且与正经在人体多处相交会。它将部位相近、功能相似的经脉连接起来，有蓄藏十二经气血和调节十二经盛衰的作用。当十二经脉及脏腑气血旺盛时，奇经八脉能加以蓄积；当人体功能活动需要气血时，奇经八脉又能补充供给。

◎络脉

络脉是人体内经脉的分支，纵横交错，网络周身，无处不在，包括别络、浮络、孙络三类。别络指人体十二经脉和任督二脉各自别出的络，再加上位于体侧的脾之大络，共十五条。十五络脉的主要作用是加强十二经脉中表里两经的联系，从而沟通表里两经的经气，补充十二经脉循行的不足，灌渗气血以濡养全身。浮络是络脉中浮行于浅表部位的分支，而孙络则是络脉中最细小的分支。它们的作用同样是输布气血，濡养全身。

疏通经络的"机关"——穴位

穴位，又叫"腧穴"，是经络之气输注于体表的部位。它们在人体正常时能通行营卫，异常时能反映病痛，接受刺激时还可有效推动经络中气血的运行，调节经络功能。因此穴位自古以来就是针灸、推拿、气功等疗法的施术部位，更是经络敲打的重点部位。

人体的穴位很多，大体上可以分为经穴、奇穴、阿是穴。

◎经穴

经穴是指十二经脉和任督二脉上的穴位，又称"十四经穴"，是穴位的主体部分。十二经脉在人体左右各有一条，所以十二经脉上的穴位都是左右对称的，一个穴名有两个穴位；任督二脉则是"单行线"，所以任督二脉上的穴位都是单穴，一个穴名只有一个穴位。《黄帝内经》中共记载了160个经穴穴名，现在已经发展为361个穴名，670个穴位。

由于经穴分布在十四经的循行路线上，和经脉密切相关，所以它们不仅具有主治本经病症的作用，还能反映十四经脉及其所属脏腑的病症。十四经穴中有一些具有特殊功效和治疗作用的穴位，又被称为特定穴，包括以下几类：

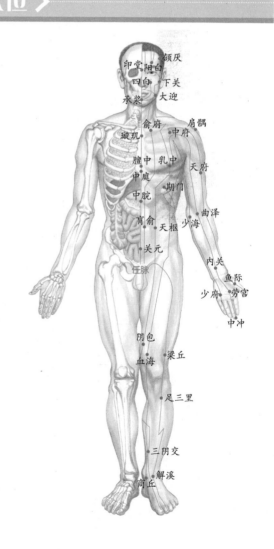

五输穴	十二经脉分布在肘、膝关节以下的五个特定穴位，即"井、荥、输、经、合"穴。它们是常用要穴，为古今医家所重视。临床上井穴常用来治疗神智昏迷，荥穴常用来治热病，输穴常用来治疗关节痛，经穴常用来治疗喘咳，合穴常用来治疗六腑病症。
原穴	十二经脉在腕、踝关节附近各有一个重要穴位，是脏腑元气经过和留止之处。脏腑发生病变时，其相应原穴会有所反应，比如说有压痛感等。而刺激原穴也具有调整其脏腑经络各症的功效。
络穴	络脉从经脉分出处的一个穴位。十二经脉各有一个络穴，位于四肢肘、膝关节以下。十五络穴除了可以治疗本络脉的病症之外，还能兼治表里两经的病症。
郄穴	郄穴为各经经气深藏之所。十二经脉各有一个郄穴，奇经八脉中的阴跷穴、阳跷穴、阴维穴、阳维穴也各有一个郄穴，共十六个。脏腑经络功能失调时，位于四肢的郄穴常有明显压痛等异常现象。十六郄穴可治疗本经循行部位及所属脏腑的急性病症，其中阴经郄穴多治血症，阳经郄穴多治痛症。
背俞穴	脏腑经气输注于背腰部的穴位，位于背腰部足太阳膀胱经的内侧线上。五脏六腑各有一背俞穴，共十二穴，大体依脏腑位置的高低而上下排列，并分别冠以脏腑之名，如肺俞、心俞等。因背俞穴和其所属脏腑关系密切，所以常被用来治疗相应脏腑及其组织器官的病症。背俞穴还可以和募穴搭配使用，以加强治疗相应脏腑病症的效果。
募穴	脏腑之气会聚于胸腹部的穴位。五脏六腑各有一募穴，共十二个，其位置大体与脏腑所在部位相对应。募穴和相应脏腑关系密切，因此可用于治疗相应脏腑的疾病。
八会穴	指人体脏、腑、气、血、筋、脉、骨、髓等精气聚会的八个穴位。章门为脏之会穴，中脘为腑之会穴，膻中为气之会穴，膈俞为血之会穴，大杼为骨之会穴，阳陵泉为筋之会穴，太渊为脉之会穴，悬钟为髓之会穴。八会穴可治疗相应脏腑组织的病症，如膈俞可治血证，筋缩瘫痪可取阳陵泉，骨节疼痛可取大杼。
八脉交会穴	十二经脉与奇经八脉经气相通的八个穴位，都位于腕、踝部周围。八脉交会穴既可治疗所属十二经脉的病症，也可治疗与之相通的奇经八脉的病症。
下合穴	六腑之气下合于下肢足三阳经的六个穴位，可治疗六腑病症。
交会穴	两经或数经经脉交会或会合处的穴位。交会穴不但能治疗本经的疾病，还能兼治所交会经脉的病症。八脉交会穴与交会穴是不同的穴位，八脉交会穴只是十二经脉与奇经八脉经气的相通之所，而交会穴却是相关经脉循行路线的实质性交会。

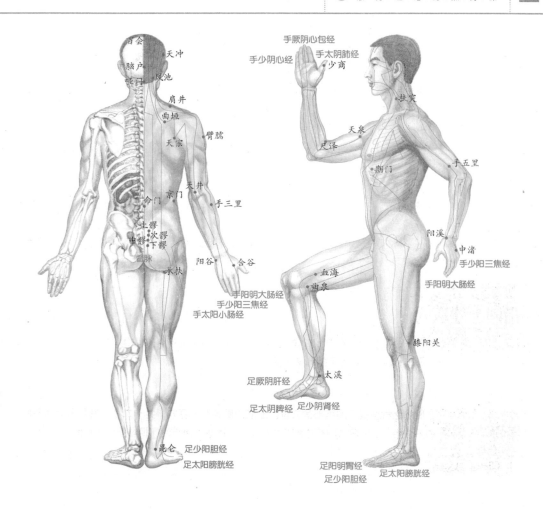

◎ 奇穴

奇穴是指不属于十四经穴的一些穴位，因它们在治疗病痛时有奇效，故得名，又名"经外奇穴"。奇穴虽然分布零乱，有的在十四经的循行线上，有的不在，但都与经络系统有着密切的联系。有的奇穴由多个穴位组合而成，如十宣、八风、夹脊穴等。多数奇穴对特定的病症有着特定的疗效，它们的主治作用通常来说都比较单纯。

◎ 阿是穴

一般来说，身体某处经气阻滞，出现病灶，其相应的区域就会产生疼痛。阿是穴就是指身体上的病痛处或与病痛有关的压痛点、敏感点。也就是说，患者身体被按压时出现痛感、热感、酸楚、麻胀或舒适感的部位，就是阿是穴。"阿"有痛的意思，人被按压身体疼痛处时，会发出"啊"的声音，阿是穴因此而得名。

阿是穴既没有具体的名称，也没有具体的定位。适度地刺激一下阿是穴，相当于直接刺激经络阻滞处。因此刺激阿是穴的治疗效果常常比敲打那些固定穴位还要明显。

此外，阿是穴在临床诊断上也有一定的参考价值，如某人足三里穴下1至2寸间有明显压痛，且右下腹部疼痛时，极有可能是患上了阑尾炎。

简易取穴法 ＞

在针灸治疗的过程中，准确取穴是十分重要的。医者只有在找对穴位的前提下才能有效实施针灸，而受针者才不会有疼痛难忍的感觉。虽然经络敲打无需像针灸那样取穴精准，只要在正确穴位附近半厘米以内的范围，都有敲打疗效；但是如果我们能找准穴位，便可有效提高治疗效果。其实，找准穴位并不难，它有一些巧方法。

◎找痛点

找痛点是最简单、最有效的找穴方法，也就是说身体上的疼痛或不适部位就是应当敲打之处。中医理论中将肌肉组织的一些疼痛、麻木、寒凉，甚至紧张、僵硬、挛缩等异常现象都纳入了"痛"的范畴。如果身体的某些部位出现上述病症，则说明此处"筋脉拘急，气血不通"。用敲打法刺激痛处，可有效疏通经络。这样身体的病痛很快就会好转。

◎手指同身寸取穴法

中医诊疗时，常常以手指作为度量尺寸和寻找穴位的工具。人的手指在生长的过程中与身体的其他部位，在大小、长短上有相对的比例，因此可以选取本人手指的某一部分作为长度单位。

中指同身寸

以被取穴者的中指中节两端纹头（拇指、中指屈曲成环形）之间的距离作为1寸。此法可用于四肢部取穴的直寸和背部取穴的横寸。

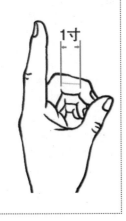

拇指同身寸

以被取穴者拇指的指间关节的宽度作为1寸。此法也适用于四肢部的直寸取穴。

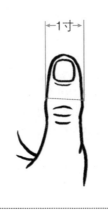

横指同身寸（一夫法）

被取穴者手四指并拢，以其中指中节横纹为准，其四指的宽度作为3寸。这种取穴法多用于四肢部、下腹部的直寸及背部的横寸。

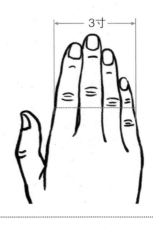

◎骨度分寸取穴法

　　骨度分寸法，古称"骨度法"，即以骨节为主要标志测量周身各部的长短，并依其尺寸按比例折算为定穴标准。骨度分寸应当以患者的本身身材为依据。一般来说，两乳头的间距为8寸；心窝到肚脐的距离约为8寸；肚脐到耻骨的距离约为5寸……

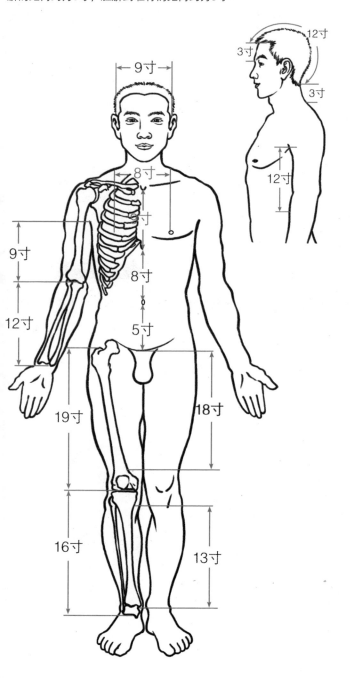

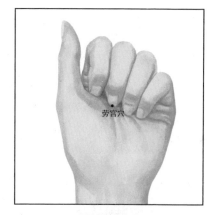

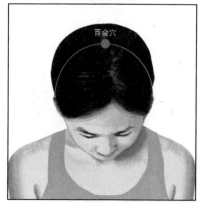

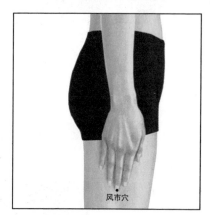

◎简易取穴法

　　此为一种简便易行的取穴法，内容视具体情况而定。如握拳屈指，中指尖处即为劳宫穴；两耳尖直上连线的中点即为百会穴；手呈自然垂下状态，中指指尖处即为风市穴。

一学就会的经络敲打法

● YI ● XUE ● JIU ● HUI ● DE ● JING ● LUO ● QIAO ● DA ● FA

最有用的敲打手法 >

敲法 QIAO FA

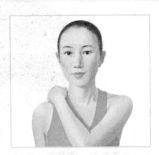 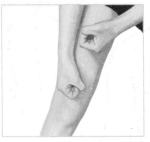 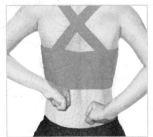

【动作要领】

手握成拳，用拳心、拳轮或拳背敲打体表。施力点要准确，力道随敲打部位而变，发力脆快，敲打有节奏。

【临床应用】

此法常用于腰背、臀部及四肢等部位（不太适用于腹部或头部），有放松肌肉、强健筋骨、温润经脉、调理内脏的作用。

拍法 PAI FA

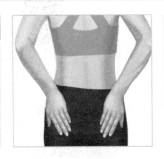 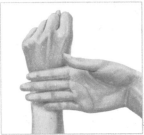 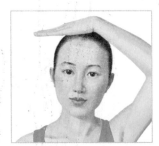

【动作要领】

手指自然并拢，手腕、手掌和手指放松，用掌心、掌背、掌根平稳而有节奏地拍打体表。

【临床应用】

拍法适用于头部、腹部、胸部、肩背、腰臀部及上下肢，有舒筋通络、行气活血、放松肌肉的作用。

点法
DIAN FA

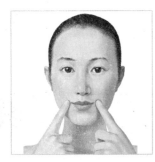
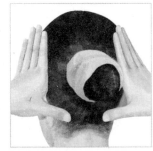

【动作要领】
　　用手指点按或点揉体表，力达指尖。

【临床应用】
　　此法适用于全身穴位，具有开窍行气、调理脏腑、调和气血等作用。

叩法
KOU FA

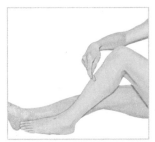
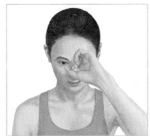
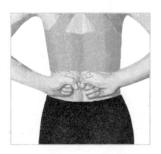

【动作要领】
　　用手指指端或第二指关节击打体表，也可用掌指关节击打体表。力度可适当变化。

【临床应用】
　　此法多用于头部、胸背部、四肢，具有提神醒脑、明目聪耳、舒筋通络、活血化瘀、消肿止痛等作用。

捏法　NIE FA

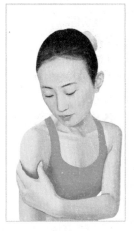

【动作要领】
　　用拇指和其他手指的指腹相对用力挤捏肌肤。

【临床应用】
　　此法常用于头颈、项背、背腰和四肢，具有舒筋通络、行气活血、调理脾胃、消积化痰等作用。

侧击法　CE JI FA

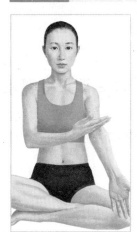

【动作要领】
　　用一掌侧剁击另一侧体表。

【临床应用】
　　此法常用于肩部、胸部、腰部及四肢，有松筋活血、止痛化瘀、理气化痰等作用。

Tips：其他敲打小工具

　　自己动手敲打时，腰背部的一些重要穴位有可能敲不到，此时就是经络锤大显身手的时候了。经络锤一般以金属制成，也可用牛角制成，用其击打背部既省力又方便。而牙签、圆珠笔，甚至雨伞等都可以拿来作为刺激穴位的小工具，省力不说，刺激效果也很好。

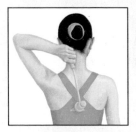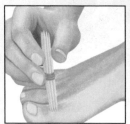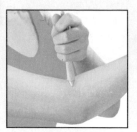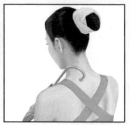

别惊慌，这是敲打后常见情况 >

◎皮肤上出现瘀斑

　　有些人实施经络敲打后身体的某些部位会出现瘀斑。这种瘀斑的形成和拔火罐疗法类似，因此无需对其过于紧张。通常情况下，15天后瘀斑会自行消失。

◎皮肤肿胀、疼痛

　　有些人的敲打部位会出现肿胀或疼痛。这是由于力量过大造成人体皮下组织损伤所致，属于正常反应，不需处理可痊愈。适度的皮下组织损伤对人体有益。组织细胞被破坏后会释放出多种刺激经络的化学物质。

◎出现嗜睡或精神异常兴奋现象

　　有些人敲打经络后可能会出现疲倦、乏力、嗜睡的现象，有的人则会表现为精神兴奋。这是由于被敲打之人体质较虚，通常情况下休息两三天即可恢复。

◎头晕现象

　　少数人在敲打经络后数分钟内会出现四肢无力、头晕现象。遇此情况只要休息10至20分钟即可恢复。

敲打要因人而异，因症而行 >

◎不适宜施用经络敲打的人

　　●心、肺、肝、肾等重要脏器严重受损者。
　　●骨折、脱臼未恢复者。
　　●骨质疏松患者。
　　●高热患者、精神病患者。
　　●饥饿或大量运动后的人不适宜敲打经络。
　　●急性传染病患者如果处于传染期则不适合施用经络敲打，如肝炎等。
　　●血液病患者，特别是血小板减少者不适宜敲打，以免造成身体大面积出血，加重病情。
　　●恶性肿瘤患者不适宜敲打。
　　●高血压患者不宜用重手法敲打。
　　●病后极度虚弱者，不宜用重手法敲打。

◎不适宜施用经络敲打的部位

　　●化脓感染的体表部位不适宜敲打。
　　●皮肤外伤出血处不适宜敲打。
　　●怀孕女性、月经期女性的腹部不适宜用重手法敲打。
　　●肾炎患者不适宜大力敲打腰部脊柱两侧的肾区。

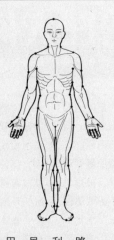

PART3

第三章

敲什么经管什么用

经络在人体内的循行路线是固定的，每条经络的功能效用也是一定的。只要每天按着这些经络的循行路线敲打，每条经络敲打完整，祛病、养生的效果就会相当好。因为沿经敲打可改善全身的血液循环，有利于给身体每个部位补充养分。所有部位都恢复生机，人体自然也就『生机盎然』了。此外，经络上的穴位虽然众多，但可能只有个别是您所需要的，那么不妨牢牢守住这些穴位。有的时候，取穴不在多，只要管用，一个就够了。本章引用黄帝内经原文，对人体主要的十四条经络进行详细的讲解。

肺经：管理人体的宰相

●FEI ●JING ●GUAN ●LI ●REN ●TI ●DE ●ZAI ●XIANG

手太阴肺经，简称肺经，是体现和调节肺脏功能的经脉。《黄帝内经》有云："肺者，相傅之官，治节出焉。"相傅就是宰相，可见肺脏地位的重要和尊贵。肺在诸脏腑中位置最高，被称为"华盖"。肺叶娇嫩，容易受风邪侵袭，怕寒热，故肺又有"娇脏"之称。而肺经的生理特点与肺脏紧密相连，是人体最容易受伤的经脉，需小心呵护。

"肺为气之主，主一身之气"，肺脏的主要功能是吸入自然界的清气，呼出体内污浊之气，使气血散布全身，以荣养机体。肺功能异常，会使人患一系列关于"气"的疾病，如咳嗽、气喘、胸闷等，这也就是我们现在常说的呼吸系统疾病。而刺激肺经来调节肺脏，是缓解这些病痛最快速的方法。

一些皮肤问题也与肺经脱不了关系。"肺主皮毛"，肺经经气过盛，会导致皮肤血液循环过强，这样皮肤就容易出现发红、过敏等现象；肺经经气虚衰，会导致皮肤血液循环不足，这样皮肤就容易黯淡无光。因此美容当从调和肺经开始。

此外，依据整体理论，中医将脏腑和情志相联系，五脏对应五志，而肺对应的是悲。《黄帝内经》中记载，"悲则气消"，即过度悲伤会使肺经异常，肺气消散。这也就是为什么当人哭得很伤心时会咳嗽、喘不过气来。反之，倘若肺气不足，肺经受损，使肺经对外界刺激的耐受性降低，那么人就容易悲从中来，常常觉得委屈、爱哭，甚至出现忧郁、自卑等负面情绪。

由此可见，肺经虽然不决生死，但调理好了，人便可心情舒畅、容光焕发。

起于中焦，出于大指之端 >

属络的机体组织和器官　　大肠、肺、胃、气管。

原文　　肺手太阴之脉，起于中焦，下络大肠，还循胃口，上膈属肺。从肺系，横出腋下，下循臑内，行少阴、心主之前，下肘中，循臂内上骨下廉，入寸口，上鱼，循鱼际，出大指之端。
其支者，从腕后，直出次指内廉，出其端。

语译　　手太阴肺经，起始于中焦胃部，向下络于大肠，回过来沿着胃上口，穿过膈肌，属于肺脏。从气管、喉咙部横出腋下，下循上臂内侧，行于手少阴心经和手厥阴心包经的前面，下行到肘窝中，沿前臂内侧桡骨边缘，进入寸口，经过鱼际，沿着鱼际的边缘，出于拇指末端。
它的支脉，从手腕后走向食指内侧，出食指尖端，与手阳明大肠经相接。

敲肺经可调理的病 >

循经病　　锁骨上窝，以及上臂、前臂内侧上缘，沿肺经的循行线出现的麻木、疼痛、发冷、酸胀等异常感觉。

身体组织器官的病症

咳嗽、感冒、鼻塞、流鼻涕、胸闷、气喘、气短、唾血、多痰。

情绪问题　　自卑、忧伤、烦郁等负面情绪。

其他疾病　　一些过敏性皮肤病、色斑、皮肤暗黄等问题。

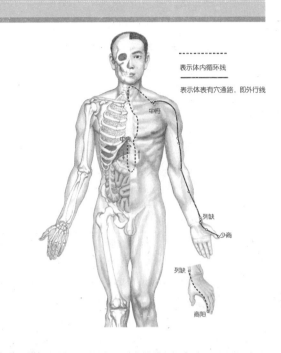

------- 表示体内循环线

—— 表示体表有穴通路，即外行线

中府

中府

列缺

少商

列缺

商阳

敲肺经的最佳时段 >

肺经的经气旺在寅时，即凌晨3至5时，理论上说此时应当是敲肺经的最佳时间。但这个时候正是人们的睡眠时间。因为脾经为肺经的同名经，所以敲打肺经的时间也可选择脾经旺时，即上午9至11点。

 ∠肺∠经∠养∠生∠细∠节

寅时为肺经当令的时间。此时，它开始重新分配全身的气血，将肝贮藏的新鲜血液输送至百脉。所以凌晨3至5时的睡眠是必须要保障的。此时人应注意保暖，尤其是夏天使用空调时，因为肺经最怕受寒。如果肺经受寒，便会导致气血供应不足。心脏功能不好的人，最好不要起得太早，并且不宜进行早锻炼。

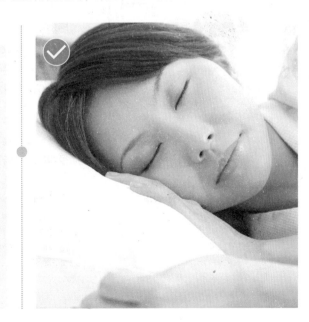

敲 "中府" ——肺脏有病早知道 >

◎ 中府穴

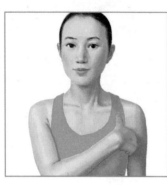

中府穴是肺经的募穴，又是肺经和脾经的交会穴，是肺脏气血直接输注的地方，肺脏的一切情况都逃不过它的"法眼"。肺结核和支气管哮喘的患者，敲打此穴时常常会有酸痛感。此穴自古以来就是医者诊疗肺病的重要穴位之一，普通人倘若能常常敲打，会比医生更早知道自己肺脏的健康状况，对于一些肺部疾病也能起到预防和辅助治疗的作用。

现代科学已经研究证实，适当刺激（针刺或推拿）中府穴对治疗支气管哮喘有明显效果。

此外，敲打中府穴还有助于治疗肩周炎等肩部软组织的疾病。

穴位释义 1	保健功能 2	适用病症 3	简易取穴 4	敲打手法 5
此穴为手太阴肺经首穴。其气血物质来自由胸腹包膜包裹的各个脏器，故名"中府"。	调理肺气、止咳平喘。	肺脏疾病、哮喘、咳嗽、胸痛、肩背痛、发热。	采用坐位或站位，在胸前壁的外上方，锁骨下两指宽的凹陷处，即为中府穴。	由于中府穴下方肌肉偏薄，故拇指点按即可，不可重敲。

敲 "尺泽" ——补肾、降压 >

◎ 尺泽穴

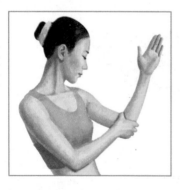

尺泽穴是手太阴肺经的合穴，对于支气管炎、支气管哮喘、咽喉肿痛等肺经疾病有不错的疗效。

而在中医理论中，肺属金，肾属水，金能生水，也就是说，肺气充足了就可以补充给肾。敲打尺泽穴可将肺经多余的能量转移到肾经上去，故此穴历来为补肾良穴。

现代医学研究表明，敲打尺泽穴还有降血压的作用，对高血压有一定缓解作用。

此外，实验表明，刺激尺泽穴对肠蠕动有调整作用，可使不蠕动或蠕动很弱的降结肠下部或直肠的蠕动增强，从而使肠胃功能增强。

穴位释义 1	保健功能 2	适用病症 3	简易取穴 4	敲打手法 5
人体从肘横纹至腕横纹的长度大约为1尺。肺经经气顺着经脉流聚此穴处，有河水入泽之象，故此穴名"尺泽"。	调理肺气、舒筋活络、清咽利喉。	肾虚、咽喉肿痛、咳嗽、哮喘、咳痰带血、急慢性乳腺炎、腹胀。	采用正坐、仰掌并微曲肘的取穴姿势，在肘横纹中，肱二头肌腱桡侧凹陷处即为尺泽穴。	拇指点按。

敲"鱼际"——打开孩子胃口之门 >

◎鱼际穴

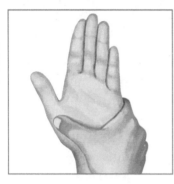

鱼际穴又名板门穴，是手部的常用穴位之一。对于儿童来说，鱼际穴是调节肠胃功能的要穴。父母常常轻轻点按孩子的鱼际穴，可加强胃肠蠕动，消食化滞，同时还可增强孩子脾功能。这样孩子就会吃得香、睡得好。

此外，点按鱼际穴还对退热特别管用。而现代科学研究也证实，刺激鱼际穴几周后，可使血浆环磷酸腺苷含量及环磷酸腺苷/环磷酸鸟苷比值较之前显著升高，而此比值的降低与哮喘的发作密切相关。故敲打鱼际穴还可有效平喘。

穴位释义 1	保健功能 2	适用病症 3	简易取穴 4	敲打手法 5
此穴是手太阴肺经的荥穴。穴位所在之处肌肉似鱼腹，又是赤白肉际处，故此穴名"鱼际"。	解表宣肺、调理肺气。	厌食、发热、气喘、咳嗽、咽喉肿痛、手心发烧、声音嘶哑。	打开手掌，在拇指本节（第一掌指关节）后凹陷处。	拳轮敲打或拇指点按，若是孩子，拇指点揉即可。

肺经其他常用腧穴表

云门	病症：发热、胸中热痛、肩背痛、咳嗽、憋气、哮喘。
	定位：在胸部上方外侧，前正中线旁开6寸，锁骨下窝凹陷处。
天府	病症：咳嗽、憋气、哮喘、咽喉肿痛、鼻出血、吐血、上肢内侧痛。
	定位：在臂内侧面，腋前皱襞上端向外的水平线下3寸，肱二头肌外缘。
侠白	病症：咳嗽、憋气、哮喘、胸满、上臂内侧痛。
	定位：在臂内侧面，天府下1寸，肘横纹上5寸。
经渠	病症：咳嗽、憋气、哮喘、胃脘痛、胸部胀满、呃逆上气、呕吐、手腕痛、扁桃体炎、咽喉肿痛。
	定位：在前臂掌面桡侧下端，桡骨茎突内缘，腕横纹上1寸。
太渊	病症：气喘、咳嗽带血、咽喉干燥、咽喉肿痛、胸中满闷、上臂内侧痛。
	定位：在手腕横纹上，于桡动脉桡侧凹陷中。
少商	病症：咳嗽、气喘、咽喉肿痛、昏迷、鼻出血。
	定位：在手大指端桡侧距指甲根0.1寸左右。

大肠经：人体的"清道夫"

●DA ●CHANG ●JING ●REN ●TI ●DE ●QING ●DAO ●FU

手阳明大肠经，简称大肠经，是体现和调节大肠功能的经脉。《黄帝内经》有云："大肠者，传道之官，变化出焉。""传道"即传导体内垃圾。大肠位于腹中，上接小肠，接收小肠传来的食物残渣，吸收多余水液后，将其化成粪便排出。

因此，大肠运转失常所表现出的症状通常与排便有关。大肠虚寒，无力吸收水分，就会导致肠鸣、腹痛、腹泻等症状；大肠火气旺盛，体内水分干涸，就会导致便秘等症。而便秘会使人体内部垃圾堆积，丧失自我清洁功能。毒素无法从大肠顺利排出，就会另寻通道，

这时大肠经便是最好选择。比如说面部是大肠经的循行处，当毒素停留于此处时，人便会出现青春痘、雀斑，甚至牙痛和皮肤病。

大肠吸收水液，参与调节体内水液代谢和内分泌，故中医又有"大肠主津"一说。此处的"津"是指汗、涎、泪、尿、体液等。因此常敲大肠经，还可缓解人体因缺水而出现的皮肤干燥、易生皱纹、黯淡无光等症状。

由此可见，调理好大肠经，使大肠运转正常，不但可促进体内垃圾及时排出，还可保持正常的体液代谢，保证皮肤的光泽滑润。

起于食指指端，终于鼻孔两侧 >

属络的机体组织和器官 　　口、下齿、鼻、肺、大肠、膈、上肢外侧前缘。

原文　大肠手阳明之脉，起于大指次指之端，循指上廉，出合谷两骨之间，上入两筋之中，循臂上廉，入肘外廉，上臑外前廉，上肩，出髃骨之前廉，上出于柱骨之会上，下入缺盆，络肺，下膈，属大肠。

其支者，从缺盆上颈，贯颊，入下齿中，还出挟口，交人中，左之右、右之左，上挟鼻孔。

语译　手阳明大肠经，始于食指末端，沿食指桡侧缘，出第一、二掌骨之间，进入拇长伸肌腱和拇短伸肌腱之间，顺前臂桡侧，进入肘外侧，再经过上臂外侧前缘，上行至肩部，之后出肩峰部的前面向上走行，和颈部大椎穴交会，后向下入锁骨上窝，与肺相络，穿过横膈，属大肠。它的支脉，从锁骨上窝向上走行于颈旁，通过面颊，进入下齿龈，从口中出来后挟行于口旁，在人中部交会，左边的支脉向右走，右边的支脉向左走，二者再同时向上挟行于鼻孔旁，与足阳明胃经相接。

敲大肠经可调理的病 >

循经病

　　食指、手背、上肢、肩背等经络循行处疼痛、酸胀或麻木，脖子粗，眼睛发黄，眼睛发涩，口发干，鼻流涕，鼻出血，牙龈肿痛，牙痛，咽喉肿痛，发热。

身体组织器官的病症

　　腹痛、腹泻、腹胀、肠鸣、便秘、便血、脱肛、痢疾、呕吐。

其他疾病

　　支气管炎、感冒、咳嗽、三叉神经痛、闭经、痤疮。

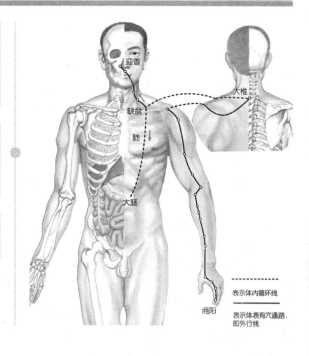

------ 表示体内循环线

—— 表示体表有穴通路，即外行线

敲大肠经的最佳时段 >

　　大肠经的经气旺在卯时，即早晨5至7时，此时当为敲打大肠经的最佳时间。一般有早起习惯的人才能做到。如果是晚起之人，可以在其同名经——足阳明胃经旺时（7至9时）进行敲打。

∠大/肠/经/养/生/细/节

　　卯时为大肠经当令的时间。此时要养成排便的好习惯。起床后可以先喝一杯水，这样有利于稀释血液，防止血栓的形成。此外，平时需少吃一些辛辣食物，以免排便不畅，也不能过食膏粱厚味、肥软精细之物，以免缺乏膳食纤维而导致排便困难。大便积留在大肠中，容易成为致病因素。

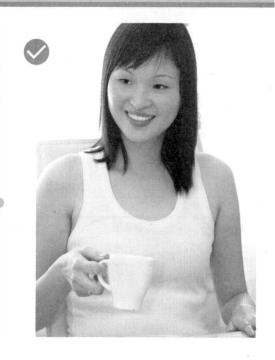

敲"合谷"——快速止痛，急救昏厥 >

◎合谷穴

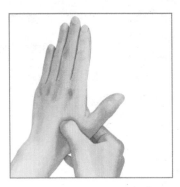

合谷穴是快速止痛的特效穴。我国古代拔牙时常针灸此穴以做麻醉。研究证明，刺激合谷穴可抑制对侧皮质第二体感区直接电反应和皮质牙髓诱发电位，提高人体的痛阈和耐痛阈，其有效镇痛的效果比其他穴位要快。故平时可掐此穴，以迅速缓解牙龈肿痛、头痛、咽喉痛、扁桃体痛等痛症。合谷穴还是一个急救穴。因中暑、中风而昏厥的患者，用拇指掐其合谷穴，持续两三分钟，患者一般会苏醒。

此外，合谷穴还是人体的长寿穴位之一。研究表明，适当刺激合谷穴可广泛调节人体机能。如使食管癌患者的食道加宽；使人体免疫力增强；使孕妇子宫收缩，起催产作用；并可良性调节血糖，调理糖尿病。

穴位释义 ✔ 1	保健功能 ▢ 2	适用病症 ✚ 3	简易取穴 ✐ 4	敲打手法 🔍 5
此穴为手阳明大肠经的原穴，位于大拇指和食指之间形似深谷的开阔处，故名"合谷"。	疏通经络、祛风止痛、安神定惊。	头痛、牙痛、腹痛、昏厥、颜面神经炎、口眼歪斜、鼻出血、发热、便秘、痔疮。	将拇指和食指张呈45°，两指骨头延长线的交点处，即为此穴。	掐按效果最好。

敲"曲池"——调节血压，祛除痘痘 >

◎曲池穴

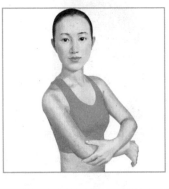

曲池穴乃肘部要穴，是临床调节血压的常用穴位之一。曲池穴调节血压的作用已被现代医学所证实。临床研究发现，血压异常者适当刺激曲池穴后，可明显提高每搏输出量、血管弹性扩张系数、左心室有效泵力和有效循环血量，明显改善临床症状。

曲池穴是手阳明大肠经上的要穴，因此也具有大肠经的排毒功效。适当刺激曲池穴，可促进血液中毒素的排出，从而达到祛除脸部青春痘的目的。

此外，敲打曲池穴还可有效改善人体的消化系统、血液循环系统和内分泌系统，对便秘、冠心病和糖尿病也有很好的调理作用。

穴位释义 ✔ 1	保健功能 ▢ 2	适用病症 ✚ 3	简易取穴 ✐ 4	敲打手法 🔍 5
此穴为手阳明大肠经的合穴，因穴位处形似水池，故名"曲池"。	疏通经络、凉血祛风、清热消肿。	血压异常、皮肤病、冠心病、糖尿病、便秘、半身不遂、湿疹、颈淋巴结结核、腹痛、神经衰弱、月经不调。	屈肘呈直角，在肘横纹外侧端与肱骨外上髁连线中点处，即为此穴。	拳轮敲打、拇指点按均可。

敲 "迎香" ——调理鼻部疾患，改善气色 >

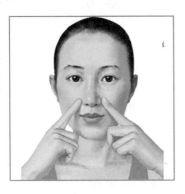

◎迎香穴

迎香穴是手阳明大肠经上的重要穴位，主要用于调理鼻部疾病。针灸歌云"不闻香臭取迎香"，即鼻子出了问题，闻不着香臭味，刺激迎香穴即可。临床研究表明，适当刺激迎香穴可疏通大肠经，增强大肠和肺的功能，促进鼻部血液循环，对急、慢性鼻炎调理作用颇佳。

迎香穴位处血管、面神经丰富的三角区，经常点按，还可调节神经系统，改善面部血色，使脸色暗黄的现象好转。

此外，点按迎香穴还可缓解阑尾炎疼痛、头痛、眼睛痛、牙痛等症状，在大便时点按迎香穴还可有效通便。

穴位释义 1	保健功能 2	适用病症 3	简易取穴 4	敲打手法 5
此穴是手阳明大肠经和足阳明胃经的交会穴。此穴位于鼻旁，鼻子是用来闻气味的，故将其命名为"迎香"。	疏经祛风、利窍止血、疏风清热。	鼻炎、鼻塞、鼻出血、脸色暗黄、阑尾炎疼痛、头痛、眼睛痛、牙痛、感冒、荨麻疹。	鼻翼外缘，鼻唇沟中。	食指按揉。

大肠经其他常用腧穴表

商阳	病症：咽喉肿痛、牙痛、高热不退、不出汗、昏迷、下颌肿痛、腹痛、腹泻、呕吐。
	定位：食指末节，食指桡侧指甲旁约0.1寸。
阳溪	病症：手腕疼痛、头痛、咽喉肿痛、牙痛、目黄、耳鸣、耳聋。
	定位：腕背横纹桡侧端，大拇指向上翘起时，拇短伸肌腱与拇长伸肌腱和桡骨下端之间的凹陷中。
偏历	病症：目赤、耳鸣、鼻出血、颜面神经炎、牙痛、咳嗽、喉痛、手臂酸痛、水肿、尿频、尿急、尿痛。
	定位：前臂背面桡侧下端，阳溪穴和曲池穴的连线上，阳溪穴上3寸处。
手三里	病症：牙龈疼痛、口腔炎、腹痛、腹泻、头痛、牙痛、颈淋巴结结核、疔疮、高血压。
	定位：前臂背面桡侧上端，阳溪穴和曲池穴的连线上，曲池穴下2寸处。
臂臑	病症：肩臂痛、颈腋淋巴结结核、颈项拘挛、发热。
	定位：臂部后外侧上端，曲池穴和肩髃穴连线上，曲池穴上7寸，三角肌的下端。
肩髃	病症：肩臂疼痛、上肢活动不利、中风导致的半身不遂、甲状腺肿大。
	定位：肩前部，三角肌上部，肩峰和肱骨大结节之间，上臂外展平举时肩前的凹陷处。

胃经：人的水谷之海
● WEI ● JING ● REN ● DE ● SHUI ● GU ● ZHI ● HAI

足阳明胃经，简称胃经，是体现和调节胃功能的经脉。《黄帝内经》有云："胃者，仓廪之官，五味出焉。"所谓"仓廪之官"，就是"粮仓"的管理者，说明胃是负责消化吸收食物的重要脏器。人进食的水谷先到达胃。胃将它们分解成精微之物，吸收精微中的营养，将其转化成气血、津液，再分配给各个组织器官和脏腑，即"五味出焉"。

也就是说，胃是人体能量的总调配师，五脏六腑的营养都来自于胃。胃脏正常运转，人正常的生命活动才得以维持，因此人们称其为"后天之本"。

可见，我们需要调理好胃经，这样不但能直接切断各种胃病的发展通路，还能使人体气血充盛，精力无穷。倘若胃经出现淤堵，则会直接影响胃功能。如果胃失和降，导致饮食滞留于胃，人就会出现胃脘胀痛、无食欲等症状；如果胃气上逆，人还会出现恶心、呕吐、呃逆等症状；而胃功能受损，还会使其他脏器因失养而出现功能障碍，进而导致人体很容易被疾病"打败"。

此外，胃经是胃脏气血传达的主要通道，通达颜面，面部的供血主要是由胃经控制的。因此面部皮肤的干枯、松弛等与胃经气血亏虚、供血不足密切相关。因此对于女性来说，常敲胃经还是美容的好方法。

起于鼻，出足大趾之端 >

属络的机体组织和器官	鼻、眼、上齿、口、喉咙、膈、胃、脾、肠、心、下肢外侧前缘。

原文

胃足阳明之脉，起于鼻，交頞中，旁约太阳之脉，下循鼻外，入上齿中，还出挟口，环唇，下交承浆，却循颐后下廉，出大迎，循颊车，上耳前，过客主人，循发际，至额颅。

其支者，从大迎前，下人迎，循喉咙，入缺盆，下膈，属胃，络脾。

其直者，从缺盆下乳内廉，下挟脐，入气街中。

其支者，起于胃口，下循腹里，下至气街中而合，以下髀关，抵伏兔，下膝膑中，下循胫外廉，下足跗，入中指内间。

其支者，下膝三寸而别，下入中指外间。

其支者，别跗上，入大指间，出其端。

足阳明胃经，始于鼻旁，在鼻根交会，会旁侧足太阳膀胱经，向下走行，沿鼻外侧入上齿槽中，回出挟行于口旁，环绕口唇，向下交会于颏唇沟，退回来沿下颌出面动脉部，再沿下颌角，至耳前，经颧弓上行，顺着发际至额颅中部。

它的支脉，从大迎前向下走行，经颈部动脉，沿喉咙进入锁骨上窝，穿膈，属胃，络脾。

它直行的本脉，从锁骨上窝向下走行，经乳中，挟脐下行，入腹股沟动脉部。

它的支脉，从胃口向下，沿腹内至腹股沟动脉部与前者会合。再下行经过髋关节前面，到股四头肌隆起之处，下膝髌中，沿胫骨外侧，下行至足背，进入中趾内侧。

它的支脉，从膝下三寸处即足三里分出，向下走行，进入中趾外侧。

另一支脉，从足背分出，进大趾趾缝间，出大趾末端，与足太阴脾经相接。

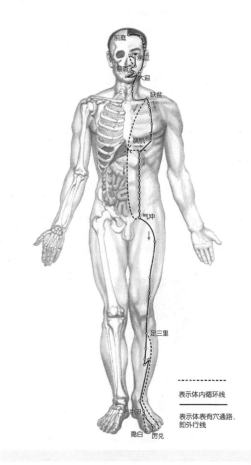

表示体内循环线

表示体表有穴通路，即外行线

敲胃经可调理的病 >

| 循经病 | 颜面神经炎，鼻出血，口眼歪斜，口唇生疮，咽喉肿痛，颈背肿痛，牙痛，发烧，乳腺炎，胸、腹、股、膝、胫至中趾等胃经循行线肿痛、麻木、发冷等。 |

身体组织器官的病症
胃胀痛、多食易饥、消化不良、吐酸、肠鸣。

| 情绪问题 | 狂躁、易受惊、强迫症、忧郁症。 |

敲胃经的最佳时段 >

胃经的经气旺在辰时，即早晨7至9时。此时是敲胃经的最佳时间。

 ∠胃/经/养/生/细/节

要养成健康的饮食习惯，不要暴饮暴食。早餐一定要吃得丰盛，宜以五谷类为主食，不宜荤腥，宜食温热的食物。通常说来，起床后30分钟再吃早餐最佳。如果一个人每天早晨都不进食，时间久了，就容易患消化道疾病。晚饭不能多吃，以八成饱为宜，这样既能补充精血，又不会过度劳累脾胃，夜里睡眠也会比较好。吃饭要细嚼慢咽，这样有助于减轻胃的负担。

敲 "承泣" ——防止眼袋松弛 >

◎承泣穴

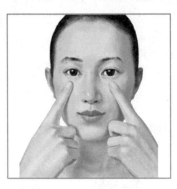

承泣穴是解决眼周问题的重要穴位。解剖学发现，承泣穴位于眼轮匝肌中，下方有动、静脉的分支和多条神经分支，故刺激承泣穴可促进眼周血液循环，缓解眼周肌肤和眼睛的疲劳。

另外，承泣穴属足阳明胃经，故适当刺激该穴还能提高胃部机能。由于眼睛疲劳和胃病是导致眼袋松弛的重要原因，故此法还可有效防止眼袋松弛。

此外，开车时若犯困，可点按眼周的承泣穴、睛明穴、攒竹穴、太阳穴等，一两分钟即可缓解疲劳，恢复精神。

穴位释义 ⋎ 1	保健功能 ▣ 2	适用病症 ✛ 3	简易取穴 ✐ 4	敲打手法 ◌ 5
此穴为足阳明胃经、阳跷脉、任脉的交会穴。穴意指足阳明胃经的气血由本穴而出。	清热散风、明目止痛、疏经止泪。	胃部疾病、眼睛疲劳、迎风流泪、夜盲、颜面神经炎。	承泣穴位于瞳孔正下方，眼球和下眼眶边缘之间。	用食指或中指点按均可。

敲 "人迎" ——降低血压，增强肺功能 >

◎人迎穴

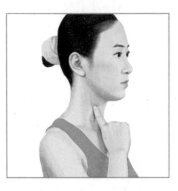

人迎穴是高血压患者的一个常用保健穴。现代临床研究证明，刺激人迎穴对血压的影响十分明显。因此，对于中老年高血压患者而言，每天敲上几分钟，可有效保护健康。

人迎穴处气流动旺盛。实验观察表明，适当刺激人迎穴可使肺的通气量增加，从而增强肺脏功能，故对调理支气管哮喘、咳嗽等肺部疾患也有显著效果。

此外，刺激人迎穴对甲状腺功能亢进也有一定的治疗效果。而常常点揉人迎穴，还可促进胃经的气血上行至面部，从而有效改善黑眼圈、色斑等面部问题。

穴位释义 ⋎ 1	保健功能 ▣ 2	适用病症 ✛ 3	简易取穴 ✐ 4	敲打手法 ◌ 5
位于喉结两侧的颈部动脉，古人称之为人迎脉，此穴居其处，故名为"人迎"。	疏经理气、降逆止咳、宽胸定喘。	高血压、支气管哮喘、咳嗽、咽喉肿痛、颈腋淋巴结结核、甲状腺肿大、眩晕。	颈部，前颈喉结旁边1.5寸处即是。	食指点按或掌心轻拍均可。

敲 "足三里" ——调节胃功能，缓解胃痉挛 >

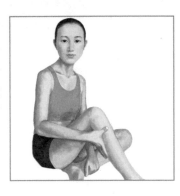

◎足三里穴

足三里穴被誉为人体第一长寿大穴。研究证明，足三里穴对人体的许多系统都有调整作用，对多种疾病都有显著的调理作用，尤其是胃病。适当刺激足三里穴可调节胃蠕动，影响胃液分泌，对胃功能具有双向调节作用，因而可改善多种胃腑疾病。

对于阑尾炎患者而言，刺激足三里穴可使阑尾运动加强，阑尾内容物排空，有利于阑尾炎症的消除。

此外，刺激足三里穴还可促进大肠蠕动，提高大脑皮层细胞的功能，使垂体泌乳素升高，从而促进乳汁分泌；对血压、心率以及心脏功能也都有良好的调节作用。

穴位释义 🅈 1	保健功能 🖵 2	适用病症 ✚ 3	简易取穴 🖊 4	敲打手法 🔍 5
此穴是足阳明胃经的合穴。古人认为，刺激此穴后可增强下肢肌力，继续再走三里路，故将其命名为"足三里"。	和胃理肠、益气强身、健脾培元。	以消化系统病为主，对循环系统、呼吸系统、泌尿生殖系统病都有很好的治疗作用。主治胃痛、腹胀、肠鸣、呕吐、便秘、水肿、神经疾病、急慢性乳腺炎。	左腿用右手、右腿用左手，以食指第二关节沿胫骨上移，到有突出的斜面骨头阻挡为止，指尖处即为此穴。	拇指点按或拳轮、拳背敲打均可。

胃经其他常用腧穴表

四白	病症：眼睛痛痒、视物模糊、眼皮肌肉痉挛、颜面神经炎。
	定位：下眼睑下方，瞳孔正下方，眶下孔凹陷中。
颊车	病症：颜面神经炎、口腔炎、牙痛。
	定位：面部，下颌角前上方一横指凹陷中，咀嚼时肌肉隆起处。
天枢	病症：腹痛、腹泻、痢疾、便秘、腹胀、肠鸣、水肿、消化不良、月经不调。
	定位：中腹部，肚脐旁2寸处。
水道	病症：水肿、尿路感染、尿频、尿急、腹胀、小肠疝气、痛经、不孕、腰背僵直疼痛。
	定位：下腹部，肚脐下3寸，前正中线旁2寸处。
气冲	病症：月经不调、胎产诸症、外阴肿痛、腰痛不能仰卧。
	定位：下腹部，腹股沟上方，肚脐下5寸，前正中线旁2寸处。
丰隆	病症：支气管哮喘、咳嗽、头痛、眩晕、便秘、下肢麻木、下肢浮肿。
	定位：小腿前外侧，外踝上8寸处。

脾经：全身运化之枢机

●PI ●JING ●QUAN ●SHEN ●YUN ●HUA ●ZHI ●SHU ●JI

足太阴脾经，简称脾经，属于脾，是体现和调节脾脏功能的经脉。《黄帝内经》有云："胃者，仓廪之官，五味出焉。""脾与胃以膜相连"，二者关系密切，均为后天之本，为气血生化之源。脾又堪称是胃的辅助者，脾主转输运化，主升举清阳，胃腐熟后的饮食只有经过脾的去粗取精，上输于肺才能输布全身，营养机体。脾功能正常，人的仓廪才能充盛，人体后天水谷精微才能源源不绝。

《黄帝内经》中很强调脾的作用，因为它还"主一身肌肉"。倘若脾出现病变，人就可能产生一系列与肌肉相关

的病症，如懈怠、疲惫、乏力，甚至重症肌无力、肌肉萎缩等。

此外，"脾主统血"，脾脏除了运化气血外，还控制血不外溢出脉管，与主血运行的心脏一起，负责人体的血液循环系统。在心脾两脏的作用下，血液才能在脉道里正常运行。一旦脾功能失常，人体就容易产生出血性病变。

可见，脾脏的功用不能小觑，人体消化系统、心脑血管系统、运动系统的众多病症都与其密切相关。脾胃二经相表里，后天体质不足者，常常敲打脾经，增强脾胃功能，还可达到延年益寿的目的。

起于足大趾之端，达舌下 >

| 属络的机体组织和器官 | 脾、胃、心、膈、咽、舌、下肢内侧前缘。 |

原文
脾足太阴之脉，起于大指之端，循指内侧白肉际，过核骨后，上内踝前廉，上腨内，循胫骨后，交出厥阴之前，上膝股内前廉，入腹，属脾，络胃，上膈，挟咽，连舌本，散舌下。

其支者，复从胃，别上膈，注心中。

脾之大络，名曰大包，出渊腋下三寸，布胸胁。

语译
足太阴脾经，始于足大趾之端，沿大趾内侧赤白肉际，经核骨第一骨小头后，上行至内踝前边，再上行至小腿内侧，沿胫骨之后，交出足厥阴肝经之前，上膝股内侧前边，进入腹部，属脾，络胃，穿过横膈，挟行于食管旁，连舌根，散布于舌下。

它的支脉，从胃部分出，上过横膈，流注心中，与手少阴心经相接。

脾之大络，穴名大包，位于渊腋下三寸，分布于胸胁。

敲脾经可调理的病 〉

循经病

大脚趾内侧、脚内侧、小腿、膝盖、大腿内侧、腹股沟等脾经的循行线上出现的冷、麻、痛、胀等不适症状，舌根僵直、疼痛。

身体组织器官的病症

浑身乏力、胃痛、腹胀、呕吐、打嗝、便溏、尿量少、黄疸、结石、免疫力低下、肥胖症。

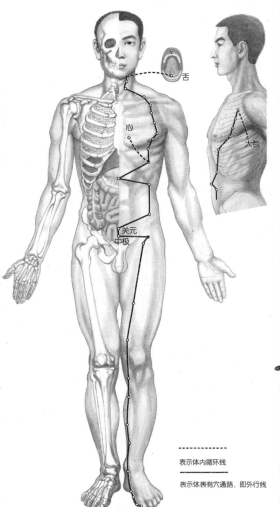

舌

心

大包

关元
中极

隐白

- - - - - -
表示体内循环线

表示体表有穴通路，即外行线

敲脾经的最佳时段 〉

脾经的经气旺在巳时，即上午9至11时。此时为敲脾经的最佳时间，因人体阳气正处于上升期，这时畅通脾经可达到很好的平衡人体阴阳的效果。

∠脾/经/养/生/细/节

巳时为脾经当令的时间。此时不宜食用燥热及辛辣刺激性的食物，以免伤胃败脾。中医认为，长夏时期即阳历的七八月份与脾相应，这段时间养脾最佳。故此时可多吃一些健脾的食物，如山药、莲子、扁豆、黑豆等。此外，长夏天气炎热，人容易心情烦躁，因此养脾还需有个好心情。嫉妒、忧虑、多思都对脾不利。

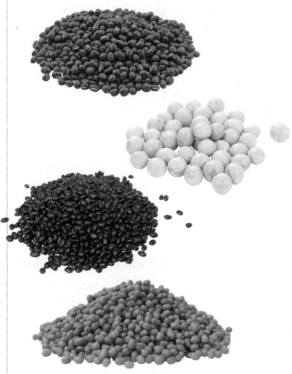

敲 "太白"——调节血糖，消除湿疹 ＞

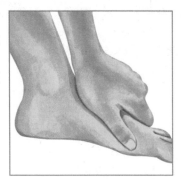

◎太白穴

太白穴是足太阴脾经上的原穴，可以为多血少气的脾经补充经气。故健脾补脾的效果比其他穴位都要强。

刺激此穴可供养脾经经气，有效增强脾胃功能，调节血糖水平。现代医学已经研究证实，太白穴对血糖有良性调节作用。而且，对于湿疹患者来说，其病源多出自脾脏，因此经常点按太白穴，还可有效健脾除湿，消除湿疹。

此外，点按太白穴还可改善消化不良、胃痛腹胀、便秘、痢疾、手脚冰凉、女性崩漏等症。

穴位释义 ❧ 1	保健功能 ⌨ 2	适用病症 ✚ 3	简易取穴 ✐ 4	敲打手法 🔍 5
此穴为足太阴脾经的原穴，借星相中的金星命名。脾属土，土能生金，金为白色，故此穴名"太白"。	疏经利湿、健脾和中、扶助运化。	血糖不正常、湿疹、消化不良、手脚冰凉、崩漏、胃痛、腹胀、肠鸣、泄泻、呕吐、坐骨神经痛、下肢麻木。	在足内侧缘，第一跖骨小头后下方的凹陷处。	点按为宜。

敲 "三阴交"——调理妇科病、糖尿病 ＞

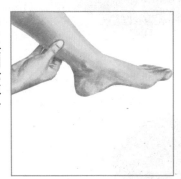

◎三阴交穴

三阴交穴是人体的养生大穴，对女性尤为重要。三阴交穴是足太阴、足厥阴、足少阴三阴经的交会穴。而这三条阴经与女性的关系非常密切，女性的很多疾病都是因为这三条阴经出现了问题，如月经不调、痛经、闭经、更年期综合征、功能性子宫出血等。适当刺激三阴交穴，可调理三阴经，故此穴历来是调理妇科病的常用穴。而对非胰岛素依赖型糖尿病患者而言，刺激三阴交穴可使血糖下降，从而有效调理糖尿病。

值得注意的是，对于怀孕的女性，刺激三阴交穴有引发流产的危险，所以孕妇应慎用。

穴位释义 ❧ 1	保健功能 ⌨ 2	适用病症 ✚ 3	简易取穴 ✐ 4	敲打手法 🔍 5
此穴为足太阴脾经、足厥阴肝经、足少阴肾经的交会穴，故名"三阴交"。	疏经利湿、调理肝肾、健脾和胃。	妇科疾病，消化系统、泌尿生殖系统疾病，以及失眠等。	内踝尖直上四横指处，胫骨内侧面后缘即是。	拳轮、拳心敲打，指关节叩击，掌侧剁击，拇指点按均可。

敲"血海"——补血通经，促进排卵 ＞

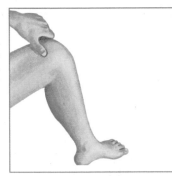

◎血海穴

　　血海穴是调理各种与血有关病症的最佳穴位，是女性身体中最为重要的保健穴位之一。常刺激血海穴对女性生殖系统的保健大有裨益。经研究证明，刺激此穴，可改善身体微循环，对缓解女性痛经、月经不调、闭经等效果显著。

　　经常敲打血海穴还能改善女性身体状况和卵巢的环境，促进卵巢的排卵功能，增加排卵，进而辅助治疗不孕症。

　　此外，更年期妇女若常敲血海穴，能缓解各种更年期不适，如植物神经障碍、频繁出汗、耳鸣、食欲不振、便秘、失眠等，愉快度过更年期。

穴位释义 1	保健功能 2	适用病症 3	简易取穴 4	敲打手法 5
此穴主治多种血证，故名"血海"。	疏经祛风、健脾理血、调经化湿。	月经病、不孕症、更年期综合征、功能性子宫出血。	正坐屈膝，髌骨底内上缘之上2寸，当股内侧肌突起中心处即是。	拳轮、拳心敲打，拇指点按等。

脾经其他常用腧穴表		
隐白	病症：呕吐、食欲不振、腹胀、哮喘、便血、尿血、功能性子宫出血、神经疾病、多梦。	
	定位：足大趾趾内侧，趾甲角旁约0.1寸。	
公孙	病症：急慢性胃炎引起的胃痛、呕吐、腹痛、消化不良、痢疾，失眠，精神疾病。	
	定位：足内侧，第一跖骨基底部的前下缘，赤白肉际处。	
阴陵泉	病症：腹胀、消化不良、水肿、尿频、尿急、尿痛、尿失禁、哮喘、腰痛。	
	定位：小腿内侧上部，胫骨内侧踝下缘凹陷处。	
冲门	病症：腹寒、腹痛、痔疮作痛、小肠疝气、泄泻、尿频、尿急、尿痛、功能性子宫出血。	
	定位：下腹部，腹股沟外侧，耻骨联合上缘中点旁3.5寸。	
大横	病症：泄泻、便秘、腹寒、腹痛、痢疾、惊恐善悲。	
	定位：中腹部，脐中旁开4寸。	
大包	病症：胸胁疼痛、憋气、哮喘、四肢无力。	
	定位：侧胸部，腋中线上，第六肋间隙中。	

心经：决生死的君王

●XIN ●JING ●JUE ●SHENG ●SI ●DE ●JUN ●WANG

手少阴心经，简称心经，是体现和调节心脏功能的经脉。《黄帝内经》有云："心者，君主之官，神明出焉。"这句话一语点明心在五脏六腑中的统摄地位。"心主血脉"，心脏不停地搏动，推动血液在全身脉管中循环、周流。血液负责将运载的营养物质输送至五脏六腑、四肢百骸、肌肉皮毛，给身体各个组织器官补充养分，以维持人体正常的生理活动。而心经就是通过调控心脏功能来管理脏腑和人体的。一旦心经动力不足，气血不畅，心脏就会功能退化，人体血液循环就会受到影响，各组织器官也会因缺乏养分而功能减退，甚至衰竭。

心经除了可以控制心脏，还可以控制心志，即"神明"。中医认为"心主神明"，即人的魂魄、意志、喜怒忧思、惊恐等都是由心所主宰，心脏自身的"节奏韵律"可以控制人的心理变化。《黄帝内经》中记载："心者，五脏六腑之大主也，精神之所舍也。"可见一个人倘若心经异常，导致心脏失常，那么他的精神也会出现不良状况，如烦躁、抑郁、健忘、痴呆，甚至疯癫。

心经多血少气，十二经之气皆感而应心，十二经之血皆贡而养心，故心经实为生之本、神之居、血之主、脉之宗。而对于人体而言，它不仅可决"身体之生死"，还能决"精神之生死"，真不愧为经络中的"君王"。

起于心脏，出于小指之端 ＞

属络的机体组织和器官	心、心系、小肠、肺、目系、喉咙。

原文

心手少阴之脉，起于心中，出属心系，下膈，络小肠。

其支者，从心系，上挟咽，系目系。

其直者，复从心系，却上肺，下出腋下，下循臑内后廉，行太阴、心主之后，下肘内，循臂内后廉，抵掌后锐骨之端，入掌内后廉，循小指之内，出其端。

语译

手少阴心经，自心脏始，出心脏后属于心脏的系带，向下走行，经过膈肌，络于小肠。

它的支脉，从心脏的系带部向上行走，挟行于食管旁，和眼球内连于脑的系带相联系。

它的直行脉，从心脏的系带向上走行，至肺，再向下走行，于腋下出，沿上臂内侧后缘，走行于手太阴肺经、手厥阴心包经之后，下向内肘，沿前臂内侧后缘，走行至掌后豌豆骨部，再沿掌内后缘和小指的桡侧走行，出于小指末端，交于手太阳小肠经。

敲心经可调理的病 >

循经病　　心胸烦闷、心口疼痛、咽干、口渴、眼睛发黄、胁肋疼痛、手臂内侧小指的延长线疼痛或麻木、手心发热等。

身体组织器官的病症

　　冠心病、高血压、肺心病、心率异常、心肌梗死等一系列心脑血管系统疾病，以及糖尿病。

情绪问题　　过喜、过悲、惊恐、易怒、心神不宁、抑郁等。

其他疾病　　失眠等神经系统疾病。

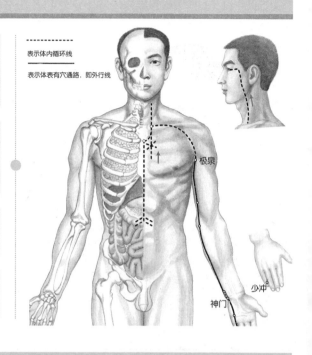

表示体内循环线

表示体表有穴通路，即外行线

极泉

神门　少冲

敲心经的最佳时段 >

　　心经的经气旺在午时，即中午11至13时。此时人体阳气最盛，之后阴气就开始上升，故是敲心经的最佳时间。如果是心脏病患者，可选择在晚上19至21时敲心经，此时人体心脑神经系统最活跃，敲打经络的效果也较好。

 ∠心/经/养/生/细/节

　　午时为心经当令的时间。此时小憩一会儿，对心脏最好。尤其是高血压患者，午休最有补益。一般来说，午休时间有30分钟就可以了，最好不要超过1个小时，否则容易导致晚间失眠。此外，养护心经还不能让心脏太过"兴奋"。因此饮用茶、咖啡、酒时需适可而止。肥胖症、高血压患者应少吃高糖、高油脂类食物。

　　养心经最重要的是宁心养神，心稳住，其他脏腑就好管理了。正所谓"主明则下安"，"主不明则十二官危"。

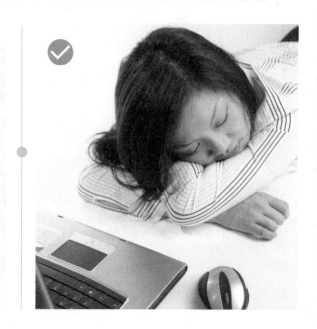

敲"极泉"——预防并调理心血管疾病 >

◎ 极泉穴

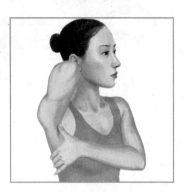

极泉穴为心经要穴，历来是临床预防并调理心血管疾病的重要穴位。心率过快时，敲打极泉穴可使其有效放缓；心率过慢时，敲打它可使心率加快。敲打极泉穴还可自测心血管问题，预防心血管的早期疾病。用大拇指点按极泉穴，然后轻轻拨动，会发现里面有小小的筋。一拨动小筋，手臂就会有电麻感。如果电麻感明显，就证明心经通畅，心血管功能正常；如果只有痛感，无麻感，则表明心血管阻塞；如果既无痛感，也无麻感，那么最好去医院彻底做一次全身检查。

此外，敲打极泉穴还可有效醒脑开窍，缓解中风后遗症，以及宁心安神、解郁止惊。

穴位释义 1	保健功能 2	适用病症 3	简易取穴 4	敲打手法 5
此穴为手少阴心经的首穴。"极"有尽处之意，指其位于心经尽头；"泉"指其位于腋窝的最深凹陷处。	疏经利筋、活血散结、宽胸宁神。	心血管疾病、易困、中风后遗症、颈腋淋巴结结核、呕吐、胁下满痛、腋臭等。	手上举，在腋窝中央最凹处，可摸到腋动脉的搏动，此处即为极泉穴。	拇指点按、指尖叩击。

敲"通里"——缓解紧张情绪 >

◎ 通里穴

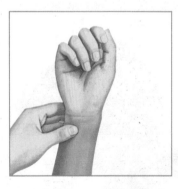

通里穴为心经络穴，可沟通心肾，具有清心宁神的作用。现代医学研究证明，适当刺激通里穴可调整大脑皮质功能，使异常脑电波趋向规则化。因此人们考前、应聘前紧张时，或过喜、过忧、抑郁时，可点按通里穴，以使情绪稳定。通里穴与其周围穴位虽然所针对的病症各有侧重，但总的说来都可以调节人的情绪。

此外，点按通里穴还可改善因惊吓或中风而引起的失语症。通里穴和小肠经相络，因此点按通里穴也可调理小肠经上的疾病，如神经性腹泻。

穴位释义 1	保健功能 2	适用病症 3	简易取穴 4	敲打手法 5
此穴为手少阴心经的络穴。"通"指通路；"里"指内部。气血通过此处后别走于手太阳小肠经，该穴因此得名。	宁心安神、活络止痛、祛风止痉。	紧张、哑嗓、失音、言语不利、神经性腹泻、心悸、头晕目眩、咽喉肿痛、扁桃体炎、遗尿、月经过多等。	找到神门穴，向上量取一寸处，即为通里穴。	拇指点按、手侧剁击。

敲"神门"——改善冠心病、心绞痛等症 ＞

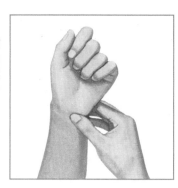

◎ 神门穴

神门穴是安神养心的最好穴位。中医有云，"治脏者治其俞"，神门穴乃心经俞穴，敲打它可调理心脏本身的疾病。中医又有云，"五脏有疾当取十二原"，神门穴也是一个原穴，故它对心脏疾病有非常好的调理功效。经现代科学研究证实，适当刺激神门穴可显著缓解冠心病、心绞痛等症。实验报告表明，刺激神门穴能改善冠心病患者的左心功能，可纠正心绞痛伴有的心律失常。

此外，敲打神门穴还可有效缓解失眠、焦虑等症状，促进胃消化。而西医研究也证实，刺激神门穴，可引出心经感传，能迅速降低呼吸频率，辅助治疗心源性喘息。

穴位释义 ⋎ 1	保健功能 ▢ 2	适用病症 ✚ 3	简易取穴 ✐ 4	敲打手法 ◎ 5
此穴为手少阴心经之俞穴、原穴。"神"，心神也；"门"，门户。本穴为心经的气血物质外输之处，因此得名。	疏经止痛、宁心安神、益智健脑。	冠心病、心绞痛、失眠、焦虑、心源性喘息、消化不良、呕血、吐血、头痛、失音。	掌心向上，手掌微屈，在前臂掌面靠近小指侧，有一条突起的腱。此腱外侧和腕横纹的交叉点即为神门穴。	拇指点按或点揉、拳背敲击。

心经其他常用腧穴表

青灵	病症：目黄、头痛、胁肋疼痛、肩膀疼痛、手臂疼痛。	
	定位：臂内侧，在极泉穴和少海穴的连线上，肘横纹之上3寸，肱二头肌的内侧沟中。	
少海	病症：心痛、手臂酸麻、手颤、健忘、突然失音、肘臂无法伸直、腋胁作痛。	
	定位：屈肘，在肘横纹内侧端点处与肱骨内上髁连线的中点处。	
灵道	病症：心痛、心悸、突然失音、舌头僵直、头晕目眩、肘臂挛痛。	
	定位：在前臂手掌侧，尺侧腕屈肌腱桡侧，腕横纹上1.5寸。	
阴郄	病症：心痛、惊恐、心悸、吐血、失语。	
	定位：在前臂，腕横纹上0.5寸，尺侧腕屈肌腱桡侧。	
少府	病症：心脏疾患、心悸、小指挛痛、子宫脱落、阴部瘙痒。	
	定位：在手掌面，手掌第四、第五掌骨之间，屈指握拳时，小指尖所指之处。	
少冲	病症：心脏疾患、心悸、胸胁疼痛、神经疾病、掌心发热、昏迷。	
	定位：在小指桡侧，指甲角旁约0.1寸。	

小肠经：心脏功能的传达者

●XIAO ●CHANG ●JING ●XIN ●ZANG ●GONG ●NENG ●DE ●CHUAN ●DA ●ZHE

手太阳小肠经，简称小肠经，是体现和调节小肠功能的经脉。《黄帝内经》有云："小肠者，受盛之官，化物出焉。""受盛"指接受初步加工过的东西，而小肠接受的正是经过胃初步消化过的水谷。小肠将这些水谷腐熟，转化成人体能够吸收的精微，再利用脾将其上输心肺，输布全身，为全身各组织器官供给营养。这就是所谓的"化物出焉"。同时，小肠还可"泌别清浊"，即不仅将食物精微吸收至体内，还能将剩余的水分送入膀胱，形成尿液，并将谷物残渣输送至大肠，进而排出体外。

小肠功能正常，则机体营养充足、大小便正常；小肠功能失常，则人失调养，大便稀薄，小便短少。

小肠经可调节小肠功能，"主液所生病者"。"液"包括月经、乳汁、白带、精液、胃液、胰液、前列腺液等，因此所有与"液"有关的疾病，都可以从小肠经上寻求解决之道。小肠经循于面部，面部的各种问题，如黄褐斑、青春痘、面肿等，也可以通过敲打小肠经来调节。

心经与小肠经相表里，敲打小肠经还可有效调节心经，改善心脏供血不足，调理众多心脑血管疾病。而心脏病早期，小肠经的循行处常会出现征兆，如患者通常"面如桃花"。可见，倘若我们能了解小肠经，便能及时发现心脏异常，及早防治，保卫自己的健康。

起于小指之端，入耳中 >

属络的机体组织和器官　　小肠、心、咽、食管、胃、眼、耳、鼻、上肢外侧后缘。

原文　小肠手太阳之脉，起于小指之端，循手外侧上腕，出踝中，直上循臂骨下廉，出肘内侧两骨之间，上循臑外后廉，出肩解，绕肩胛，交肩上，入缺盆，络心，循咽下膈，抵胃，属小肠。

其支者，从缺盆循颈，上颊，至目锐眦，却入耳中。

其支者，别颊上𬼘，抵鼻，至目内眦，斜络于颧。

语译　手太阳小肠经从小指外侧末端开始，沿手掌尺侧，向上至腕部，出尺骨小头部，直上沿尺骨下缘，出于肘内侧，经肱骨内上髁和尺骨鹰嘴之间，向上走行沿臂外侧后缘，出肩关节部，绕肩胛，交会肩上，进入缺盆，络于心，沿食管，通过膈肌，到胃，属小肠。

它的支脉，从缺盆处向上走行，沿颈旁，上向面颊，至外眼角，弯向后进入耳中。

另一支脉，从面颊部分出，上向颧骨，靠鼻旁至内眼角，交于足太阳膀胱经。

敲小肠经可调理的病 >

循经病

面肿、色斑、痤疮、目黄、口腔炎、咽喉肿痛、耳鸣、耳聋、肩臂外侧后缘小肠循行路线处出现酸胀痛麻等症状、颈项僵直。

身体组织器官的病症

腹泻、腹胀、腹痛、消化不良、大便不利、心绞痛、心肌梗死、冠心病、腰脊痛引起的睾丸及小肠疝气、痛经、小便赤涩。

其他问题

疲劳、倦乏、记忆力减弱。

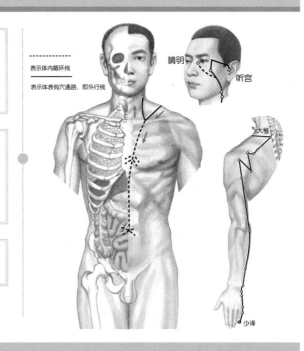

敲小肠经的最佳时段 >

小肠经经气旺在未时，即下午13至15时。此时阳气开始下降，阴气开始上升，是敲打小肠经的最佳时间。

∠小/肠/经/养/生/细/节

未时为小肠经当令的时间。此时小肠运化功能最好，故午餐应在13时之前吃完，这样营养物质才能被充分吸收、转化。午餐要简单，不能吃得过饱，不然整个下午都会没精神，但午餐一定要保证充分的营养供应。晚餐要少吃含蛋白质和脂肪、淀粉类的食物，不然容易使脂肪在体内堆积，导致肥胖。

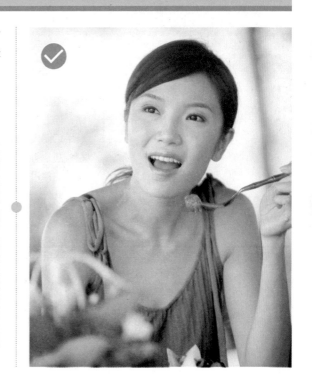

敲 "少泽" ——产后不缺乳，健康丰胸 >

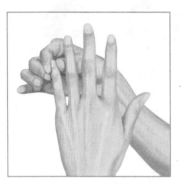

◎ 少泽穴

少泽穴自古以来就是改善妇人产后缺乳状况的良穴。现代实验研究表明，适当刺激少泽穴可使垂体后叶催产素分泌增加。而配合膻中穴使用，可使缺乳产妇血中生乳素含量增加。故此穴是临床催乳的常用穴位。

想要丰胸或保健乳房的女性也可经常刺激此穴。经研究表明，刺激少泽穴能刺激脑垂体释放激素，激活乳腺细胞，促进乳房发育。同时还能促进心脏供血，给乳腺补充营养，从而丰胸和保健乳房。

此外，点按少泽穴还可促进末梢血液循环，改善冬天手脚冰冷现象。而落枕时，点按少泽穴，可缓解颈部肌肉痉挛，疏通颈部经络，有效缓解落枕不适。

穴位释义 ✔ 1	保健功能 ▢ 2	适用病症 ✚ 3	简易取穴 ✐ 4	敲打手法 🔍 5
此穴为手少阴心经的井穴。"少"指小；"泽"，指滋润。此穴是心经受泽的开始，故名"少泽"。	疏经泄热、益气通乳、明目利咽。	此穴为常用急救穴位之一，可用于产后缺乳、发热、昏迷、咽喉肿痛、视力疲劳等症。	小指末节尺侧，距指甲角0.1寸。	食指按压，或者用牙签等物轻刺。

敲 "后溪" ——缓解颈肩及脊柱不适 >

◎ 后溪穴

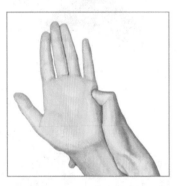

后溪穴是手太阳小肠经上的要穴，根据中医"经脉所过，主治所及"的原理，它可调理小肠经所主病症。颈项僵直、颈肩疼痛是由小肠经经气循行不畅，颈肩处血液流动缓慢或停滞所致。刺激后溪穴，可有效疏通经络，促进心脏供血，加速颈肩部血液流动，从而缓解颈肩不适症状。

后溪穴还是八脉交会穴之一，通督脉。督脉循行处为脊柱，因此脊柱疾患也可以通过敲打后溪穴来解决。此穴一直是临床调理颈椎病、腰椎病的常用穴。另外，适当刺激此穴还可矫正脊柱、预防驼背。

此外，后溪穴还有缓解眼睛疲劳、补精益气的功效，是用眼过度的上班族和发育中的孩子最需要敲打的穴位之一。

穴位释义 ✔ 1	保健功能 ▢ 2	适用病症 ✚ 3	简易取穴 ✐ 4	敲打手法 🔍 5
此穴为手太阳小肠经的俞穴，八脉交会穴之一。因其位于小指末节凹陷处，形似沟溪，故名后溪。	疏经祛风、利节止痛、清热止痉。	颈椎病、腰椎病、驼背、视物模糊、耳聋、鼻出血、咽喉肿痛、发烧、疟疾、手指麻木、小便赤黄。	握拳，手小指掌关节后尺侧，横纹头赤白肉际处即是。	拇指点按或掐按。

敲"养老"——预防衰老，控制糖尿病并发症

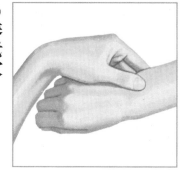

◎ 养老穴

养老穴历来被认为是预防衰老的重要穴位，古代医家认为适当刺激本穴能够改善身体微循环，有效预防衰老，具有改善目视不明、头晕眼花、耳聋、腰酸背痛等老年病的功效，故将其命名为"养老"。

现代医学研究发现，其对调理糖尿病也有一定疗效。糖尿病患者一般都存在小肠功能紊乱的现象，而适当刺激养老穴可调节小肠功能，从而有效缓解视物模糊、多饮多尿、手足麻木等糖尿病并发症。

此外，养老穴对缓解急性疼痛也效果颇佳。而相应脏腑发生病变时，养老穴还会有疼痛、酸胀及反应物，因此常被用来诊断疾病。

穴位释义 ✔ 1	保健功能 🖥 2	适用病症 ➕ 3	简易取穴 ✎ 4	敲打手法 🔍 5
人老则会视物不清，而本穴有明目的功效，故名"养老"。	疏经祛风、明目止痛、舒筋活络。	视物模糊不清、肩背肘腕疼痛、肩背酸麻、落枕、呃逆。	屈肘，掌心向胸，在尺骨小头的桡侧缘上，与尺骨小头最高点平齐的骨缝中。	拇指按揉或拳轮敲打。

小肠经其他常用腧穴表

前谷	病症：精神疾病、耳聋、耳鸣、咽喉肿痛、发热、产后缺乳、肩周炎、手指麻木、鼻塞、鼻出血。	
	定位：小手指外侧，握拳，第五掌指关节前尺侧，横纹头赤白肉际处。	
腕骨	病症：发热、头项僵直、肩背疼痛、手臂挛痛、腕痛、手指麻木、疟腮。	
	定位：手掌尺侧，在第五掌骨基底和钩骨之间的凹陷处。	
阳谷	病症：高热不退、手腕疼痛、颈项肿痛、手臂挛痛、耳鸣、耳聋、急慢性结膜炎。	
	定位：手腕尺侧，在尺骨茎突和三角骨之间的凹陷处。	
支正	病症：神经疾病、颈项僵直、肘臂疼痛、发热、头晕目眩、糖尿病、痤疮。	
	定位：前臂背面，阳谷穴和小海穴的连线上，腕背横纹上5寸。	
臑俞	病症：肩背酸痛、手臂挛痛、颈腋淋巴结结核。	
	定位：肩部，腋后横纹的正上方，肩胛冈下缘的凹陷处。	
听宫	病症：耳鸣、耳聋、耳中肿痛、化脓性中耳炎、脸颊疼痛。	
	定位：耳屏前，下颌骨髁状突出的后方，张口时此处凹陷。	

膀胱经：最重要的排毒通道

●PANG ●GUANG ●JING ●ZUI ●ZHONG ●YAO ●DE ●PAI ●DU ●TONG ●DAO

足太阳膀胱经，简称膀胱经，是体现和调节膀胱功能的经脉。《黄帝内经》有云："膀胱者，州都之官，津液藏焉……""州都"即水聚之处，可见膀胱的作用是储存水液。从生理功能而言，膀胱是为人体储藏和排泄尿液的器官，如果其储尿功能出现障碍，人就会出现尿频、尿急、遗尿、尿失禁等症状；如果其排尿功能出现障碍，人就会出现小便不利，甚至小便癃闭不通等。敲打膀胱经，可有效调节膀胱功能，改善遗尿和小便不畅等症状。

小便是承载人体垃圾的液体，可见膀胱的责任就是为人体排出毒素。相对于大肠排便、毛孔发汗等其他排毒途径而言，膀胱排尿无疑是最重要的。人三天不排便、数天不发汗都不会有大问题，但是如果三天不排尿，那么一定是出了大问题。

膀胱经的重要性，不仅在于它行使着膀胱的排毒功用，还在于它是人体最长的一条经脉，贯穿头、背、腰、臀、下肢、足等各部。膀胱经一旦淤阻，使酸毒、脂肪等毒素滞留在体内，会影响全身，导致身体各部位出现病状，如肥胖、脱发、失眠、头痛、流鼻血、耳鸣、肩背疼痛、关节痛、高脂血症、糖尿病、高血压、易疲劳等。此外，由于其他具有排毒功能的经脉最终将并归入膀胱经，因此膀胱经异常还可导致各内脏器官的病症。

膀胱经就像是家庭中的下水管道，一旦不畅，会严重影响日常生活。因此平时我们要多敲膀胱经，及时清除体内垃圾。由于后背是膀胱经的主要循行部位，因此平时可以着重敲打。

起于目内眦，达足小趾外侧 ＞

属络的机体组织和器官　　　脑、眼、五脏六腑、背腰部及下肢后侧部。

原文　　膀胱足太阳之脉，起于目内眦，上额，交巅。其支者，从巅至耳上角。其直者，从巅入络脑，还出别下项，循肩膊内，挟脊抵腰中，入循膂，络肾，属膀胱。其支者，从腰中，下挟脊，贯臀，入腘中。其支者，从膊内左右别下贯胛，挟脊内，过髀枢，循髀外后廉下合腘中。以下贯腨内，出外踝之后，循京骨，至小指外侧。

语译　　足太阳膀胱经从内眼角，向上走行至额部，在头顶交会。它的支脉，从头顶分出走行至耳朵上方。它直行的本脉，从头顶向内与脑相络，复出头顶分别下行至项部，再分左右沿肩胛内侧，脊柱两旁，到达腰中，进入脊旁筋肉，络肾，属膀胱。一支脉从腰中分出，挟行于脊旁，穿过臀部，进入腘窝中。另一支脉从肩胛内侧分别下行，穿过肩胛，经过髋关节部，沿大腿外侧后缘下行，在腘窝中会合。由此向下通过腓肠肌，出外踝后方，沿第五跖骨粗隆，至小趾的外侧，与接足少阴肾经相接。

敲膀胱经可调理的病 >

<table>
<tr><td>循
经
病</td><td>发热怕寒，头痛，鼻出血，鼻塞，流涕，眼睛发痛，迎风流泪，颈项、腰背和膝后至足等膀胱经的循行部位肿痛、麻木。</td></tr>
</table>

身体组织器官的病症

尿频、尿急、尿痛、遗尿、尿血、小便不利、痔疮、癫疾。

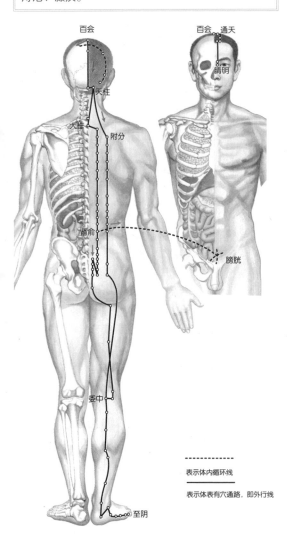

表示体内循环线

表示体表有穴通路，即外行线

敲膀胱经的最佳时段 >

膀胱经的经气旺在申时，即下午15至17时，此时为敲打膀胱经的最佳时间。敲打膀胱经时，施力要由轻到重，循序渐进，敲打到后背微微发热即可。

∠膀/胱/经/养/生/细/节

申时为膀胱经当令的时间。此时宜饮水，勿憋小便，使膀胱经迅速将体内的垃圾排出。此时还是运动的好时间，因为这时人体新陈代谢最快，人的运动能力也最强。此时锻炼不但效果好，而且还不易受伤。此外，膀胱经通达脑部，申时它的气血流注于脑，因此这时不管是工作还是学习，效率都会很高。所以学生和上班族要好好珍惜这段时间。

夏季温度高，人体水分蒸发快，一旦出汗过多、饮水不足，则会导致尿液减少，促使尿盐沉积，形成结石。因此夏季应当多饮水，预防尿结石。

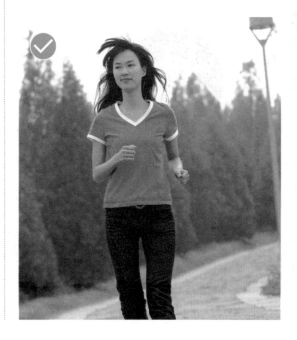

敲 "睛明" ——消除视疲劳，速止顽固性打嗝 >

◎睛明穴

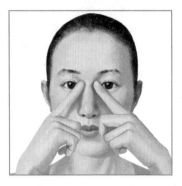

睛明穴是缓解眼睛疲劳常用的穴位之一，医疗价值极高。睛明穴是足太阳膀胱经的第一穴，气血供给眼睛，使眼睛受血而能视。因此它具有明目的功效，历来是人们缓解视力疲劳的必按之穴。经临床验证，点按睛明穴可保持眼部气血通畅，对眼睛周边组织起到放松作用，缓解睫状肌的痉挛，从而改善视疲劳症状。

而对于顽固性打嗝的患者而言，睛明穴还是能够快速止嗝的特效穴位。打嗝时，患者可用双手拇指点按此穴位，力气稍大，以有强烈的酸胀感为度。此外，现代研究表明，适当刺激睛明穴可改善脑部血液循环，有效缓解偏头痛。

穴位释义 ✌ 1	保健功能 ⌨ 2	适用病症 ✚ 3	简易取穴 🖐 4	敲打手法 🔍 5
此穴为足太阳膀胱经、足阳明胃经、阴跷脉、阳跷脉的交会穴，主治眼睛视物不明，故被称为"睛明"。	疏经祛风、明目止痛、清热退翳。	一切眼睛疾患，如眼睛肿痛、迎风流泪、色盲、青少年假性近视、青光眼、白内障等，顽固性打嗝，偏头痛。	内眼角的凹陷处即是。	点按。

敲 "天柱" ——消除头痛，解乏又明目 >

◎天柱穴

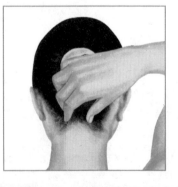

天柱穴乃膀胱经上的重要穴位，是缓解头部、颈部、脊椎等处不适的常用穴位之一。天柱穴位于血管和神经通路的关卡处，适当刺激此穴可调节人体血液循环和自主神经，从而有效降压，消除头痛、肩膀痛，缓解身体疲劳。

因用眼过度而出现两目干涩、视物模糊时，也可闭目点按天柱穴。此法可促进头部血液循环，提高血液含氧量，为眼睛和大脑提供充足气血，达到缓解视力疲劳和精神疲劳的效果。

此外，经临床验证，天柱穴对缓解焦躁的情绪及感冒、落枕、鼻塞等也有很好效果。

穴位释义 ✌ 1	保健功能 ⌨ 2	适用病症 ✚ 3	简易取穴 🖐 4	敲打手法 🔍 5
"天"指穴位于头部或人体上部，"柱"指穴在后项部，穴处筋肉隆起似柱。	疏经祛风、泄热利窍、宁神止痛。	血压偏高、身体疲劳、视力疲劳、颈项疼痛、感冒、落枕、咽喉肿痛、发烧、神经疾患。	后头骨正下方凹陷处，即脖子处突起的肌肉外侧凹处，后发际正中旁开约1.3寸（2厘米），左右即是此穴。	点按或捏揉。

敲 "委中" ——缓解腰背疼痛，调理膀胱功能 >

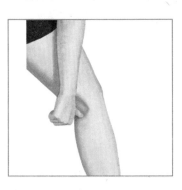

◎委中穴

委中穴是调理腰背部疾病的常用穴位，古来就有"腰背委中求"的说法。经临床验证表明，适当刺激委中穴，可减轻腰背疼痛，如急性腰痛、劳损性腰痛、坐骨神经痛等。

经现代研究表明，刺激委中穴还可调整膀胱功能。对尿潴留患者处于松弛状态的膀胱而言，刺激委中穴可引起膀胱收缩，内压升高，促使尿液排出。

此外，常敲此穴还可强化膀胱功能，促进人体代谢废物的排出，有很好的减肥效果。

穴位释义 1	保健功能 2	适用病症 3	简易取穴 4	敲打手法 5
此穴为足太阳膀胱经的合穴，取穴时人需弯曲双膝，在其中定位，故称其为"委中"。	疏经祛风、理筋止痛、泄热开窍。	腰痛，因膀胱功能失常而导致的尿频、尿急、尿潴留等，下肢麻木、浮肿，腹痛，呕吐，肥胖。	腘窝横纹中点，注意避开动脉。	手指点按即可。

膀胱经其他常用腧穴表		
大杼	病症：发烧、头痛、颈项僵直、项背疼痛、骨节疼痛、咳嗽、支气管哮喘、胸胁满闷。	
	定位：后背上部，第一胸椎棘突下，旁开1.5寸。	
风门	病症：伤寒、咳嗽、发烧、背痛。	
	定位：后背上部，第二胸椎棘突下，旁开1.5寸。	
委阳	病症：一切腰腿病，腰脊僵直、疼痛，坐骨神经痛，腿足挛痛，小腹胀痛，尿频，尿急，尿痛，小儿麻痹后遗症，下肢瘫痪。	
	定位：膝关节后方，横纹外端，股二头肌腱内面。	
膏肓	病症：肺结核、咳嗽、憋气、哮喘、吐血、盗汗、四肢无力、神经衰弱。	
	定位：后背上部，第四胸椎棘突下，旁开3寸。	
神堂	病症：心悸、气短、哮喘、咳嗽、发热恶寒、胸痛、脊背疼痛。	
	定位：后背中部，第五胸椎棘突下，旁开3寸。	
志室	病症：泌尿系统感染、阳痿、遗精、尿频、尿急、尿痛、水肿、腰脊疼痛、腹泻。	
	定位：腰部，第二腰椎棘突下，旁开3寸。	

肾经：人的先天之本
● SHEN ● JING ● REN ● DE ● XIAN ● TIAN ● ZHI ● BEN

足少阴肾经，简称肾经，是体现和调节肾脏功能的经脉。《黄帝内经》有云："肾者，作强之官，伎巧出焉。"这里的"作强"有精力充沛、强壮有力之意。中医认为，肾藏精，"主骨生髓"，此处的髓包括骨髓、脊髓和脑髓。肾精能生骨髓而滋养骨骼，是人的力量之源，决定人的生长和发育。故身材矮小、力量不足、发育迟缓等都是由肾精不足所致。脑决定着人的行动、感觉和思维。因此，肾精不足，使脑失所养，还会导致智力低下、记忆力减退、思维缓慢、动作迟缓等一系列病症。经研究表明，老年痴呆症就与肾脏的衰老密切相关。

肾精除了能生髓外，还控制着男性的精子和女性的卵细胞，因此肾脏与生殖密切相关。这也就是所谓的"伎巧出焉"。大多数不孕不育患者，都表现为肾脏功能异常。

肾经主要调理"肾"方面的疾病，因此有关发育和生殖的病症都可以通过肾经来缓解或解决。由此可见，肾经"掌管"着人的生命活动，是名副其实的"先天之本"。而常敲肾经，使其保持通畅，维护肾脏的正常运转，可有效提高人体健康水平和生活质量。

此外，《黄帝内经》认为，肾在志为惊恐。也就是说常敲肾经，保持肾脏功能平衡，人就不容易恐惧，意志力就会比较坚定，更容易做到临危不乱、勇往直前。而肾经与膀胱经相表里，肾经正常，也是膀胱排毒正常的保证之一。

起于足小趾之下，达舌根 >

属络的机体组织和器官　　肾、膀胱、肝、膈、心、心包肺、舌根、喉咙、下肢内侧、腹、胸。

原文　肾足少阴之脉，起于小指之下，斜走足心，出于然谷之下，循内踝之后，别入跟中，以上腨内，出腘内廉，上股内后廉，贯脊属肾，络膀胱。

其直者，从肾上贯肝、膈，入肺中，循喉咙，挟舌本。

其支者，从肺出，络心，注胸中。

语译　足少阴肾经起于足小趾之下，斜行至足心，出于舟骨粗隆下，沿脚踝内部之后，进入足跟，再向上走行于小腿内侧，出腘窝的内侧，向上走行于大腿内侧后缘，通过脊柱，属于肾脏，联络膀胱。

其直行的主干脉，从肾向上通过肝、膈，进入肺，沿着喉咙挟行于舌根。

它的支脉，从肺出来，联络心脏，流注于胸中，与手厥阴心包经相接。

敲肾经可调理的病 〉

循经病

咽喉肿痛，下肢内侧后缘肾经循行线肿痛、麻痹，足心热痛等。

身体组织器官的病症

咳痰带血、口干舌燥、哮喘、水肿、便秘、腹泻、阳痿、遗精、不孕不育、心悸、腰腿酸软、容易疲劳、耳鸣耳聋、视物模糊、肌肉萎缩、牙齿松动、头发干枯无光泽。

情绪问题

无食欲、恐惧、失眠、健忘、神经衰弱、抑郁。

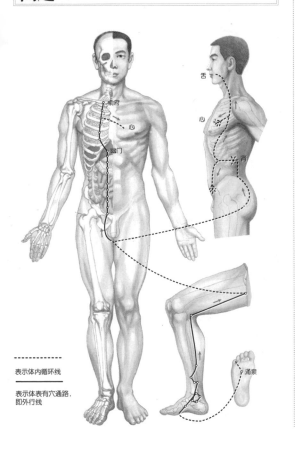

- - - - - -
表示体内循环线

表示体表有穴通路，
即外行线

敲肾经的最佳时段 〉

　　肾经的经气旺在酉时，即傍晚17至19时。此时当为敲打肾经的最佳时间。上班族们下班后敲敲肾经，可有效缓解一天的疲劳。

 ∠肾/经/养/生/细/节∠

　　酉时是肾经当令的时间。此时正值下班高峰，上班族们可稍作休息再回家，且下班路上可多做十趾抓地的动作，以刺激涌泉穴，达到保健目的。

　　此外，纵欲、熬夜、过度疲劳都会损伤肾经。而冬天受寒，或失血后受寒，如手术后、产后、月经后、献血后等，也会对肾经产生不良影响。因此，在这些情况下身体要注意保暖。

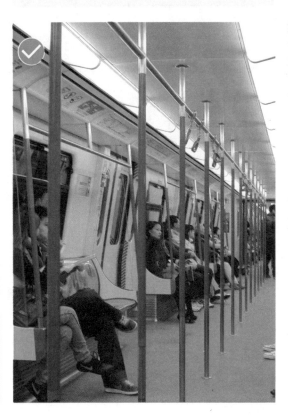

敲"涌泉"——利尿、镇痛，强健体质 >

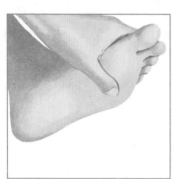

◎涌泉穴

涌泉穴被誉为人体第二长寿大穴。刺激此穴，可改善局部毛细血管、毛细淋巴管的通透性，从而促进体液循环，利于尿液排出。现代医学研究证明，刺激涌泉穴，还可使穴位外周血液中的白细胞分布改变，提高人体痛阈，有利于机体对抗创痛性刺激。

涌泉穴是肾经的要穴，经常点按，可增精益髓、补肾壮阳。由于肾是主管生长、发育的重要脏器，肾精充足人就能发育正常，耳聪目明，头脑清醒，思维敏捷，体质强健。

此外，常敲涌泉穴还可有效改善口腔溃疡、高血压、心绞痛等症，调理呼吸系统疾病，改善睡眠。

穴位释义 ☑ 1	保健功能 🖵 2	适用病症 ➕ 3	简易取穴 ✍ 4	敲打手法 🔍 5
此穴为足少阴肾经的井穴。"涌泉"有水自下而上之意。此穴位于足心，又是脉气所出之处，故名"涌泉"。	疏经止痛、泻热利窍、平肝熄风。	尿频、尿急、尿痛、腰背酸痛、口腔溃疡、中暑、昏迷、便秘、糖尿病、高血压、心绞痛、感冒等。	正坐或仰卧，跷足，足底前部凹陷处，第二趾与第三趾缝纹头端与足跟连线的前1/3处。	拇指点按、指关节叩击等。

敲"然谷"——促进消化，有效降压 >

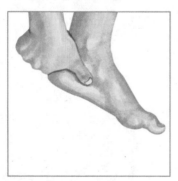

◎然谷穴

然谷穴是足少阴肾经位于下肢的要穴。每天坚持刺激此穴，可增强肠胃功能，促进唾液分泌，从而促进胃中食物的消化，增强人的食欲。而暴饮暴食后肠胃不适时，也可适当刺激然谷穴，能有效消食，缓解不适。而经现代科学研究表明，刺激然谷穴还能提高内分泌系统的功能，对原发性高血压有降压作用。

此外，然谷穴在古代一直是应对"消渴症"的常用穴位，"消渴"相当于现代的糖尿病，因此经常敲然谷穴，对糖尿病患者而言，有百益而无一害。

穴位释义 ☑ 1	保健功能 🖵 2	适用病症 ➕ 3	简易取穴 ✍ 4	敲打手法 🔍 5
此穴为足少阴肾经的荥穴。"然"指足舟状骨（古称然骨）；"谷"指凹陷处。此穴在然骨前凹陷中，故名。	疏经泄热、调理下焦、益肾利水。	消化不良、高血压、糖尿病、阴部坠胀疼痛、月经不调、遗精、咳痰带血、足背肿痛、抽搐、失音不语。	足内侧边缘处，足舟骨粗隆下方，赤白肉际处即是。	拇指点按或拳背敲打等。

敲 "太溪" ——缓解肾脏不适，调养脑髓 ＞

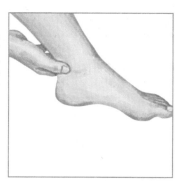

◎太溪穴

太溪穴，古代又称其为"回阳九穴之一"，是滋养肾阴的要穴。现代科学研究表明，刺激太溪穴对肾功能有调节作用。而临床实验也显示，刺激肾炎病人的太溪穴，可增强肾脏的泌尿功能，使酚红排出量增多，尿蛋白减少，高血压下降，浮肿减轻或消失，缓解因肾炎而引发的不适症状。又因脑髓是肾所主，跟肾经关系密切，故刺激太溪穴还可调养脑髓。

此外，常敲太溪穴还能改善女性月经不调、痛经、精力不济、手脚冰凉等症状。

穴位释义 ☑ 1	保健功能 ☐ 2	适用病症 ✚ 3	简易取穴 ✐ 4	敲打手法 🔍 5
此穴为足少阴肾经的俞穴。肾水出于涌泉穴，经过然谷穴，聚于此处汇成大溪，故此穴被称为"太溪"。	疏经泻热、益阴利窍、益肾补虚。	肾炎、痛经、闭经、阳痿、尿频、尿急、关节炎、失眠、手脚发寒、咽喉疼痛、牙痛、耳聋耳鸣、支气管哮喘。	足内侧，内踝后方，内踝尖与跟腱之间的凹陷处即是。	拳背敲打或拇指点按等。敲打时力量要柔和，以感觉酸胀为宜。

肾经其他常用腧穴表		
大钟	病症：足跟疼痛、咳痰带血、哮喘、尿频、尿急、尿痛、腰脊疼痛、视物模糊。	
	定位：足跟内侧，太溪穴下0.5寸稍后，跟腱内缘取穴。	
照海	病症：眼病、肾病、月经不调、尿闭、神经疾病、精神疾患。	
	定位：足内侧，内踝下缘凹陷中。	
复溜	病症：腹胀、肾炎、泄泻、肠鸣、糖尿病、遗精、泌尿系统感染、盗汗、高热不退、四肢水肿。	
	定位：小腿前内侧下部，太溪穴直上2寸。	
商曲	病症：腹痛、泄泻、便秘、目内眦赤痛。	
	定位：上腹部，脐上2寸，前正中线旁0.5寸处。	
腹通谷	病症：颜面神经炎、胸胁满闷、腹痛、腹胀、呕吐、脾胃虚弱、消化不良、急慢性胃炎。	
	定位：上腹部，脐上5寸，前正中线旁0.5寸处。	
幽门	病症：胸胁满闷、胃痛、小腹胀满、泄泻脓血、呕吐、乳腺炎。	
	定位：上腹部，脐上6寸，前正中线旁0.5寸处。	

心包经：心脏的贴身护卫

●XIN ●BAO ●JING ●XIN ●ZANG ●DE ●TIE ●SHEN ●HU ●WEI

手厥阴心包经，简称心包经，是体现和调节心包功能的经脉。《黄帝内经》有云："膻中者，臣使之官，喜乐出焉。"这里的"膻中"就是指心包。心是"君主之官"，主宰人的生命，因此人体在心脏之外便生出一层保护它的薄膜，这就是心包。心包的作用是代心受过、替心受邪，即外邪入侵人体时，它首当其冲掩护心脏，为心脏"遮风避雨"，尽一切可能使心脏免受其害。

心包经正是筑基于心包的一条经脉，负责保护心脏，阻止邪气入侵。另外，敲打心包经还可有效增强脾胃的功能，故此法还可提升人体免疫力，祛病养生。而对于那些有高胆固醇、高血脂的人来说，敲打心包经可减缓血管老化，加快血液流动，减少心脑血管疾病的发生率。

除了代心受过外，心包这个"使臣"还需传达"君主旨意"。因此，心脏疾病常常最先表现在心包经上。将天泉穴和曲泽穴之间的距离三等分，心包经的阻滞点便在靠近曲泽的三分之一处。心肌梗死、心绞痛或冠心病早期，患者点揉此处常常感觉疼痛难耐。可见，倘若我们能充分认识心包经，就能利用来它有效预防心脑血管疾病。

按摩心包经是民间常用的保健手法。凡是跟心脏有关的疾病和症状的调理，都可从敲打心包经着手。

起于心包络，出于中指之端 >

属络的机体组织和器官　　心包、三焦、胸、膈、上肢内侧中部。

原文
心主手厥阴心包络之脉，起于胸中，出属心包络，下膈，历络三焦。
其支者，循胸出胁，下腋三寸，上抵腋下，循臑内，行太阴、少阴之间，入肘中，下臂，行两筋之间，入掌中，循中指，出其端。
其支者，别掌中，循小指次指出其端。

语译
手厥阴心包经从胸中开始，浅出属于心包，通过膈肌，历经胸部、上腹和下腹，和三焦相络。
它的支脉，沿胸内出胁部，在腋下3寸处上行至腋下，沿上臂内侧走行于手太阴肺经、手少阴心经之间，进入肘中，下行至前臂桡侧腕屈肌腱与掌长肌腱之间，进入掌中，沿中指桡侧出其末端。
它的另一支脉，从掌中分出，沿无名指循行，出其末端，与手少阳三焦经相接。

敲心包经可调理的病 ＞

循经病

手心热、上肘部挛痛、腋肿、胸胁满闷等。

身体组织器官的病症

心悸、心痛、心肌梗死、心绞痛、冠心病等一系列与心脏有关的疾病，以及咳嗽、气喘、乳痛等。

情绪问题

心神不宁、失眠、焦躁、抑郁等。

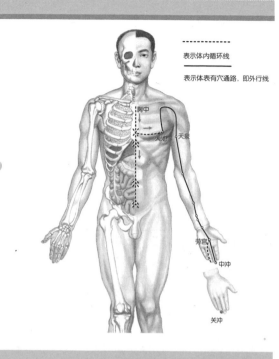

- - - - - - - 表示体内循环线

—— 表示体表有穴通路，即外行线

胸中

天池 天泉

劳宫

中冲

关冲

敲心包经的最佳时段 ＞

心包经的经气旺在戌时，即19至21时。此时是敲心包经的最佳时间。但切记不能在饭后立刻敲经络，那样会影响气血的循行，最好在饭后半小时再敲。

 ∠心/包/经/养/生/细/节

戌时为心包经当令的时间，此时是心包经大力清除心脏周围外邪的时间，也是心包经与脑神经活跃的时间。这时，人的头脑比较清醒，记忆力也很好，适合背诵或朗诵。这一时间段正好为晚餐时刻，但晚餐不能吃得太丰盛，否则容易生亢热而致胸中烦闷。餐后要适当休息，也可外出散散步。此外，每天敲敲心包经，能调节心脑血管功能，保养心脑血管系统。

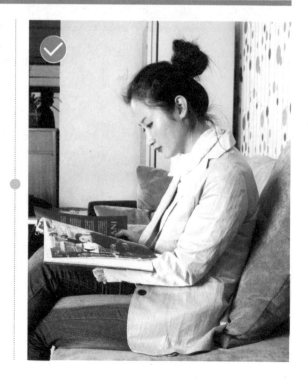

敲"内关"——古来调理心脏疾病的良方 >

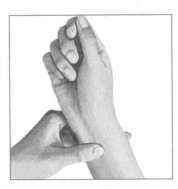

◎内关穴

内关穴自古以来就是中医调理心脏疾病的要穴。经临床验证，几乎所有与心脏有关的疾病都可以通过敲内关穴来改善症状，如风湿性心脏病、心肌炎、冠心病、心绞痛、心律不齐等。这一功效已经被现代医学试验所验证，相关试验表明：刺激内关穴可有效改善心脏功能，增加缺血心肌的供血，降低心肌的耗氧量，从而改善心脏微循环，调理心脏病，缓解心绞痛。

此外，敲内关还可调理消化系统疾病，尤其是胃病。而落枕患者通过敲内关，也能快速、有效地缓解不适症状。

穴位释义 1	保健功能 2	适用病症 3	简易取穴 4	敲打手法 5
此穴为手厥阴心包经的络穴，与三焦经相通。内，内脏也；关，关卡也。此穴名指心包经的体表经水由此注入体内。	疏经理血、泻热止痛、宁神镇静。	心脏疾患、心悸、胃痛、落枕、膈肌痉挛、呕吐、神经疾病、头痛失眠、眩晕。	前臂掌侧，腕横纹上2寸，掌长肌腱与桡侧腕屈肌腱之间，即为内关穴。	拇指点按或牙签刺激，力道无需太大。

敲"大陵"——解决上班族口臭、"鼠标手"问题 >

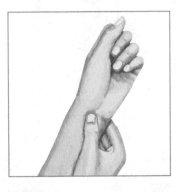

◎大陵穴

大陵穴是手部要穴，善治口臭。口臭源于心包经积热日久，灼伤血络，或由脾虚湿浊上泛所致。大陵穴能泻火祛湿，消除口臭。

"鼠标手"是指一些上班族因长时间拿握鼠标而导致的腕关节劳损，表现为腕部肿胀、关节无力、手腕局部有压痛等。敲打大陵穴可疏通经络、滑利关节、活血止痛。常常敲打大陵穴，可缓解"鼠标手"症状，恢复手腕健康。

此外，敲打大陵穴还可预防感冒、美化手形，是上班族们喜欢的经络敲打方式。

穴位释义 1	保健功能 2	适用病症 3	简易取穴 4	敲打手法 5
此穴为手厥阴心包经的俞穴。中医认为，随心包经经水冲刷下行的脾土物质在此穴处堆积，如丘陵一般，故得名。	疏经止痛、宁心安神、宽胸和胃。	口臭、手腕疼痛、心脏疾病、胸胁疼痛、神经疾病、精神病、呕吐、神经衰弱、风湿性关节炎。	手掌和手臂的连接处有腕横纹，腕横纹的中点处，掌长肌腱与桡侧腕屈肌腱之间，即为大陵穴。	拇指点按。

敲"劳宫"——快速除疲劳 >

◎劳宫穴

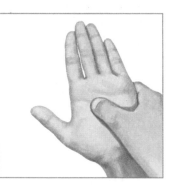

劳宫穴为人体掌心要穴,是调理心经疾患的主要穴位。中医认为,心主"神明",统领思维、意志和感情。心包经代心行令,劳宫穴是心包经的荥穴,故人疲劳时,劳宫穴所处的手心会发热,点按劳宫穴会有痛感。经研究表明,人体疲劳时,会影响心包经的正常运作,引起全身植物神经功能失调。此时敲打劳宫穴,反射性地作用于中枢神经系统,可恢复植物神经的功能,从而消除疲劳、镇静安神、健脑益智。

此外,敲打劳宫穴对缓解口臭、口疮等症效果也很好。对于糖尿病患者来说,适当按揉该穴位,还可以调节植物神经系统和内分泌的功能,从而控制病情。

穴位释义 ♈ 1	保健功能 ▱ 2	适用病症 ✚ 3	简易取穴 🖐 4	敲打手法 🔍 5
此穴为手厥阴心包经的荥穴。"劳"有劳作之意;"宫"为要所、中央。穴在掌中,操劳之要所,故名"劳宫"。	疏经止痛、泻热安神、清心开窍。	消除疲劳、口臭、口疮、心脏疾病、神经疾病、呕吐、鹅掌风、中风昏迷、手颤。	手掌心,在第二、三掌骨之间偏于第三掌骨,握拳屈指的中指尖处,即为劳宫穴。	拇指点按,力道可稍大。

心包经其他常用腧穴表		
天池	病症:胸口烦闷、胸胁疼痛、腋下肿痛、颈部淋巴结结核、肿痛、急慢性乳腺炎。	
	定位:胸部,第四肋间隙,乳头外侧1寸。	
天泉	病症:心脏疾病、手臂疼痛、背部肿胀、乳腺炎、胸胁疼痛。	
	定位:上臂掌侧,腋前皱襞顶端水平线下2寸,肱二头肌长、短头之间。	
曲泽	病症:心脏疾病、心悸、鼻出血、呕血、烦渴、口干舌燥、气逆、中暑、胃痛、肘臂挛痛。	
	定位:肘部,肘横纹中,肱二头肌尺侧缘。	
郄门	病症:心脏疾病、心悸、鼻出血、呕血、咳嗽出血、精神病。	
	定位:腕横纹上5寸,掌长肌腱与桡侧腕屈肌腱之间。	
间使	病症:心脏疾病、心悸、发热、神经疾病、烦躁、疟疾、呕吐。	
	定位:腕横纹上3寸,掌长肌腱与桡侧腕屈肌腱之间。	
中冲	病症:中暑、中风昏迷、耳鸣、高烧不退、呕吐、腹泻。此穴为人体急救穴位之一。	
	定位:手中指尖端中央。	

三焦经：人体健康总指挥

●SAN ●JIAO ●JING ●REN ●TI ●JIAN ●KANG ●ZONG ●ZHI ●HUI

　　手少阳三焦经，简称三焦经，是体现和调节三焦功能的经脉。《黄帝内经》有云："三焦者，决渎之官，水道出焉。"中国自古就重视水道的疏通，大禹因治水还被举为圣王，可见三焦于人体的重要性。三焦为六腑之一，是容纳其余五脏六腑的大腔，也是人体中最大的一个腑。古人将三焦分成三部分：上焦存心肺；中焦存脾胃、肝胆；下焦存肾、膀胱、大小肠。《黄帝内经》认为，三焦是一个总管，负责调动运化人体元气，分配全身的气血和能量，使各个脏腑协调运转，共同为人体服务。可见三焦一旦出现问题，人的五脏六腑系统也会跟着出问题。而常敲三焦经，可保持人体脏腑功能稳定，如此百病自然不生。而

各脏腑出问题时，也可敲打三焦经，通过调节三焦来使其恢复正常运转。

　　三焦为人体水液运行的通道，即所谓的"水道出焉"。现代有些医家将三焦等同于淋巴系统、内分泌系统或微循环等，可见三焦与它们的功用确有类似之处。三焦不畅，人体水液代谢失常，就会产生咳痰、水肿等疾病。

　　手少阳三焦经负责辅助三焦，总司人体气血和能量。三焦经少血多气，故因生气而导致的病多通过敲本经来调理，如心胁不舒、心痛、耳鸣、精神失常等。常敲三焦经还可缓解心气抑郁，纾解心情，使人的情绪长期保持在良好状态。

　　此外，因心包与三焦相表里，故三焦的问题，有时也可通过敲心包经来解决。

起于无名指末端，至眼周 >

属络的机体组织和器官　　三焦、心包、耳、眼、上肢外侧中部。

原文　　三焦手少阳之脉，起于小指次指之端，上出两指之间，循手表腕，出臂外两骨之间，上贯肘，循臑外上肩，而交出足少阳之后，入缺盆，布膻中，散络心包，下膈，循属三焦。

　　其支者，从膻中上出缺盆，上项，系耳后，直上出耳角，以屈下颊至𬱖。其支者，从耳后入耳中，出走耳前，过客主人前，交颊，至目锐眦。

语译　　手少阳三焦经，起于无名指末端，上行至小指和无名指之间，沿手背，出前臂伸侧尺骨、桡骨之间，上行过肘尖，顺着上臂外侧上行，过肩部，交并出足少阳胆经之后，入锁骨上窝，分布胸膈之中，散络于心包，穿过横膈，广泛遍属于上、中、下三焦。

　　它的支脉，从横膈上行，出锁骨上窝，至颈旁，联系耳后，向上直走，出耳朵上方，下行至面颊，再到眼眶下。它的支脉，从耳后入耳中，出行至耳前，经过上关前，至面颊，最后至外眼角，与足少阳胆经相接。

敲三焦经可调理的病 >

循经病

耳聋，耳鸣，目外眦痛，口腔炎，耳后、肩臂、肘外侧至无名指，本经循行线上麻木和肿痛。

身体组织器官的病症

面部长斑、鱼尾纹、胃脘痛、黄疸腹胀、心痛、水肿、遗尿、尿频、尿急、尿痛、顽固性打嗝、消化不良、大小便失禁。

情绪问题

心烦、失眠。

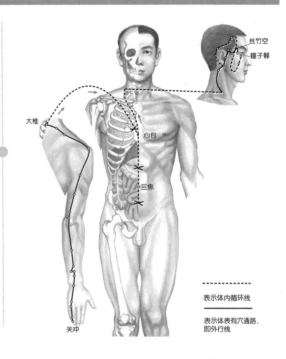

丝竹空
瞳子髎

大椎

心包

三焦

关冲

- - - - - - - - - -
表示体内循环线

表示体表有穴通路，即外行线

敲三焦经的最佳时段 >

三焦经的经气旺在亥时，即晚上21至23时，此时敲打三焦经对全身都有很好的保健作用。有美容需要的女性和生闷气的人更应常敲打这条经络。

 ∠三/焦/经/养/生/细/节

亥时是三焦经当令的时间。此时正是人体细胞休养生息、推陈出新的时候。因此在这个时间段里，我们要保持平静，维持身体的更新活动得以正常进行。并保证睡前做到不生气、不狂喜、不大悲，以使身体尽快进入睡眠状态。

此外，容易水肿的人睡前要少喝水。

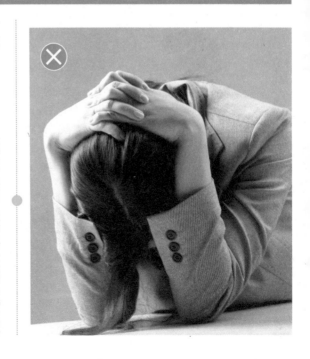

敲"阳池"——克服女性手足常年冰冷 >

◎ 阳池穴

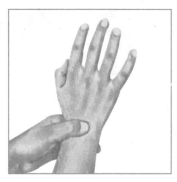

阳池穴位于手部，是人体重要的"暖身"大穴。该穴为三焦经原穴，三焦经气血在此囤聚热量后化为阳热之气。女性常敲此穴可疏通三焦经，增强三焦运化气血的功能，将热能传达至全身，从而缓解手足常年冰冷的现象。

脚踝扭伤也可通过点按阳池穴来解决。阳池穴是手少阳三焦经上的穴位，手少阳三焦经与足少阳胆经为同名经，二者在瞳子髎穴处相接。胆经的循行线经过踝部，刺激阳池穴后，三焦元气可通过胆经行至足踝，从而舒筋利节，缓解踝关节肿痛。

此外，点按阳池穴还可有效缓解肩臂及肘部疼痛。

穴位释义 ✔ 1	保健功能 ▭ 2	适用病症 ✚ 3	简易取穴 ✍ 4	敲打手法 🔍 5
此穴为手少阳三焦经的原穴，穴处手腕背部又凹陷似池，故名"阳池"。	疏经止痛、调理三焦、清热通络。	手足冰冷、手脚关节扭伤、末梢神经炎症、糖尿病、水肿。	正坐或仰卧，俯掌，腕背横纹上，前对中指、无名指指缝处即是。	拇指点按。

敲"翳风"——赶走中风、偏瘫、感冒等"风疾" >

◎ 翳风穴

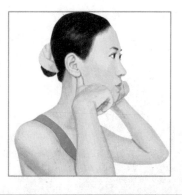

翳风穴是手少阳三焦经上的要穴，对各种因风邪而引起的疾病有一定疗效。"风邪"有两种，一种是"内风"，多由"肝阳上亢""肝风内动"所致，可使人突然晕倒，导致中风、偏瘫等病；一种是"外风"，指从外部侵入人体的风邪，可导致人患感冒等病。常敲翳风穴可调节肝脏和大脑皮层的功能，增强机体对外部风邪的抵抗力，从而有效预防各种"风疾"。

此外，现代科学研究证明，适当刺激翳风穴还可有效缓解偏头痛，改善面瘫等疾病。

穴位释义 ✔ 1	保健功能 ▭ 2	适用病症 ✚ 3	简易取穴 ✍ 4	敲打手法 🔍 5
本穴是手少阳三焦和足少阳胆经的交会穴。"翳"有遮蔽之意；"风"指风邪。此穴在耳后凹陷处，故名"翳风"。	疏经祛风、止痛利窍、活络益智。	中风、偏瘫、面瘫、感冒、偏头痛、耳痛、耳鸣、耳聋、失音、口腔炎、颈腋淋巴结结核、肿痛。	正坐或仰卧，头部侧面，当耳后乳突与下颌角之间的凹陷处。	点按为宜。

敲"耳门"——改善耳聋、耳鸣等耳部疾病 >

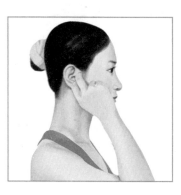

◎耳门穴

耳门穴是三焦经中的水湿之气冷降后进入耳的位置，相当于三焦经的气血进入耳部的最后一道门户。由于该穴位下面布满了血管和神经，所以它是改善多种耳疾的首选穴位之一。

临床已经验证，点按耳门穴可清窍开利，促进耳部血液循环和营养代谢，有利于预防耳鸣、耳聋、中耳炎等多种耳部疾患。现代科学研究表明，适当刺激耳门穴，对链霉素毒性耳聋有一定疗效。

此外，刺激该穴还可使人体凝血时间缩短，从而有效止血。该穴配丝竹空穴可缓解牙痛；配兑端穴可辅助治疗龋齿。

穴位释义 ☑ 1	保健功能 🖥 2	适用病症 ➕ 3	简易取穴 ✍ 4	敲打手法 🔍 5
此穴如同三焦经气血出入于耳的门户，故名"耳门"。	疏经止痛、通利耳窍、泻热消肿。	耳痛、耳鸣、耳聋、耳中肿痛、中耳炎、口腔炎、口周肌肉痉挛、外伤出血。	耳门穴位于人体的头部侧面耳前部，耳珠上方稍前缺口陷中，微张口时取穴，在听宫穴的稍上方。	食指或中指点按。

三焦经其他常用腧穴表		
关冲	病症：头痛、目赤、耳聋、耳鸣、喉咙疼痛、舌头僵直、心烦。	
	定位：在无名指末节尺侧，距指甲角0.1寸。	
液门	病症：头痛、目赤、耳痛、耳鸣、耳聋、疟疾、手臂疼痛。	
	定位：在手背部，当第四、五指间，指蹼缘后方赤白肉际处。	
中渚	病症：头痛、两眼红肿、耳鸣、耳聋、咽喉肿痛、发热、肘臂挛痛。	
	定位：在手背部，握拳，第四、五掌间凹陷处，液门穴后1寸。	
外关	病症：头痛、脸颊肿痛、耳聋、耳鸣、目赤肿痛、胸胁疼痛、肩背痛、肘臂屈伸不利、手指疼痛、手发颤。	
	定位：在前臂背侧，当阳池穴与肘尖的连线上，腕背横纹上2寸，尺骨与桡骨之间。	
支沟	病症：突然失音、耳聋、耳鸣、肩背酸痛、胁肋痛、呕吐、便秘。	
	定位：在前臂背侧，当阳池穴与肘尖的连线上，腕背横纹上3寸，尺骨与桡骨之间。	
丝竹空	病症：头痛、目眩、目赤痛、眼睑跳动、齿痛。	
	定位：在面部，当眉梢凹陷处。	

胆经：人体促消化的总管

●DAN ●JING ●REN ●TI ●CU ●XIAO ●HUA ●DE ●ZONG ●GUAN

足少阳胆经，简称胆经，是体现和调节胆功能的经脉。《黄帝内经》有云："胆者，中正之官，决断出焉。"在古代，"中正之官"是决策者，担任此官的人一般都是名门望族，可见胆的重要性。对于人体来说，胆辅助肝消化食物，储存由肝生成的胆汁。进食后，胆汁从肝脏和胆囊内大量排至十二指肠，以促进食物的消化和吸收。因此常敲胆经，增加胆经的气血流量，保证胆囊功能的正常，是保证人体消化、吸收功能正常的基础。否则人就可能出现胆囊发炎、消化不良、腹胀、溏便等症状，甚至还有可能患上各种胃病。

《黄帝内经》中说道："凡十一脏皆取于胆。"也就是说，只要适当地刺激胆经，强迫胆汁分泌，提升人体吸收能力，提供人体造血系统所需要的充足材料，其他脏腑的营养就好，人就会非常健康。而对于患脂肪肝和胆结石的人来说，敲胆经可谓是最简单、最有效的调理法。

"胆主决断"，中医认为，胆在精神思维活动中具有判断事理、做出决断的作用。胆气充实则会使人行事果断，毫不畏惧，即我们常说的"有胆量"。现代社会精神压力在所难免，人们在忧虑、恐惧、犹豫中损耗了过多气血。因此，那些胆小、多疑、焦虑、抑郁之人，有必要常敲胆经，为自己"壮壮胆"。

起于外眼角，至足小趾和足四趾之间 >

属络的机体组织和器官　　胆、肝、眼、耳、心、侧头部、胁肋部、下肢外侧。

原文

胆足少阳之脉，起于目锐眦，上抵头角，下耳后，循颈，行手少阳之前，至肩上，却交出手少阳之后，入缺盆。

其支者，从耳后入耳中，出走耳前，至目锐眦后。

其支者，别锐眦，下大迎，合于手少阳，抵于䪼，下加颊车，下颈，合缺盆。以下胸中，贯膈，络肝，属胆，循胁里，出气街，绕毛际，横入髀厌中。

其直者，从缺盆下腋，循胸过季胁，下合髀厌中。以下循髀阳，出膝外廉，下外辅骨之前，直下抵绝骨之端，下出外踝之前，循足跗上，入小指次指之间。

其支者，别跗上，入大指之间，循大指歧骨内，出其端，还贯爪甲，出三毛。

足少阳胆经起于外眼角，上行至额角，下耳后，沿颈旁走行于手少阳三焦经之前，至肩上交出手少阳三焦经之后，下入锁骨上窝。

它的支脉，从耳后入耳中，出走耳前，至外眼角后。

另一支脉，从外眼角分出，下走下颌角前方，和手少阳三焦经相会，至颧骨，向下覆盖下颌角部，下至颈部，和前脉在锁骨上窝处会合。下入胸中，穿过横膈，络肝，属胆，沿胁肋内出腹股沟动脉部，经外阴部毛际，横行进入髋关节部。

它直行的本脉，从锁骨上窝处下至腋部，顺着胸侧，过第十一、十二肋部，与前脉在髋关节部会合。向下沿大腿外侧走行，出于膝外侧，下行过腓骨前，直至腓骨下段，再下至外踝之前，沿足背进入足第四趾外侧。

它的支脉，从足背分出，沿第一、二跖骨间，出大趾端，回转过来穿过趾甲，出趾背毫毛部，与足厥阴肝经相接。

敲胆经可调理的病 >

循经病

皮肤无光泽、头痛、目眩、目外眦痛、腮痛、缺盆部痛、腋下肿痛、股膝外侧至足趾等胆经循行部位肿痛。

身体组织器官的病症

胆囊炎、胆结石、出汗打颤、口苦、呕吐、厌食、腹胀、溏便、心脏不适。

情绪问题

胆怯、易叹气、失眠、多梦。

敲胆经的最佳时段 >

胆经的经气旺在子时，即23时至次日凌晨1时。此时是阴阳转换之际，阴气最重，阳气开始生发，故敲胆经效果最好。但早睡的人也可以在21至23时间敲打。

 ∠胆/经/养/生/细/节

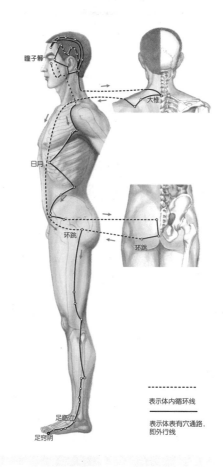

表示体内循环线

表示体表有穴通路，即外行线

不要熬夜，要及时上床睡觉。一般来说在子时前入睡者，第二天醒来后会头脑清醒、气色红润。子时前入睡是对胆经最好的关怀。早晨可以做些柔和的伸展运动，有益胆、养胆的功效。不吃早饭的人，早晨无法有效诱导胆囊收缩，排出胆汁，日久胆汁浓缩便容易生成结石。因此长时间不吃早餐者常有胆结石。

敲"环跳"——缓解坐骨神经痛 ❯

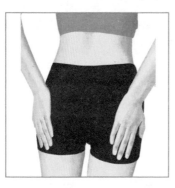

◎环跳穴

环跳穴是位于人体臀部的要穴，能缓解各种下肢不适症状。中医认为坐骨神经痛是由于经脉阻塞，"不通则痛"。环跳穴是胆经和膀胱经的交会穴，而胆经、膀胱经和胃经之筋会于髀枢，环跳穴又正当髀枢，故刺激环跳穴可疏通足三阳经的气血，达到"通则不痛"的目的。

现代解剖医学发现，该穴位下方存在臀上皮神经、坐骨神经、臀下神经，以及多条血管，予以适当刺激可以改善臀部和下肢的血液循环和神经系统的功能，故可以缓解这些部位的疼痛、麻痹等症。

此外，实验表明，常敲环跳穴能调整人体甲状腺功能和胃液分泌，促进新陈代谢与消化，同时还可抗炎退热。

穴位释义 ❤ 1	保健功能 ▭ 2	适用病症 ✚ 3	简易取穴 ✍ 4	敲打手法 ◎ 5
胆经、膀胱经的交会穴。人跳跃时屈膝、屈髋成弯曲，而此穴治疗下肢病痛，可使人正常跳跃，故名"环跳"。	疏经祛风、利节止痛、消肿散结。	坐骨神经痛、腰胯疼痛、半身不遂、下肢痿痹、风疹、膝踝肿痛不能转侧、消化不良、身体组织发炎。	位于人体股外侧部，侧卧屈股，当股骨大转子最凸点与骶管裂孔连线的外1/3与中1/3交点处。	双手掌根拍推，力道可稍重。

敲"阳陵泉"——降低慢性胆囊炎复发概率 ❯

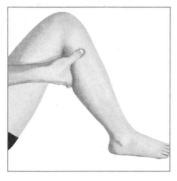

◎阳陵泉穴

阳陵泉穴是胆经的要穴，能有效调节胆和胆经功能，调理胆囊疾患。临床研究表明，适当刺激阳陵泉穴可使胆囊收缩，胆总管规律性收缩，并可促进胆汁分泌，对奥狄括约肌有明显的解痉作用和良好的镇痛作用。因此，常敲阳陵泉穴可很好地预防慢性胆囊炎的复发。

而且，阳陵泉还是筋之会穴，是调理筋骨疾病的要穴。经常按摩该穴位可舒筋、壮筋，有效缓解坐骨神经痛、下肢瘫痪、膝关节病变、肩周炎等症。

此外，刺激阳陵泉穴还可调节脑血流量，对缺血性中风患者有良好的调理效果。

穴位释义 ❤ 1	保健功能 ▭ 2	适用病症 ✚ 3	简易取穴 ✍ 4	敲打手法 ◎ 5
此穴为足少阳胆经的合穴，八会穴之筋会。"阳"有外之意；"陵"指高处；"泉"指凹陷。穴在下肢外侧腓骨小头前的凹陷处，故名"阳陵泉"。	疏经利筋、祛风止痛、清肝利胆。	胆囊炎、肝炎、中风、胁肋疼痛、下肢麻木、浮肿。	仰卧位或侧卧位，仰卧时下肢微屈，在腓骨小头前下凹陷中取之。	拇指点按、掌侧剁击、拳轮敲打皆可。

敲 "悬钟" ——补髓壮骨，改善贫血现象 ＞

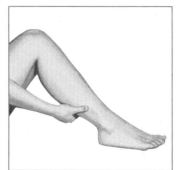

◎ 悬钟穴

悬钟穴为八会穴之髓会，主要调理髓所生之病。髓藏于骨中以充养骨骼，因此适当刺激悬钟穴可补髓壮骨、通经活络。

而且，该穴是足少阳胆经的经穴，有清肝去火、舒筋补肾的作用，对于腹胀、眩晕、耳鸣、食欲不振、颈项强痛、中风后半身不遂等症有较好的缓解作用。

经现代研究表明，适当刺激悬钟穴还可促进红细胞的生成，从而改善人体贫血现象。

此外，悬钟穴还有一定的降压功效，对二期高血压效果较好。而适当刺激悬钟穴，还可有效缓解偏头痛。

穴位释义 ☑ 1	保健功能 ⬚ 2	适用病症 ✚ 3	简易取穴 ✍ 4	敲打手法 ◉ 5
"悬"，有吊挂之意；"钟"，有响亮之意。胆经上部的下行经水在此飞落而下，有瀑布发出巨响之势，故得名。	利咽消肿、温经通络、化瘀止血。	中风、半身不遂、颈项痛、颈淋巴结结核、坐骨神经痛、动脉硬化、腹胀、胁痛、下肢痿痹、足胫挛痛、脚气。	外踝尖上3寸，当腓骨后缘与腓骨长、短肌腱之间凹陷处取之。	拇指点揉等。

胆经其他常用腧穴表

瞳子髎	病症：头痛、目赤、目痛、迎风流泪、远视不明、白内障。
	定位：在面部，目外眦旁，当眶外侧缘处。
上关	病症：头痛、耳鸣、耳聋、口眼歪斜、面痛、齿痛。
	定位：在耳前，下关穴正上方，当颧弓的上缘凹陷处。
阳白	病症：头痛、目眩、目痛、外眦疼痛。
	定位：在前额部，当瞳孔直上，眉上1寸处。
肩井	病症：肩背痹痛、手臂不举、颈项强痛、乳痈、中风、难产、诸虚百损。
	定位：在肩上，大椎穴与肩峰连线的中点处。
京门	病症：肠鸣、泄泻、腹胀、腰胁痛。
	定位：在侧腰部，章门穴后1.8寸，当第十二肋骨游离端的下方。
带脉	病症：月经不调、赤白带下、疝气、腰胁痛。
	定位：在侧腹部，章门下1.8寸，当第十一肋骨游离端下方垂线与脐水平线的交点上。

肝经：化毒制怒的将军
●GAN ●JING ●HUA ●DU ●ZHI ●NU ●DE ●JIANG ●JUN

　　足厥阴肝经，简称肝经，是体现和调节肝脏功能的经脉。《黄帝内经》有云："肝者，将军之官，谋虑出焉。"从古至今，"将军"的作用都是率领军队抵御外敌、保家卫国。对于人体而言，代谢过程中产生的一些有害物质，以及外来的毒素、药物的分解产物，都在肝脏解毒。此外，肝脏还能吞噬、隔离和消除入侵或内生的各种有害抗原。因此，一旦肝脏功能异常，致病因素便可长驱直入，侵犯脏腑。此时敲肝经是恢复肝脏化毒功能最直接有效的方法。

　　肝除了"制敌"外，还为身体储藏养分。所谓"肝主藏血"，是指肝具有储藏血液和调节血量的功能，因此与女性的经、带、胎、产等生理活动密切相关。肝血不足，可使女性月经量变少，甚至还会导致不孕症。因此，调控肝脏气血的肝经实为女子的"先天之本"。

　　此外，中医认为，"肝主疏泄"，负责维持全身气机的疏通和畅达。肝气失常，会使人的精神、情志也随之异常。而"肝在志为怒"，肝气失常后，人最直接的表现就是易躁、易怒。

　　由于肝负责了众多的机能，因此格外容易受伤。而常敲肝经，就是我们养护肝脏的最好方法。女性更要常敲肝经，遇到痛点处就多敲一会。只有保持肝经通畅、肝脏正常运行，人体才能对抗病邪、蓄藏养分、心平气和。由于"肝主谋虑"，因此常敲肝经还能使人深谋远虑，有运筹帷幄的能力。

起于足大趾背部，上达头顶 >

属络的机体组织和器官	肝、胆、胃、肺、生殖器、喉咙、目系、唇、下肢内侧、胁肋部。

原文

　　肝足厥阴之脉，起于大指丛毛之际，上循足跗上廉，去内踝一寸，上踝八寸，交出太阴之后，上腘内廉，循股阴，入毛中，环阴器，抵小腹，挟胃，属肝，络胆，上贯膈，布胁肋，循喉咙之后，上入颃颡，连目系，上出额，与督脉会于巅。

　　其支者，从目系下颊里，环唇内。其支者，复从肝别贯膈，上注肺。

语译

　　足厥阴肝经，始于足大趾背部毫毛处，沿足背向上走行，距内踝前一寸处上行小腿内侧，距内踝八寸处和足太阴脾经相交并出其后，上行至膝腘内侧，再沿大腿内侧进入阴毛中，环绕阴部，到达小腹，挟行于胃旁，属肝，络胆，穿过膈肌，在胁肋部分布，顺着气管后方，上入鼻咽部，与目系相接，上出额，和督脉在头顶交会。

　　它的支脉，从目系向下走行至颊里，环绕唇内部。另一支脉，从肝分出，穿过横膈，上行，流注于肺，与手太阴肺经相接。

敲肝经可调理的病 >

循经病

视物模糊，面色晦暗，咽干，腰痛，小肠疝气，小腿肿痛，遗尿，下肢内侧肝经循行线上出现的麻木、肿痛、发寒等症。

身体组织器官的病症

胸闷、胸胁疼痛、乳腺增生、呕吐、打嗝、遗尿、小便不利、腹泻、阳痿、遗精、疝气、口苦、抽搐、小腹胀痛、月经不调。

情绪问题

易怒。

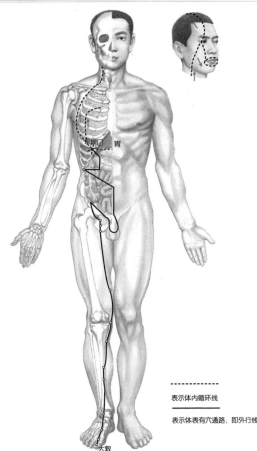

表示体内循环线

表示体表有穴通路，即外行线

敲肝经的最佳时段 >

肝经的经气旺在丑时，即凌晨1时至3时。理论上讲这时敲打肝经最好，但此时我们更应熟睡，以顺应自然。所以我们可在肝经的同名经——心包经当令的戌时（19时至21时）敲打肝经。

∠肝/经/养/生/细/节

"卧则血归于肝"，肝经经气最旺的丑时一定要熟睡，这是对肝最好的照顾。现代社会许多人为了学习、工作经常熬夜加班，这样不但消耗体内营养，还有可能破坏第二天的好心情。如果前一天晚上没有好睡眠，那么第二天一定要找些时间休息一会儿，这样才有利于保养肝脏。想养肝，还要保持愉快的心情，戒暴怒和抑郁，戒酒、不乱服药，这样才能维持肝脏正常的疏泄功能。

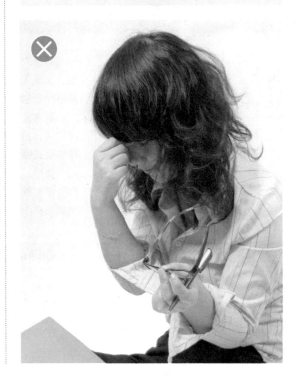

敲"太冲"——排毒、降压、消气

◎ 太冲穴

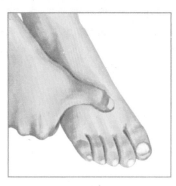

太冲穴属肝经，堪称人体第一要穴。许多慢性病都是由肝脏异常，使体内毒素堆积而引发的。适当刺激太冲穴可有效增强肝脏解毒、化毒、排毒功能。而只有将毒素排出后，身体才能体魄强健，百病不生。

经临床观察发现，刺激太冲穴还有良好的降压效果，可降低血浆中的内皮素含量，缓解因肝气升发太过而造成的血压负担。

而对于心烦易怒的人来说，常常点按太冲穴还有平肝清热、清利头目，使心情恢复平静的作用。而心情平和，又能反过来保养肝脏。

此外，敲太冲穴还能缓解上班族们因劳累过度而引起的腰背酸痛，防止肌肉老化，提升性能力。

穴位释义 1	保健功能 2	适用病症 3	简易取穴 4	敲打手法 5
此穴为足厥阴肝经俞穴。"太"有大之意，"冲"有欲冲之意。此穴处气血夸大成欲冲之象，故被称为"太冲"。	疏经调肝、泻热明目、化湿散瘀。	高血压、头痛、两眼红肿、胸胁疼痛、小腹疼痛、小肠疝气、遗尿、功能性子宫出血、肝炎。	位于足背侧，第一、二趾跖骨连接部位中。用手指沿拇趾、次趾夹缝向上移压，压至能感觉到动脉应手，即为此穴。	点按即可。

敲"曲泉"——消除颈项不适

◎ 曲泉穴

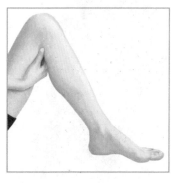

曲泉穴属足厥阴肝经，是人体下肢要穴。它既能清肝败火、祛湿散热，又能沟通肝肾两经，故对某些因肝火旺盛或者肝肾阴虚而引起的疾病有一定的疗效。

临床发现，对于那些因长期伏案以致肝经气血较虚，而出现颈椎不适的人，按其曲泉穴时多有压痛感。适当刺激该穴后，这些人的颈项不适感会减轻或消失。

此外，此穴配关元穴、气海穴可益精壮阳；配大敦穴、太冲穴可缓解外阴部肿痛；配急脉穴、三阴交穴可缓解疝气疼痛；配行间穴则可以辅助治疗小便不利的症状。

穴位释义 1	保健功能 2	适用病症 3	简易取穴 4	敲打手法 5
此穴为足厥阴肝经的合穴。此穴处屈膝时呈凹形，与泉相似，故名"曲泉"。	疏经泻热、调理下焦、补肾利湿。	颈项不适、遗精、外阴部肿痛、小腹痛、尿频、尿急、尿痛、膝关节痛、疝气、子宫脱落。	屈膝正坐或卧位，膝内侧横纹端凹陷处即是。	轻轻点按即可。

敲"期门"——增强肝功能，缓解肝部不适 >

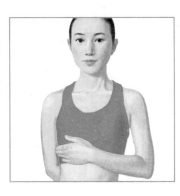

◎期门穴

期门穴为人体足厥阴肝经上的主要穴位之一，天之中部的水湿之气由此进入穴位后循肝经下行。

作为肝经的募穴，该穴常被用来调理肝病。现代科学研究证明，适当刺激期门穴，对慢性肝炎、早期肝硬化有一定疗效，并能有效缓解因肝功能下降而出现的呕吐、食欲下降等症。

此外，刺激期门穴还可引起人体白细胞数量增高，对胸膜炎、腹膜炎、心肌炎、肾炎等炎症以及荨麻疹、胸部疼痛、腹胀、呃逆等症均有一定的辅助治疗作用。

穴位释义 1	保健功能 2	适用病症 3	简易取穴 4	敲打手法 5
期指周期，十二经经气俞穴始于云门，周而复始。故称此穴为"期门"。	疏经调肝、活血散结、健脾利胆。	慢性肝炎、早期肝硬化、胸膜炎、腹膜炎、心肌炎、肾炎、急慢性乳腺炎、呕吐、腹胀、哮喘。	乳头直下，第六肋间隙处即是。	点按或掌揉。

肝经其他常用腧穴表

大敦	病症：	嗜睡、小肠疝气、遗尿、阴部肿痛、带下、经闭、功能性子宫出血、阴部坠胀疼痛。
	定位：	在足大趾末节外侧，距趾甲角0.1寸。
行间	病症：	月经过多、闭经、痛经、遗尿、淋疾、疝气、咳嗽、头痛、目赤痛、失眠。
	定位：	在足背，第一、二趾间，趾蹼缘的后方赤白肉际处。
中都	病症：	胁痛、腹胀、泄泻、疝气、小腹痛、崩漏。
	定位：	小腿内侧，足内踝尖上7寸，胫骨内侧面的中央。
阴包	病症：	月经不调、遗尿、小便不利、腰骶痛。
	定位：	大腿内侧，股骨上髁上4寸，股内肌与缝匠肌之间。
足五里	病症：	小腹胀痛、小便不通、睾丸肿痛、嗜睡、四肢倦怠。
	定位：	在大腿内侧，当气冲直下3寸，大腿根部，耻骨结节的下方，长收肌的外缘。
章门	病症：	腹痛、腹胀、肠鸣、泄泻、呕吐、胸胁痛、黄疸、小儿疳积、腰脊痛。
	定位：	在侧腹部，当第十一肋游离端的下方。

督脉：全身阳经的总领
●DU ●MAI ●QUAN ●SHEN ●YANG ●JING ●DE ●ZONG ●LING

督脉为奇经八脉之一。"督"有总管、督率之意。督脉与手足六阳经相交会，总领诸阳经，具有调节阳经气血的作用，故被称为"阳脉之海"。此外，督脉与任脉、冲脉同始于肾下的胞宫中，前与冲脉同行，后与足太阳膀胱经并行，因此又被称为"总摄诸经""督领经脉之海"。可见，督脉在全身的经脉系统中起到了一个"统帅"的作用。各经出现异常，都可以通过敲打督脉来调节该经气血，使其恢复通畅。

督脉的循行路线经过背部和头部。古来有"背为阳""头为诸阳之会"的说法，所以督脉还是人体阳气宣发、元气运行的通道。人挺直脊背才会觉得有精神，是因为挺直脊背可增强督脉的气血通畅，激发人体阳气，将人的精、气、神提升起来。

督脉沿脊柱内部上行，入络脑，又络肾，和脑、髓、肾关系密切，可反映三者的生理功能和病理变化。肾为"先天之本"，主髓、主生殖，因此不孕不育、脊背僵直等疾患皆与督脉有关。脑是人精神活动的场所，所以督脉与人的神智、精神状态也密切相关。常敲督脉，不但能有效调节诸经运作，维护身体健康，还能使人保持心情愉快、充满活力。

敲打督脉有些难度，因此可以借助经络锤或其他小工具，或者学学老人用背撞大树也行，只要能充分刺激它即可。

起于少腹，至两目之下中央 ＞

属络的机体组织和器官　脑、肾、脊髓、肺、目系、肝、生殖器。

原文　督脉者，起于少腹以下骨中央，女子入廷孔——其孔，溺孔之端也。其络循阴器，合篡间，绕篡后，别绕臀至少阴，与巨阳中络者合。少阴上股内后廉，贯脊属肾。与太阳起于目内眦，上额交巅上，入络脑，还出别下项，循肩膊内，侠脊抵腰中，入循膂络肾。其男子循茎下至篡，与女子等。其少腹直上者，贯脐中央，上贯心，入喉，上颐，环唇，上系两目之下中央。

语译　督脉起始于小腹部、骨盆的中央。女子督脉从尿道口分出一支络脉散布于外阴部，行至肛门后，再绕过臀部到足少阴肾经，与足太阳膀胱经的分支相合。肾经向上走行，贯通脊柱连属肾脏。督脉和膀胱经同起于目内眦，向上行至额，在巅顶处交会，向内与脑相络；之后向下走行至项部，沿肩胛内侧，顺着脊柱抵达腰中，向里与肾脏相络。男子督脉沿着阴茎下至会阴，与女子相同。另一支从小腹向上直行，穿过肚脐中央，穿过心脏，进入喉咙，再到下颌部环绕唇口走行，接着向上至两眼中间。

敲督脉可调理的病 >

循经病

　　头痛、头晕、耳鸣、眼花、近视、青光眼、白内障、牙痛、鼻炎、嗜睡、癫痫、颈椎病、颈项僵直、手足颤抖、抽搐、麻木、中风、睡时打呼噜、记忆力衰退。

身体组织器官的病症

　　胸肿瘤、肺肿瘤、肺气肿、哮喘、心脏病、心绞痛、心肌梗死、肝硬化、肝肿大、结石、肾病、尿血、盆腔炎、卵巢囊肿、子宫瘤、阴道炎。

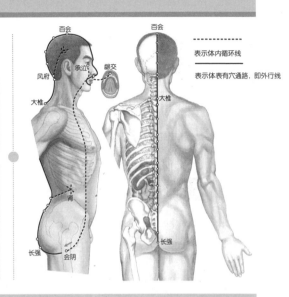

表示体内循环线

表示体表有穴通路，即外行线

敲督脉以养阳 >

 ∠督/脉/养/生/细/节

　　阳虚就是人体某个脏器功能减退、产热不足，导致身体发寒、乏力少气，出现各种不适症状。由于督脉主一身之阳经，故阳虚会对督脉产生不利影响。因此通过采补阳气来达到保养督脉的目的是非常必要的。

　　对于忙碌的上班族或学生而言，早上日出时，可面向东方做深呼吸；正午的时候，日当头顶，可到户外适当晒一晒太阳；傍晚可到户外散步。这样可采吸一天中的阳气。传统养生有"春夏养阳"的说法，故这两个季节应多做上述活动。

　　此外，人们还可以吃养阳的食品，如鸡汤、猪肉汤、黄鳝、韭菜、冬虫夏草、人参等等。而对于青少年而言，他们正处于阳长的阶段，饮食应当以补阳为主，可多吃一些动物蛋白，多喝牛奶。

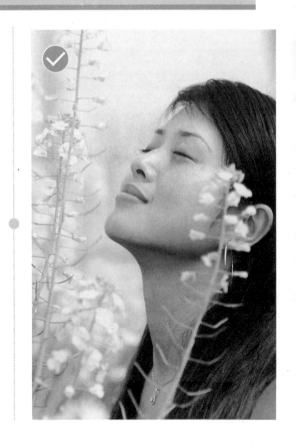

敲"命门"——有助于腰椎间盘突出症的治疗 >

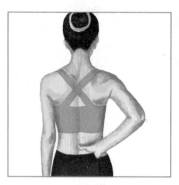

◎命门穴

命门穴是督脉的要穴，也是人体的长寿大穴之一。经常按揉命门穴，可调节督脉和膀胱经的经气，促进腰部血液循环，加快炎性产物的排泄，促进损伤神经的修复，从而辅助治疗腰椎间盘突出。同时，刺激命门穴还能缓解腰部肌肉紧张的状态，相对地松弛或增宽椎间隙。这样有利于消除或减轻突出物对神经根的压迫，减轻腰部疼痛。

对于男性来说，适当刺激命门穴还可提高肝脾DNA中的锌含量，降低酮含量，对男子性功能障碍、精子缺乏症也有一定疗效。

此外，命门穴还是补肾良穴，经常敲打可有效增强肾功能，延缓人体衰老。

穴位释义 ⒈	保健功能 ⒉	适用病症 ⒊	简易取穴 ⒋	敲打手法 ⒌
此穴为先天元气输注之处，是生命之门，故称其为"命门"。	培元固本、补肾壮阳、利水止痛。	腰椎间盘突出、腰痛、男子性功能障碍、阳痿、遗精、月经不调、泄泻、消化不良、胃下垂、前列腺炎、肾功能低下。	在腰部，当后正中线上，第二腰椎棘突下凹陷中，指压时会有压痛感。	点按或掌关节叩击。

敲"大椎"——提高机体抵抗力 >

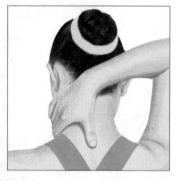

◎大椎穴

大椎穴是手足三阳经和督脉的交会穴，而督脉统率全身阳经，故大椎穴又被称为"阳中之阳"，具有统领一身阳气的作用。适当敲打大椎穴可振奋阳气，调节全身气血，提高机体抗病能力。而现代科学研究也证实了这一点。实验表明，适当刺激大椎穴，可增加抗体生成和增强网状内皮系统巨噬细胞的功能，从而提高机体抵抗力。

此外，大椎穴的特殊地位，使其在众多疾病的治疗中，都可发挥作用。经临床验证，适当刺激大椎穴对改善颈椎病、发热、痢疾等都有很好的效果。

穴位释义 ⒈	保健功能 ⒉	适用病症 ⒊	简易取穴 ⒋	敲打手法 ⒌
此穴为督脉、手足三阳经的交会穴。穴处椎骨最大，故称其为"大椎"。	解表祛风、泻热止痛、强身镇惊。	头项僵直疼痛、颈椎病、颈肩部肌肉劳损、脊背酸痛、痉挛、落枕、感冒、咳嗽、气喘、上呼吸道感染、小儿麻痹后遗症、疟疾。	在后正中线上，第七颈椎棘突下凹陷中。	拇指、食指或中指点按。

敲"风府"——改善脑功能，调理脑血管疾病 ＞

◎风府穴

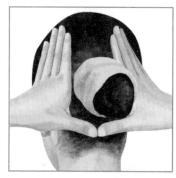

风府穴是督脉上的常用穴，刺激此穴具有保护大脑、改善脑组织功能、调理脑血管疾病的功效。

经现代科学研究表明，适当刺激风府、哑门穴，可有效改善脑出血症状，使血液凝固程度降低，血浆纤维蛋白原含量减少，有利于脑部血块的溶解、吸收。而用CT观察也证实，刺激此二穴的确可促进脑出血病人血块的吸收，加快血块周围水肿的消失。

此外，刺激风府穴还对因外感风邪而导致的感冒、头痛、头晕等症状有一定的疗效。

穴位释义 ⩗ 1	保健功能 ⊑ 2	适用病症 ✚ 3	简易取穴 ⓖ 4	敲打手法 ⓠ 5
本穴为督脉、阳维脉的交会穴。"风"指风邪，"府"指聚集之所。此穴为风邪侵袭和聚集的部位，故名"风府"。	祛风泻热、通关开窍、清脑安神。	脑出血、感冒、咽喉肿痛、头痛、头晕、颈项僵直、目眩、鼻出血、中风不语、半身不遂、癫狂。	俯伏、俯卧或正坐，手沿脊柱直上，入后发际上一横指处，此处即为风府穴。	点按为宜。

敲"百会"——促进脑部血液循环，振奋精神 ＞

◎百会穴

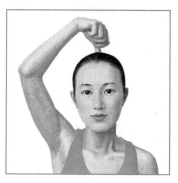

百会穴既是长寿穴，又是保健穴。百脉汇聚之处自然可以调理百病，如头痛、高血压、失眠、心悸、眩晕、痔疮等。

该穴位于头顶，穴下深处为脑，百会穴所属的督脉又归属于脑，所以百会穴与脑关系密切，是调节大脑功能的重要穴位。实验表明，适当刺激百会穴可促进脑部血液流动，使人精神振奋，心情愉快。

此外，脑电图检查显示，刺激百会穴可使大部分癫痫发作患者的脑电图波形趋于规则化。而现代研究证明，适当刺激百会穴对血压还有调节作用，对垂体性高血压有一定疗效。

穴位释义 ⩗ 1	保健功能 ⊑ 2	适用病症 ✚ 3	简易取穴 ⓖ 4	敲打手法 ⓠ 5
此穴为督脉、足太阳膀胱经的交会穴，位于颠顶，是百脉之气汇聚之处，故名"百会"。	祛风泻热、升阳固脱、醒脑开窍。	高血压、脑供血不足、头痛、老年痴呆症、内脏下垂、精神分裂症、休克、中风后偏瘫、耳鸣、鼻塞、昏厥、癫狂、脱肛。	在头顶部，当前发际正中直上5寸，或两耳尖连线的中点处。	点按或点揉。

敲 "人中" ——急救昏厥、休克 >

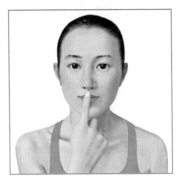

◎人中穴

人中穴自古以来就是有名的急救大穴。经现代医学研究表明，刺激人中穴可使血压升高，在危急情况下，升高血压可保证机体各重要脏器的血液供应，维持生命活力。人中穴还可影响人的呼吸活动，适当的节律性刺激人中穴，有利于人体节律性呼吸活动的进行。因此，指掐人中穴，历来是救治昏迷和休克患者最简单的应急性急救措施，在缺医少药的情况下，实为救命之法宝。

此外，中风、过敏以及手术麻醉中出现的呼吸停止、血压下降等现象，都可以通过点按人中穴来救治。

穴位释义 1	保健功能 2	适用病症 3	简易取穴 4	敲打手法 5
本穴为督脉、手阳明大肠经和足阳明胃经的交会穴。"人中"指穴位位于鼻唇沟的中部。	泻热利窍、安神镇惊、救逆止痉。	昏迷、休克、鼻塞、鼻出血、面肿、牙痛、黄疸、糖尿病、脊背疼痛、闪腰。	位于人体鼻唇沟偏上的位置，从下往上2/3处，指压时有压痛感。	指尖掐按，每分钟20至40次，强刺激。

督脉其他常用腧穴表		
长强	病症：泄泻、痢疾、便秘、便血、痔疮、癫狂、阴部湿痒、腰脊疼痛、尾骶部疼痛。	
	定位：在尾骨端下，当尾骨端与肛门连线的中点处。	
腰俞	病症：腰脊强痛、腹泻、便秘、痔疮、脱肛、便血、癫痫、月经不调、下肢痿痹。	
	定位：在骶部，当后正中线上，适对骶管裂孔。	
中枢	病症：黄疸、呕吐、腹胀、胃痛、食欲不振、腰背痛。	
	定位：在背部，当后正中线上，第十胸椎棘突下凹陷中。	
身柱	病症：头痛、咳嗽、气喘、癫狂、腰脊强痛、疔疮发背。	
	定位：在背部，当后正中线上，第三胸椎棘突下凹陷中。	
哑门	病症：失音、头重、头痛、颈项强急、中风、癫狂、呕吐。	
	定位：在项部，当后发际正中直上0.5寸，第一颈椎下。	
神庭	病症：头痛、眩晕、目赤肿痛、迎风流泪、鼻出血、癫狂。	
	定位：在头部，当前发际正中直上0.5寸。	

任脉：全身阴经的总领

●REN ●MAI ●QUAN ●SHEN ●YIN ●JING ●DE ●ZONG ●LING

任脉是人体奇经八脉之一。它起于胞宫即子宫，与手三阴经交会，而足三阴经又上交于手三阴经，因此任脉联系了所有的阴经，对全身阴经的脉气有统领、总任的作用，故被称为"阴脉之海"。凡精血、津液均为任脉所司，由阴经不畅而导致的各种病症都可通过任脉来调理。

肾经、脾经、肝经等主导生化和调节气血的经脉交于任脉，故肾、脾、肝出现的病变，都可通过任脉反映于胞宫，从而导致女性患月经病或其他妇科疾病。只有任脉通畅，女性才会"月事以时下"，否则就可能出现月经提前、月经不调，甚至闭经等症。

"任"有担任、妊养之意。可见任脉与女子的生育系统密切相关。虽然主管人体生殖生理活动的是肾脏，起辅助作用的是脾胃，但生殖的具体过程却必须在胞宫中完成。而联系和调节脏腑与胞宫功能的便是任脉。因此对生殖系统病症而言，任脉就是最好的"大药"。

此外，任脉还相当于女性的性激素。任脉的通、盛、衰、竭，与女性不同年龄的生理变化密切相关，这与现代医学中的雌性激素所起的作用类似。而任脉循行于腹部正中，和人体的生殖系统相对应，故此经上有很多穴位历来都是补肾益气、提高性功能的重要穴位。

需要注意的是，因任脉主要位于胸腹部，故不可重敲。

起于胞宫，入目下 >

属络的机体组织和器官　　鼻、口、心、胃、肝、胆、小肠、生殖器。

原文

《黄帝内经·素问·骨空论》任脉者，起于中极之下，以上毛际，循腹里，上关元，至咽喉，上颐循面入目。

《黄帝内经·灵枢·五音五味》冲脉、任脉皆起于胞中，上循背里，为经脉之海；其浮而外者，循腹（右）上行，会于咽喉，别而络唇口。

语译

任脉从中极穴下的会阴部起始，向上循行入阴毛，沿着腹内，出关元穴，再向上走行到咽喉部，再至下颌部，至口旁，最后沿着面部进入目下。

冲脉和任脉都自胞宫起始，任脉的一支沿背脊内上行，是经络气血之海。任脉浮行在外的经脉，顺着腹部上行，与前一支咽喉交会，再环绕口唇。

敲任脉可调理的病 >

循经病

疝气、睾丸胀痛、白带、月经不调、闭经、不孕不育、小便不利、遗尿、遗精、阳痿、阴中痛、产后中风、腰膝酸软、小腹积块、膈中寒、乳痈、头晕眼花等。

面部问题

面瘫、色斑、皱纹、眼袋等。

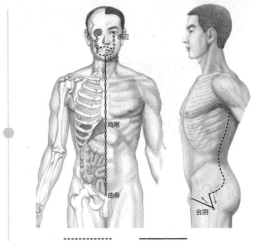

承泣
龈交

鸠尾

曲骨

会阴

------- 表示体内循环线　　━━━ 表示体表有穴通路,即外行线

敲任脉以滋阴 >

∠任/脉/养/生/细/节

阴虚指的是人体经血、精液亏耗、虚损,可导致人体出现各种不适症状,对任脉也会有所损伤。因此适当滋阴、维持人体阴阳平衡十分重要。

滋阴的最好时间是秋冬之际,此时大自然阴长阳消,滋阴可达事半功倍的效果。一般说来,海边、山林、河畔、湖边等是吸采阴气的好地方。吃完晚饭后,在月光下散步,养阴的效果也非常好。

滋阴还可通过饮食来达到,如米、藕、竹笋、荸荠、菱角、木耳、蘑菇等都是补养阴气的食物。对于女性来说,滋阴与补血密不可分,因此女性在冬天时还应多吃红枣、猪蹄、黑豆等补血食品。对于老年人来说,他们正处于人体阴长阳消的时段,当以养阴精为主,可多食用些富含植物蛋白的食品,如豆浆等。

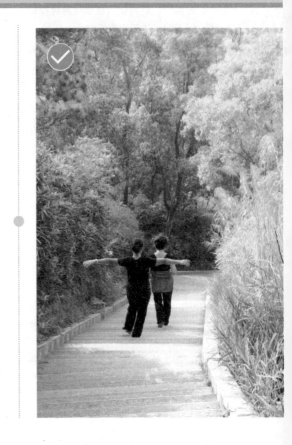

敲"关元"——提高机体免疫力 ＞

◎关元穴

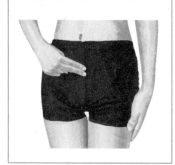

关元穴为人体保健大穴之一，是任脉和足三阴经的交会穴，也是小肠的募穴，为男子藏精、女子藏血之处，对人体极其重要。

中医认为，关元穴有固本培元、补中益气的作用，是元气亏损者应经常按摩的地方；而经现代研究证明，适当刺激关元穴能够减轻肿瘤组织坏死程度，改善细胞分化程度，抑制肿瘤细胞的生成，同时还可提高机体免疫能力。

此外，研究还表明，关元穴对下丘脑-垂体-性腺轴功能也有促进作用。适当刺激关元穴对男性精子缺乏症有一定疗效，而适当刺激关元、中极、大赫等穴可促进女性排卵。

穴位释义 ☝ 1	保健功能 ⌨ 2	适用病症 ✚ 3	简易取穴 ✍ 4	敲打手法 🔍 5
此穴为任脉、足三阴经的交会穴。"关"，关键；"元"，元气。穴居丹田，故名关元。	培肾固本、培补元气、导赤通淋。	免疫力低下、遗精、遗尿、尿频、疝气、月经不调、带下、痛经、小腹痛、泄泻、脱肛、中风、肠炎、神经衰弱。	下腹部，前正中线上，当脐中下3寸。	食指、中指点按，或掌心轻拍。

敲"气海"——生发元气，缓解抑郁 ＞

◎气海穴

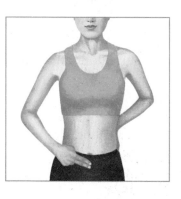

"气沉丹田"，这里的丹田指的就是气海穴。中医认为丹田与人的元气相通，是人体元阳之本，真气生发之处，故气海穴是一个重要的保健穴位。适当刺激气海穴，可调整自主神经，安定精神，从而消除情绪低沉、抑郁等症状。点按气海穴还可激发人的精神力量，加速体内气血流通，辅助治疗男女性功能衰退。

此外，刺激气海穴还可有效调整身体虚乏状态，增强人体免疫力，对先天禀赋虚弱、后天劳损太过、大病新愈、产后体虚等症均有一定疗效。

穴位释义 ☝ 1	保健功能 ⌨ 2	适用病症 ✚ 3	简易取穴 ✍ 4	敲打手法 🔍 5
此处为先天元气聚会之处，故此穴名"气海"。	益气助阳、调经固经。	腹痛、遗尿、遗精、阳痿、疝气、水肿、泄泻、痢疾、崩漏、痛经、闭经、便秘、中风、气喘、失眠、神经衰弱。	下腹部，前正中线上，当脐中下1.5寸。	食指、中指点按。

敲"神阙"——延年益寿，调节肠胃功能 >

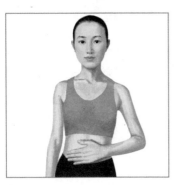

◎ 神阙穴

神阙穴是任脉上的要穴，也是人体的长寿大穴之一，中医认为它是人体生命能源的所在地。

由于此穴下部深处便是小肠，故它历来是中医改善肠胃炎症的常用穴位，适当加以刺激可调节植物神经，消除肠胃障碍，改善胃肠功能紊乱现象，有效调理肠胃炎。

此外，刺激神阙、关元等穴，有温补肾阳的作用，可有效缓解久泄不止等症。刺激神阙、石门等穴，有通经行气的作用，可有效缓解腹部水肿、小便不利等症。

穴位释义 1	保健功能 2	适用病症 3	简易取穴 4	敲打手法 5
"阙"指宫门，穴当脐中胎儿借此处从母体获得营养，故称其为"神阙"。	调理肠胃、益气固脱、健脾理气。	肠胃炎、腹痛、肠鸣、中风、脱肛、泄泻不止、产后尿潴留。	人体的腹中部，脐中央。	食指、中指点按，或掌心轻拍。

任脉其他常用腧穴表

会阴	病症：阴痒、痔疮、遗精、遗尿、月经不调、阴道炎、睾丸炎、阴囊炎、疝气。	
	定位：男性当阴囊根部与肛门连线的中点。女性当大阴唇后联合与肛门连线的中点。	
阴交	病症：绕脐冷痛、腹满水肿、泄泻、疝气、阴痒、小便不利、血崩、带下、腰膝拘挛。	
	定位：下腹部，前正中线上，当脐中下1寸。	
水分	病症：腹痛、腹胀、肠鸣、泄泻、反胃、水肿、腰脊强痛。	
	定位：上腹部，前正中线上，当脐中上1寸。	
中脘	病症：胃脘痛、腹胀、顽固性打嗝、反胃、消化不良、肠鸣、泄泻、便秘、便血、胁下疼痛、虚劳吐血、哮喘、黄疸、头痛、失眠、惊悸、怔忡、癫狂、尸厥、惊风、产后血晕。	
	定位：上腹部，前正中线上，当脐中上四寸。	
膻中	病症：咳嗽、气喘、心悸、心烦、产妇少乳。	
	定位：胸部，当前正中线上，平第四肋间，两乳头连线的中点。	
天突	病症：咳嗽、哮喘、胸中气逆、咽喉肿痛、突然失音。	
	定位：在颈部，当前正中线上胸骨上窝中央。	

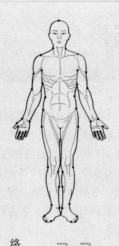

PART 4 第四章

百病不求人

俗话说，「人吃五谷杂粮，没有不生病的。」日常生活中我们总是被各种各样的疾病困扰，「富贵病」「办公室病」，许多疾病总是在猝不及防间将人体健康「攻下」。很多病症更堪称是「健康杀手」，不但严重影响人们的生活质量，而且一旦调理失当，还会引起可怕的并发症。

当前，对于各种慢性病而言，很多治疗方法都只能缓解症状，无法根治。而近年来，用敲打经络的方法调理常见病，正因其方便且效果显著，得到了越来越多人的认可。

循环系统疾病
XUN HUAN XI TONG JI BING

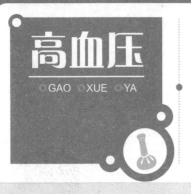

高血压

GAO XUE YA

高血压是一种以体循环动脉血压增高为主要临床表现的疾病，是最常见的心血管疾病。据统计，我国高血压患者已经达到1.6亿人，由高血压引发的心脑血管疾病的死亡率已排到所有疾病死亡率的第一位。它作为心脑血管疾病的重要危险因素，可导致心、脑、肾、血管、眼底的结构和功能发生改变，甚至损害。因此，学会自我预防和调理高血压有着极其重要的意义。

 症状提示

高血压的常见症状为头痛、头晕、眼花、心悸、健忘、失眠、烦躁等。患者还可能因血压急剧升高，出现剧烈头痛、视力模糊、心跳加快、面色苍白或潮红等症状，甚至可能因为脑部循环障碍，出现呕吐、颈项强直、呼吸困难、意识模糊、昏迷等症。

 敲打原理

中医学认为，高血压主要是情志失调、饮食不节和内伤虚损，使肝肾阴阳失衡、气血功能逆乱所致。根据症状的不同，中医将其分为肝阳上亢、肝肾阴虚、阴阳两虚、气血亏虚等几种类型。治疗高血压，中医讲究"病""证"结合，辨证论治，即不仅仅是单纯降低血压，而是调整机体阴阳、气血，从根本上解除高血压发病的原因。因此，敲打经络时当以调和阴阳、滋养肝肾、疏肝理气、平肝降逆，活血降压为关键，达到有效预防和调理高血压的目的。

特效穴位

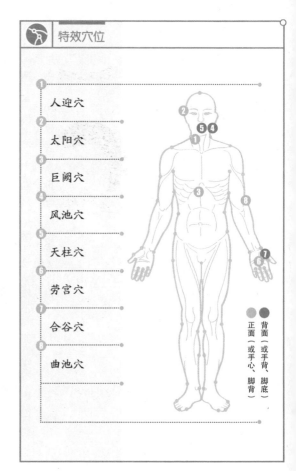

1 人迎穴
2 太阳穴
3 巨阙穴
4 风池穴
5 天柱穴
6 劳宫穴
7 合谷穴
8 曲池穴

正面（或手心、脚背）
背面（或手背、脚底）

🔍 特效穴位按摩

❶ 人迎穴

单手食指分别点按两侧人迎穴30次。人迎穴有调理阴阳的作用，适当刺激此穴可调节心脏排血量，从而使血压下降。

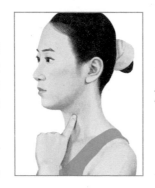

❷ 太阳穴

食指按摩太阳穴10次，力度轻柔。刺激此穴，可以使人的心率减慢，从而有效降压。

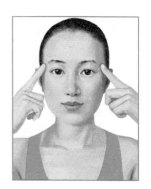

❸ 巨阙穴

食指、中指点按巨阙穴50次。此穴与心脏的活动密切相关。适当刺激此穴，可安定精神、稳定血压。高血压患者在紧张、心烦、发怒时，可用双手重叠按压于此。

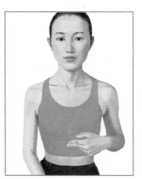

❹ 风池穴

双手拇指点按风池穴50次，然后双手提捏颈部肌肉。此法可明显改善颈部、脑部的血液循环，缓解头晕、眼花、失眠等症状。

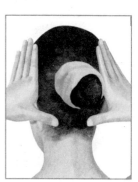

❺ 天柱穴

单手拇指、食指捏揉左右天柱穴30次。天柱穴位于血管和神经通路的关卡处，适当刺激此穴可调节人体血液循环和自主神经，从而有效降压。

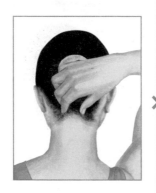

❻ 劳宫穴

右手拇指尖端掐左手劳宫穴30次。适当刺激劳宫穴可抑制精神兴奋。当高血压患者心理紧张、血压增高时，用拇指轻轻按压劳宫穴，就能产生良好的降压效果。

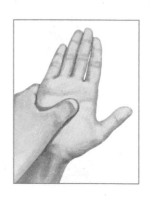

❼ 合谷穴

一手拇指掐按另一手合谷穴20次。刺激合谷穴，可抑制神经的过度兴奋，缓解颈血管的紧张度，从而达到降低血压的目的。

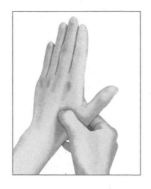

❽ 曲池穴

拇指点揉曲池穴50次。曲池穴属手阳明大肠经，有清热解毒的作用。其调节血压的功效已被现代医学证实。

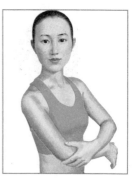

📖 简易敲打方

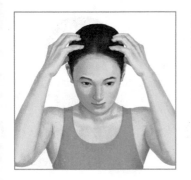

● 十指尖端由前发际向后做梳头式推抹10次。

1

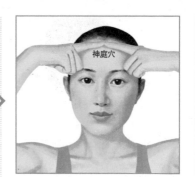

神庭穴

● 两手食指并拢，自神庭穴，向后推抹至哑门穴，反复10次。

2

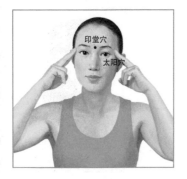

印堂穴
太阳穴

● 用食指和中指从印堂穴向两侧点按至太阳穴，反复5次。

3

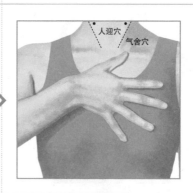

人迎穴　气舍穴

● 先后推左右气舍穴1分钟，再点按人迎穴30秒，然后推抹胸部两侧各10次。

4

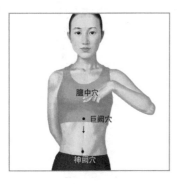

膻中穴
巨阙穴
神阙穴

● 食指和中指沿任脉自膻中穴点按至神阙穴，重点是膻中和巨阙穴。

5

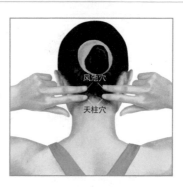

风池穴
天柱穴

● 两手食指和中指分别点按风池、天柱穴。

6

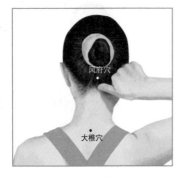

风府穴
大椎穴

● 单手拇指自大椎穴推至风府穴，重复5遍。

7

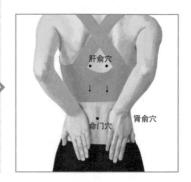

肝俞穴
命门穴　肾俞穴

● 掌根沿膀胱经自上而下拍推，充分刺激肝俞、肾俞和命门穴。

8

简易敲打方

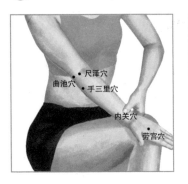

● 左手拇指点按右手劳宫、内关、曲池、尺泽、手三里穴各30秒。

9

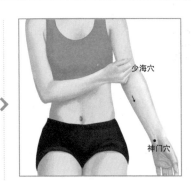

● 一手拳心沿另手心经敲打，从少海穴敲打至神门穴。反复2次。

10

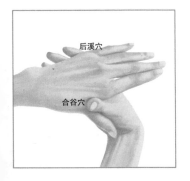

● 一手拇指压另手合谷穴，食指压后溪穴，同时点按二穴1分钟。

11

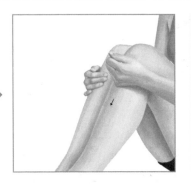

● 沿胃经自上而下先后敲打两条小腿前侧，反复5遍。

12

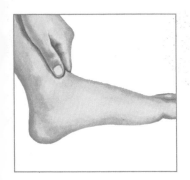

● 左手抓住左脚脚腕，轻轻向外转动20次，换腿重复。

13

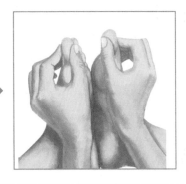

● 抓住两脚大趾，一边转圈，一边按揉，尤其要重捏大脚趾根部。

14

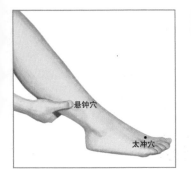

● 拇指点按太冲、悬钟穴各1分钟。

15

/专/家/忠/告/

高血压患者要节制饮食，少吃盐；少吃动物内脏、动物油脂；戒烟戒酒。

生活要有规律，避免情绪激动，不能过度疲劳。保持大便通畅。

可在医生指导下进行适当的体育锻炼。

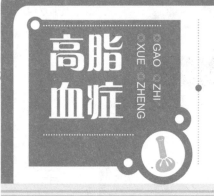

高脂血症

○ GAO ○ ZHI
○ XUE ○ ZHENG

高脂血症是血液中一种或几种脂肪含量过高所致的病症，一般以胆固醇和甘油三酯的含量为诊断依据。患者多为老年人，但近年来，年轻患者迅速增加。流行病学研究表明，我国患高脂血症的比例保守估计为7%至8%，实际发病率可能高达10%。该病是高血压、冠心病、脑血管病、糖尿病以及胆结石等疾病的重要诱因，是身体健康乃至生命安全的重大隐患。

症状提示

大多数高脂血症的患者并无自觉症状，一些症状明显的患者主要有头晕、头痛、耳鸣、心烦、盗汗、遗精、面红发热、肢体麻木、口燥易干、易激动、肝脾中度肿大等症。高脂血症严重者可以从其眼皮、肘部、臀部等发现黄色的脂肪粒或脂肪瘤。

敲打原理

大量高蛋白、高脂肪食品的摄入，运动量不足，导致血浆中脂肪大量囤积，血液流动缓慢，是形成高脂血症的主要原因。与现代医学观点类似，中医也认为，胃火旺盛、脾气虚弱、肝肾阴虚，使大量的肥甘之物进入体内，但膏脂又输化不利而致以痰浊为本病重要的致病因素。敲打特定经络和穴位可调节脏腑功能，调整膏脂的转输、利用和排泄，促进血液循环，从而帮助治疗高脂血症。

特效穴位

① 中脘穴
② 气海穴
③ 丰隆穴

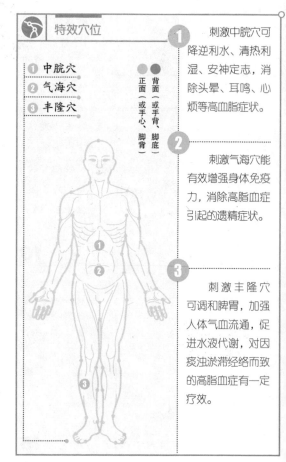

● ○ 正面（或手心、脚背）
● ● 背面（或手背、脚底）

① 刺激中脘穴可降逆利水、清热利湿、安神定志，消除头晕、耳鸣、心烦等高血脂症状。

② 刺激气海穴能有效增强身体免疫力，消除高脂血症引起的遗精症状。

③ 刺激丰隆穴可调和脾胃，加强人体气血流通，促进水液代谢，对因痰浊淤滞经络而致的高脂血症有一定疗效。

特效穴位按摩

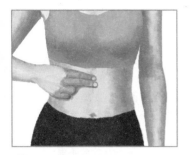

1 中脘穴

食指、中指点按中脘穴50次，力度适中。

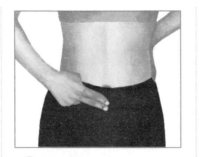

2 气海穴

食指、中指点按气海穴50次。

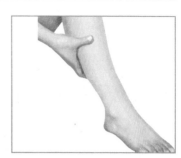

3 丰隆穴

拇指点揉丰隆穴50次。

简易敲打方

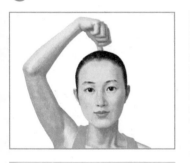

● 拇指点按头顶百会穴30秒。

1

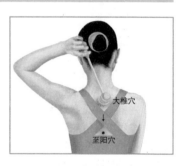

● 双手拇指点按两侧风池穴1分钟。

2

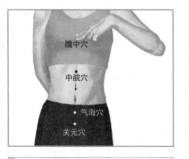

大椎穴

至阳穴

● 用经络锤自上而下敲打督脉，从大椎穴敲至至阳穴。

3

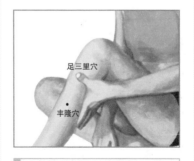

膻中穴

中脘穴

气海穴

关元穴

● 食指和中指并拢点按任脉，从膻中穴至关元穴，中脘、气海穴可点按稍久。

4

足三里穴

丰隆穴

● 拇指点按双腿胃经上的足三里和丰隆二穴各1分钟，以感觉酸痛为宜。

5

专家忠告

日常饮食上要多吃些粗粮、蔬菜和豆制品，少食用肉类和含糖高的食品。

远离烟酒。

平时多锻炼身体，加速脂肪消耗，避免肥胖。

定期检查血脂，可及早发现血脂异常，从而采取有效措施控制。

低血压
◎ DI ◎ XUE ◎ YA

低血压是指成年人由于生理或病理原因造成体循环动脉压力低于正常值的状态。成人血压低于90/60毫米汞柱和老年人血压低于100/70毫米汞柱的情况都被认为患上此病。据统计，低血压的发病率为4%左右，其中女性多于男性。与高血压病相比，低血压病对健康的危害常常被人们忽视。事实上，长期低血压可使机体功能大幅度减退，甚至还会导致短暂性脑缺血、脑梗死、心肌缺血等重大疾病。

症状提示

低血压患者经常由于大脑、心脏、肾脏等重要的器官缺乏充足的血液供应而出现头晕、头痛、食欲不振、疲劳、脸色苍白、记忆力减退、消化不良、晕车晕船等症状，严重时还会出现直立性眩晕、四肢冰冷、心悸、呼吸困难、发音含糊等症，甚至还有可能昏厥。

敲打原理

中医治疗低血压一般从补肾的观念论治。肾为先天之本，与人的生长、发育及各种功能的调节密切相关，肾气不足，气血两虚，容易引起眩晕。此外，低血压者往往因血管收缩力差，下肢力量不足，血流不畅，以心脏为主的血液循环异常，而出现各种不适症状。敲打特定的经络和穴位，可补肾固精，强壮身体，改善人体造血功能，促进血液循环，从而改善低血压。

特效穴位

❶ 百会穴
❷ 大陵穴
❸ 神门穴

⬤ 正面（或手心）
⬤ 背面（或手背、脚底、脚背）

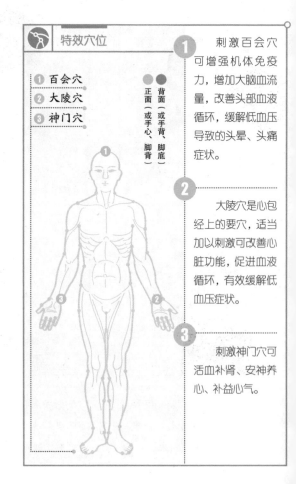

1 刺激百会穴可增强机体免疫力，增加大脑血流量，改善头部血液循环，缓解低血压导致的头晕、头痛症状。

2 大陵穴是心包经上的要穴，适当加以刺激可改善心脏功能，促进血液循环，有效缓解低血压症状。

3 刺激神门穴可活血补肾、安神养心、补益心气。

🔍 特效穴位按摩

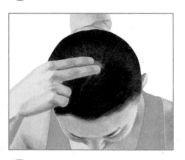

1 百会穴

食指、中指点按百会穴50次。

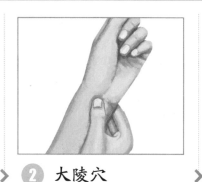

2 大陵穴

拇指点按大陵穴50次。

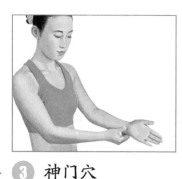

3 神门穴

拇指点按手部神门穴30次，力度适中。

📋 简易敲打方

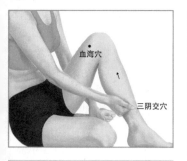

血海穴

三阴交穴

● 拳轮沿脾经的循行线从三阴交穴敲至血海穴。　**1**

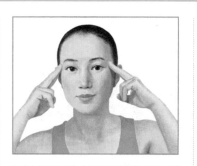

● 双手食指、中指点按太阳穴，由轻到重，持续30秒。　**2**

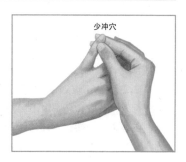

少冲穴

● 拇指掐另手少冲穴30秒，再点按神门穴30秒。　**3**

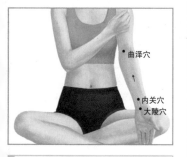

曲泽穴

内关穴
大陵穴

● 一手拳心沿另手心包经的循行线自下而上敲打，再点按大陵、内关、曲泽穴各10秒。　**4**

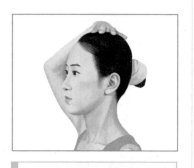

● 单手五指微屈稍分开放在头顶，按摩头部约2分钟，再点按百会穴30秒。　**5**

/专/家/忠/告/

低血压者应多锻炼身体，保障睡眠，均衡饮食。

入浴时，不宜突然站起，泡温泉也应缩短时间。

清晨起床时不宜过猛，防止因短暂性大脑缺血而出现眩晕。

常用淋浴或冷热水交替洗足可加速人体血液循环。

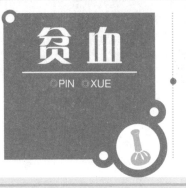

贫血
PIN XUE

贫血是指全身红细胞或血红蛋白总量减少，导致血液带氧功能不足的情况。成年男性血红蛋白的含量低于120克/升，成年女性血红蛋白的含量低于110克/升，即可认定为贫血。贫血可以分为几种不同的类型，其中最常见的是缺铁性贫血，即红细胞中铁质含量太少。此症多见于育龄妇女、婴幼儿和处于发育期的青少年。营养不良、过度减肥等是导致现代人贫血的重要原因。

 症状提示

贫血者会出现四肢软弱无力、食欲不振、皮肤苍白、头昏、耳鸣、记忆力减退、活动后气急、容易疲劳等症状。儿童倘若患贫血症，不仅身体生长发育缓慢、抵抗力差，智力也会下降。而孕妇患贫血，不仅影响自身的健康，还可能会造成新生儿患上先天缺铁性贫血。老人贫血者则易骨质脆弱，消化吸收能力差。

 敲打原理

贫血的症状和中医里的"血虚"相似。中医认为，血的生成、运行不仅和营养物质的摄入有关，还和心、肝、脾、肾等脏腑密切相关，即所谓"心主血、肝藏血、脾统血。"脾胃运化功能较弱者，多食伤胃，过饥伤脾，水谷精微无法运化，气血津液不能化生，于是便容易形成贫血。另外，肝肾亏虚、心肺机能不全，血虚也会形成。因此，调理贫血的经络敲打当以健脾和胃、补肾养肝、益气养血为主要目的。

特效穴位

❶ 期门穴
❷ 天枢穴
❸ 悬钟穴

● 背面（或手背、脚底）
正面（或手心、脚背）

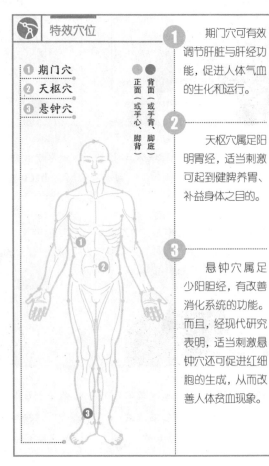

1 期门穴可有效调节肝脏与肝经功能，促进人体气血的生化和运行。

2 天枢穴属足阳明胃经，适当刺激可起到健脾养胃、补益身体之目的。

3 悬钟穴属足少阳胆经，有改善消化系统的功能。而且，经现代研究表明，适当刺激悬钟穴还可促进红细胞的生成，从而改善人体贫血现象。

特效穴位按摩

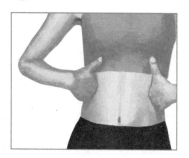

1 期门穴

双手拇指点按左右期门穴100次。

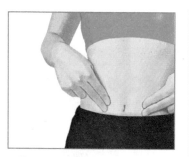

2 天枢穴

双手食指、中指点按左右天枢穴100次。

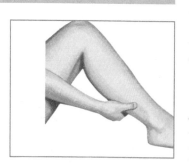

3 悬钟穴

拇指点按悬钟穴30次。

简易敲打方

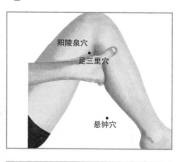

阳陵泉穴
足三里穴
悬钟穴

● 拇指点按悬钟、足三里、阳陵泉穴各1分钟。 **1**

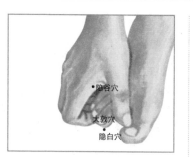

陷谷穴
大敦穴
隐白穴

● 拇指点按陷谷、大敦、隐白穴各1分钟。 **2**

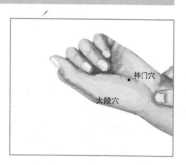

神门穴
大陵穴

● 一手拇指点按另手神门、大陵穴和手心各30秒。 **3**

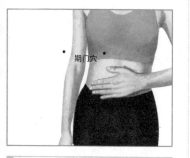

期门穴

● 单手掌心以肚脐为中心，顺时针推抹腹部，再点按期门、天枢穴各2分钟。 **4**

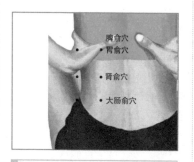

脾俞穴
胃俞穴
肾俞穴
大肠俞穴

● 由尾椎两旁沿脊椎向上捏至大椎穴，再点按脾俞、胃俞、肾俞及大肠俞穴。 **5**

/专/家/忠/告/

饮食要高营养、易消化，不可过于油腻、过于辛辣。

发热、出血的贫血患者，要少吃发性菜肴如羊肉、猪头肉、鸡肉和海鲜。

心慌、头晕、气急时要少活动，不可硬撑。

贫血患者不宜吸烟、饮酒、喝浓茶。

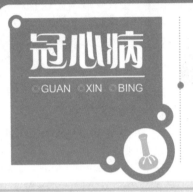

冠心病
○GUAN ○XIN ○BING

　　冠心病，是一种最常见的心脏病，是指因冠状动脉狭窄、供血不足而出现的心肌机能障碍和器质性病变。冠心病多发生在40岁以后，患者以中老年人为多，且男性多于女性，脑力劳动者多于体力劳动者。目前，冠心病患病率呈逐年上升趋势，并且患病年龄趋于年轻化。冠心病是一种严重的疾病，一旦突然发作可能会使人因心搏骤停而猝死，对人类的生命构成了严重的威胁。

🔍 症状提示

　　冠心病的一般症状为心绞痛或心肌梗死。心绞痛通常表现为阵发性的、持续时间短暂的胸前区压榨性疼痛、憋气。急性心肌梗死的持续时间比心绞痛更长，病人烦躁不安、出汗、恐惧，有濒死感，可伴有发烧或恶心、呕吐等胃肠道症状，更有甚者会休克或猝死。

敲打原理

　　高血压、高血脂、内分泌功能紊乱等与本病关系密切。中医则认为冠心病的发生是由于年老体衰，脏腑功能虚损，阴阳气血失调，加之七情六淫的影响，导致气滞血瘀，胸阳不振，痰浊内生，使心脉痹阻而致病。故敲打特定的经络和穴位，可益气活血，消除微循环障碍，调节人体的整体功能，从而达到缓解不适症状的目的。

特效穴位

① 内关穴
② 灵道穴
③ 神门穴

●● 背面（或手背、脚背）
●● 正面（或手心、脚背）

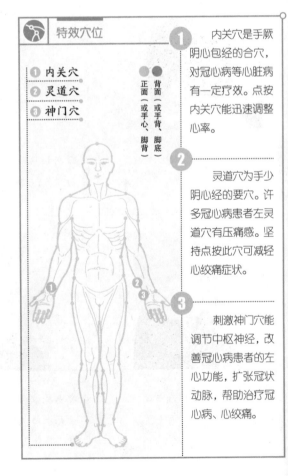

① 内关穴是手厥阴心包经的合穴，对冠心病等心脏病有一定疗效。点按内关穴能迅速调整心率。

② 灵道穴为手少阴心经的要穴。许多冠心病患者左灵道穴有压痛感。坚持点按此穴可减轻心绞痛症状。

③ 刺激神门穴能调节中枢神经，改善冠心病患者的左心功能，扩张冠状动脉，帮助治疗冠心病、心绞痛。

🔍 特效穴位按摩

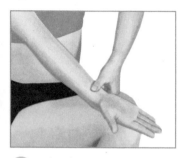

① 内关穴 >

拇指点按内关穴100次。

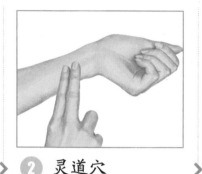

② 灵道穴 >

食指、中指按压灵道穴100次。

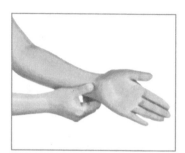

③ 神门穴

拇指点按手部神门穴100次，力度较轻。

📋 简易敲打方

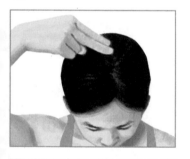

● 食指、中指点按头顶百会穴1分钟。 **1**

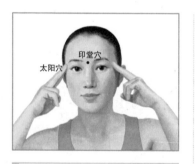

● 双手食指、中指从印堂穴点按至两侧太阳穴处。 **2**

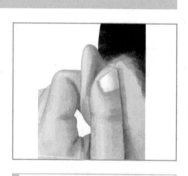

● 双手拇指、食指按捏整个耳背。 **3**

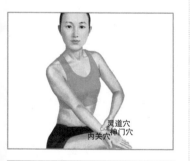

● 一手掌侧沿心经的循行线自下而上剁击另手臂，再点按内关、灵道、神门等穴1分钟。 **4**

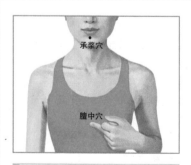

● 中指点按承浆、膻中穴各1分钟。 **5**

🔖 /专/家/忠/告/

　　饮食上多吃素食，控制总热量的摄入，限制体重增加。

　　调整日常生活中的心态，保持情绪稳定。

　　培养健康的生活习惯，按时入睡，远离烟酒。

　　冬季气温骤降时要做好保暖，出门戴口罩，不要迎风疾走。

动脉硬化
DONG MAI YING HUA

动脉硬化是动脉血管的一种非炎症性病变，是动脉血管壁增厚、变硬、失去弹性，管腔变窄，导致血液流速变慢的病变的总称。动脉硬化是随着人们年龄增长而出现的血管疾病，其通常是在青少年时期发生，至中老年时加重、发病。当今人类最主要的死亡原因是心脑血管疾病，而心脑血管疾病的直接病因就是动脉硬化。

症状提示

动脉硬化的症状主要取决于血管硬化和相关器官缺血的程度，故患者早期绝大多数没有任何症状。但中晚期患者或多或少会出现心悸、心慌、胸痛、胸闷、头痛、头晕、四肢冰凉、四肢麻木、跛行、视力降低、记忆力下降、失眠、多梦等症状。如果病情进一步加重，患者还可能出现心绞痛、脑卒中（脑中风）等，甚至可能猝死。

敲打原理

根据动脉硬化的症状判断，本病在中医中属于"眩晕""头痛""中风"等范畴。现代医学认为，血液循行不畅、黏度增加以及血管壁增厚是导致动脉硬化的主要原因。中医认为，这些都是由于脾胃受损、输化失常，使得气血津液运行受阻所致。敲打特定的经络和穴位可调理脏腑、益气养阴、活血通脉，起到降脂、抗凝、解聚、改善微循环的作用，对控制病情有一定效果。

特效穴位

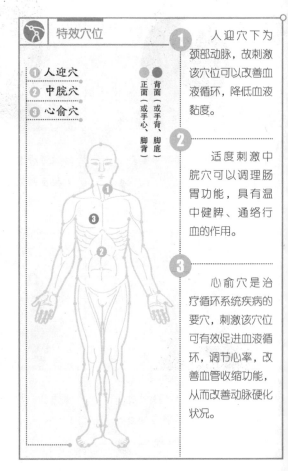

❶ 人迎穴
❷ 中脘穴
❸ 心俞穴

● 正面（或手心、脚背）
● 背面（或手背、脚底）

1 人迎穴下为颈部动脉，故刺激该穴位可以改善血液循环，降低血液黏度。

2 适度刺激中脘穴可以调理肠胃功能，具有温中健脾、通络行血的作用。

3 心俞穴是治疗循环系统疾病的要穴，刺激该穴位可有效促进血液循环，调节心率，改善血管收缩功能，从而改善动脉硬化状况。

🔍 特效穴位按摩

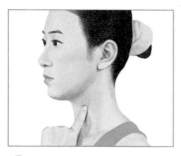

① 人迎穴

单手食指分别点按两侧人迎穴
50次，力度不可太大。

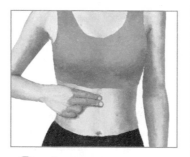

② 中脘穴

食指、中指点按中脘穴50次。

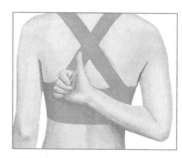

③ 心俞穴

右手拇指点按左心俞穴50次。

📋 简易敲打方

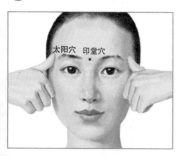

太阳穴　印堂穴

● 双手拇指自印堂穴分推至
太阳穴，然后揉眉弓。 **1**

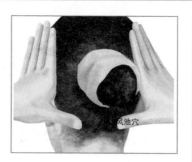

风池穴

● 点按人迎穴1分钟，再点
按两侧风池穴30秒。 **2**

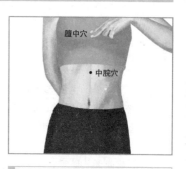

膻中穴

中脘穴

● 食指、中指依次按揉膻中、
中脘、关元穴各1分钟。 **3**

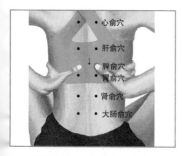

心俞穴
肝俞穴
脾俞穴
胃俞穴
肾俞穴
大肠俞穴

● 自上而下拍督脉2遍，再
点按心俞、肝俞、脾俞、胃
俞、肾俞、大肠俞穴。 **4**

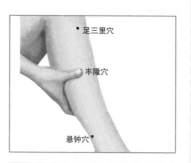

足三里穴
丰隆穴
悬钟穴

● 拇指点按丰隆、足三里、
悬钟穴各30秒。 **5**

/专/家/忠/告/

　　动脉硬化患者需减少动物
性食物的摄入，尤其是动物内
脏，因为动物内脏含有大量的胆
固醇和脂肪。

　　对肉或鱼最好用烧、烤或
烘等方式，这样能从肉中清除
掉相当数量的脂肪。

　　少饮咖啡等含咖啡因的饮
料，减少刺激循环系统。

呼吸系统疾病

HU XI XI TONG JI BING

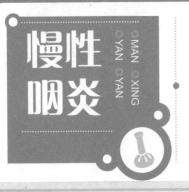

慢性咽炎

MAN XING
YAN YAN

慢性咽炎为咽部黏膜、黏膜下及其淋巴组织的慢性炎症，常伴有其他呼吸道疾病，多发于成年人。该病可导致某些不明原因的疾病或症状，如内分泌紊乱、胃肠功能失调、长期低热、头痛、头晕、口臭及嗅觉不灵等。当慢性咽炎治愈后，这些疾病或症状即可明显好转或痊愈。据调查，当今，慢性咽炎已经成为白领的首位职业病，办公室里糟糕的空气正是"罪魁祸首"。

症状提示

慢性咽炎的主要症状为咽部有干涩或发痒等不适感、异物感、灼热感，咽部微痛或刺痛等。此病急性发作期间患者咽痛会较为剧烈。由于患者咽后壁常有较黏稠分泌物刺激，故一些人还会出现晨起刺激性咳嗽，早上起床及刷牙时恶心、欲吐等症状。

敲打原理

慢性咽炎可能是急性咽炎未能彻底治愈后的慢性病变，也可能是全身疾病在咽部的集中体现，中医的看法偏向于后者。本病属中医"虚火喉痹"或"阴虚喉痹"的范畴，多因肺胃气血亏虚，无法濡润咽喉，咽部气机不利，脉络淤阻所致；也可因肺肾阴虚，热邪上灼，使得津液干涸，咽窍失于濡养所致。敲打特定的经络和穴位，可促进体内气血运行，清肺热、利咽喉、活血化瘀，从而消除病因、缓解症状，促进病灶消退。

特效穴位

❶ 廉泉穴
❷ 天突穴
❸ 少商穴

●● 背面（或手背、脚底）
●● 正面（或手心、脚背）

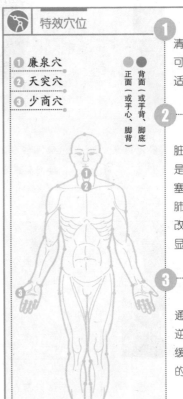

❶ 刺激廉泉穴有清热利咽的功效，可使人咽部感觉舒适，呼吸畅快。

❷ 天突穴内应肺脏系统，外通气窍，是气息出入的要塞。刺激此穴，可宣肺平喘，清音利痰，改善慢性咽炎效果显著。

❸ 刺激少商穴可通肺经经气、清肺逆、利咽喉，有效缓解慢性咽炎引起的咽喉肿痛现象。

特效穴位按摩

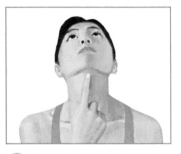

①　廉泉穴 >

食指轻轻点按廉泉穴50次，力度适中。

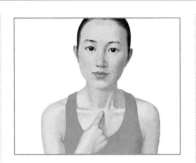

②　天突穴 >

单手食指轻轻点按天突穴100次。

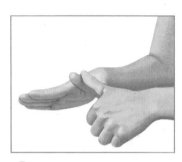

③　少商穴

一手拇指点按另一手少商穴50次。

 简易敲打方

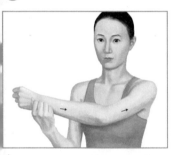

● 一手拳心沿小肠经的循行线自下而上敲打另手手臂。　**1** >

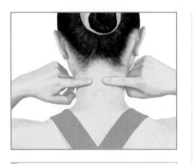

● 双手食指反手点按颈夹脊穴1分钟。　**2** >

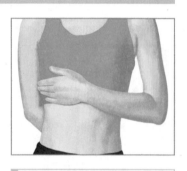

● 左手掌心自左向右拍左右期门穴，重复3遍。　**3**

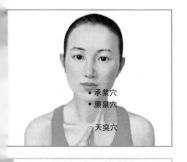

承浆穴
廉泉穴
天突穴

● 食指点按承浆、廉泉、天突等穴各1分钟，然后自上而下推抹喉结两侧10遍。　**4** >

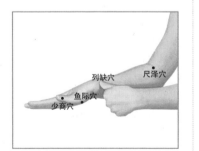

列缺穴
尺泽穴
鱼际穴
少商穴

● 一手拇指点按另手肺经上的少商、鱼际、列缺、尺泽等穴各1分钟。　**5**

 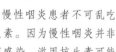 /专/家/忠/告/

慢性咽炎患者不可乱吃抗生素。因为慢性咽炎并非细菌感染，滥用抗生素可能导致咽喉部正常菌群失调，引起二重感染。

早晚用淡盐水漱口，有利于咽部杀菌。

经常开窗通风，保持室内合适的温度和湿度。

慢性鼻炎

MAN XING BI YAN

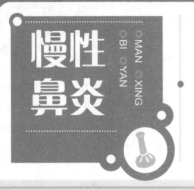

慢性鼻炎是指鼻腔黏膜和黏膜下组织的炎症。长期呼吸不洁净的空气是引起慢性鼻炎的重要原因，而患感冒及贫血、糖尿病、风湿病、便秘等疾病的人，也会因为鼻腔血管长期淤血扩张而患上本病。慢性鼻炎的危害很大，它引起的头痛、鼻塞等症状可导致成年人反应迟钝、工作效率低下，也可导致青少年学生精神不集中、记忆力减退、学习成绩受影响。

症状提示

慢性鼻炎患者会经常出现间歇性或交替性鼻塞、流清水涕或黏脓涕、鼻痒、打喷嚏、喉部不适、咳嗽、多痰等症状，该病还可能会引起机体供氧不足而导致患者出现发热、头痛、头晕、闭塞性鼻音、记忆力下降、耳鸣、听力减退、牙痛、胸痛、胸闷、精神萎靡、嗅觉下降等症状。

敲打原理

慢性鼻炎在中医中属"鼻渊"范畴。中医认为鼻炎是由外感风邪或内热滞肺使肺气不宣、肺窍闭塞所致，此外它还与脾肾之气虚损、肝胆之气郁结有关。敲打特定的经络和穴位，可调补肺、脾、肾三脏，宣肺清热，清肝利胆，促进鼻部血液循环，改善鼻炎的各种不适症状。由于中医学中的肺、脾、肾与机体免疫状态密切相关，所以此法还可改善机体免疫状态，有效预防鼻炎。

特效穴位

❶ 通天穴
❷ 迎香穴
❸ 肺俞穴

● 背面（或手背、脚底）
正面（或手心、脚背）

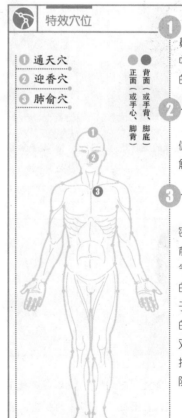

1 刺激通天穴对鼻塞、流鼻涕、鼻中脓包等都有很好的效果。

2 刺激迎香穴可促进血液循环，缓解鼻塞症状。

3 鼻炎与肺功能密切相关，刺激肺俞穴不仅可调养肺气，提高肺脏器官的功能，而且有利于增强各组织器官的免疫功能和身体对外部寒冷刺激的抵御能力，有效预防鼻炎。

特效穴位按摩

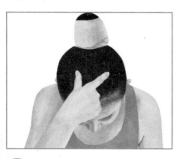

1 通天穴

拇指、食指点按头部左右通天穴50次，力度稍重，以胀痛为宜。

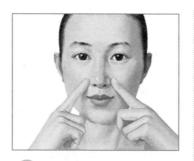

2 迎香穴

双手食指点按鼻翼两侧迎香穴100次，以有压痛感为宜。

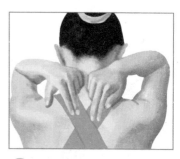

3 肺俞穴

双手食指、中指点按两侧肺俞穴100次。

简易敲打方

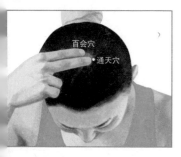

● 食指和中指点按百会、左右通天等穴各30秒。 **1**

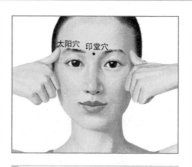

● 双手拇指自印堂穴向两侧太阳穴推抹，反复5遍。 **2**

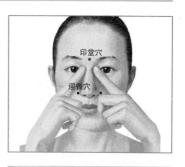

● 两食指自印堂穴沿鼻梁两侧点按至迎香穴10遍。 **3**

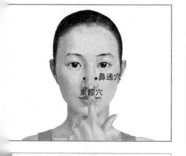

● 双手食指点按鼻通穴30秒，然后单手中指点按素髎穴30秒。 **4**

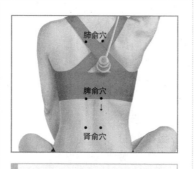

● 用经络锤自上而下敲打膀胱经内线2遍，重点敲肺俞、脾俞、肾俞等穴。 **5**

/专/家/忠/告/

适当锻炼。运动可改善血液循环，使鼻腔的血流不致阻滞。

根治病灶，治疗扁桃体炎、鼻窦炎等慢性疾病。

注意保暖，气候转变时人极易因感冒而引发鼻炎。季节转换时，注意观看天气预报，及时添衣。

慢性支气管炎

◎MAN ◎XINE
◎ZHI ◎QI ◎GUAN ◎YAN

慢性支气管炎是由细菌和病毒感染或环境刺激引起气管、支气管黏膜及其周围组织充血肿胀导致的慢性炎症，多发于老年人。这种疾病最初的症状和感冒类似，但若没有及时彻底治疗，病情就会越来越严重。随着病情缓慢进展，该病常并发阻塞性肺气肿，甚至肺动脉高压和肺源性心脏病。

 症状提示

慢性支气管炎多在冬季发作，春暖后症状减轻。本病的主要症状为长期反复咳嗽，晚上重于白天，同时伴随咯痰的情况，部分患者还有喘息的表现。另外，该病还常伴有鼻塞、头痛、咽痛、畏寒、发热、肌肉酸痛等症状。炎症发展到晚期后，肺脏的功能可能会受到损害，严重危害病人的健康。

 敲打原理

现代医学认为，导致慢性支气管炎的原因很复杂，包括空气污染、吸烟、气候变化等外因和免疫力低、植物神经功能紊乱等内因。这和中医的观点较为相似。中医认为，慢性支气管炎的发病与人体肺、肾、脾三脏器亏虚，且感受外邪有关。因此在经络敲打时，主要以宣肺化痰、补肾纳气、行气消肿为原则，通过调整机体脏腑功能，消除气管、支气管黏膜及其周围组织的肿胀和炎症，改善慢性支气管炎。

特效穴位

① 鱼际穴
② 中府穴
③ 侠白穴

正面（或手心、脚背） 背面（或手背、脚底）

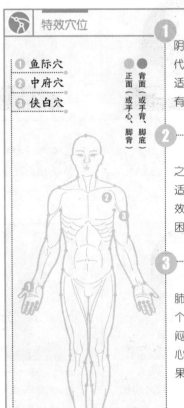

① 鱼际穴是手太阴肺经的荥穴，现代医学研究证明，适当刺激该穴位可有效平喘。

② 中府穴是脾肺之气会聚之处，故适当刺激该穴可有效缓解咳嗽、呼吸困难等症状。

③ 侠白穴是给肺经补充力量的一个穴位，对缓解胸闷、咳嗽、咳痰、心悸、气虚等症效果显著。

特效穴位按摩

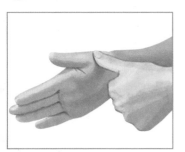

1 鱼际穴

一手拇指点按另一手鱼际穴50次。

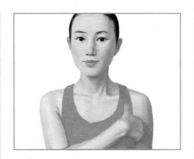

2 中府穴

拇指点按中府穴50次。

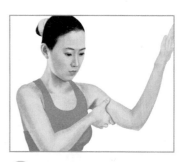

3 侠白穴

一手拇指点按另一手臂上的侠白穴50次。

简易敲打方

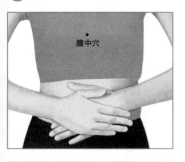

膻中穴

● 双手相叠，顺时针揉腹部20圈，再轻拍膻中穴。 **1**

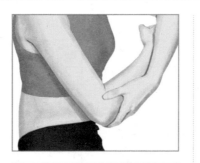

● 双手拇指交替点按另手曲池穴各1分钟。 **2**

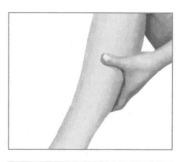

● 双手拇指分别点按双腿丰隆穴1分钟。 **3**

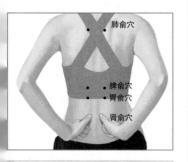

肺俞穴

脾俞穴
胃俞穴
肾俞穴

● 轻拍背部，之后双手拇指依次点按肾俞、胃俞、脾俞、肺俞等穴各30秒。 **4**

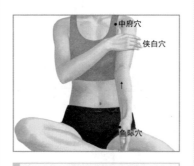

中府穴
侠白穴
鱼际穴

● 一手掌心沿肺经的循行线自下而上拍打另手手臂，再点按中府、侠白、鱼际等穴。 **5**

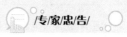

/专/家/忠/告/

病人可在夏季将消喘膏外敷于大椎、天突、肺俞和膻中等穴。每次敷贴2天，3至5天换一次药，敷贴3次可有效预防本病的急性发作。

少吸烟，多饮茶。吸烟会刺激呼吸道，加重病情。而茶叶则能使支气管扩张，从而减轻咳喘症状。

哮 喘

◎XIAO ◎CHUAN

哮喘是指由外在或内在过敏原或非过敏原因素，通过神经和体液的反应、传导而导致气管痉挛的变态反应疾病。它是一种反复发作的呼吸道过敏性疾病，在秋冬二季易发病，每遇气候变化或某种过敏因素（花粉、灰尘、油漆、鱼虾、煤烟、霉菌、棉绒、某些药物等）即可发病。目前，该病是世界公认的医学难题，被世界卫生组织列为疾病中四大顽症之一。

症状提示

长期发作的慢性哮喘大都合并有肺气肿，因此虽不在急性发作期内，患者也常感胸闷气急，甚至哮喘促急，有哮鸣样的呼吸，半夜常惊醒。轻度哮喘者，虽胸闷气急，但哮喘音不明显，咳嗽不多，痰量较少。重度哮喘者，不仅胸闷气急，且哮鸣音较明显，经常咳嗽多痰，痰为白色泡沫或黏稠如胶，不易咳出。

敲打原理

现代医学并未完全找出导致哮喘的确切原因，但已确认患者的体质因素，如遗传基因、免疫状态、内分泌状况等是导致其易感本病的重要原因。这和中医的观点有相似之处。中医认为哮喘是由人体肺、脾、肾三脏虚弱，导致肺中始终存有宿痰所致。一旦感受外界邪气刺激，痰就会阻塞气道，导致喘憋。敲打特定的经络和穴位，可补益肺、脾、肾，调节机体功能，从而有效化痰、宣肺、平喘。

特效穴位

❶ 人迎穴
❷ 定喘穴
❸ 肺俞穴

●● ●●
正面（或手心、脚背） 背面（或手背、脚底）

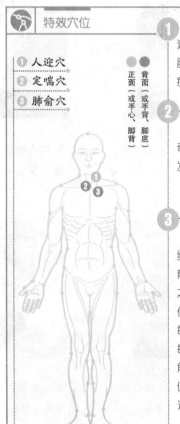

❶ 适当刺激人迎穴能有效改善肺功能，缓解哮喘症状。

❷ 定喘穴为经外奇穴，是缓解哮喘发作的特效穴位。

❸ 肺俞穴为肺经的俞穴，具有疏散风邪，养阴清肺之功。适当刺激不但可降低机体的过敏状态，起到抗过敏作用，还能直接解除支气管痉挛和促使渗出物吸收，达到平喘目的。

特效穴位按摩

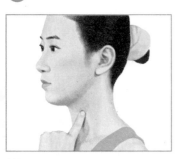

1 人迎穴

单手食指分别点按左右人迎穴50次。

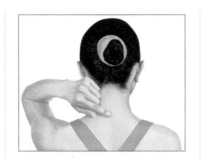

2 定喘穴

食指点按定喘穴100次。

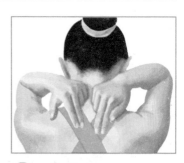

3 肺俞穴

双手食指、中指指端点按背部脊柱两侧的肺俞穴100次。

简易敲打方

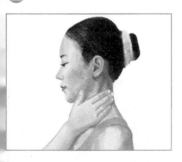

● 掌拍颈部两侧至皮肤潮红，再点按人迎穴30秒。 **1**

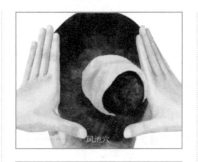

● 双手拇指点按风池穴1分钟，再适度拿捏颈部。 **2**

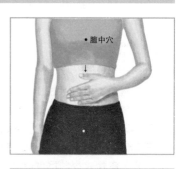

● 掌心自上而下轻揉任脉，再点按膻中、关元穴各30秒。 **3**

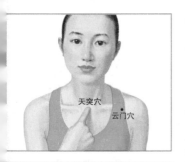

● 手掌推擦胸肩部及两胁20次，再点按天突穴以及左右云门穴各1分钟。 **4**

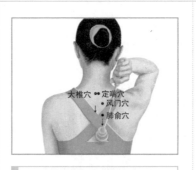

● 自上而下敲打督脉和膀胱经的循行区域，重点是大椎、肺俞、风门、定喘等穴。 **5**

/专/家/忠/告/

患者避免接触过敏原。

患者应及时治疗鼻腔和口腔内的疾病。

患者要避免过劳、淋雨、奔跑及情绪刺激。

患者宜多吃能生津增液的食物，如梨、藕、银耳、百合、蜂蜜、豆浆等；高蛋白和高钙食物也应多吃。

感冒

○ GAN ○ MAO

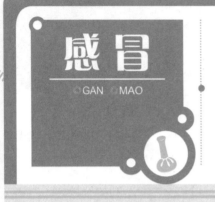

感冒是由多种病毒，如流感病毒、冠状病毒、鼻病毒等引起的上呼吸道急性炎症。本病一年四季均可发作，任何人在任何年龄都有可能患病。虽算不上什么大病，但它的症状却让人很难受，不但影响人们的正常生活、工作和学习，也使人心情烦躁、郁闷。因此，学会一招可随身携带的"敲打治疗感冒法"，随时缓解感冒引起的各种不适症状是非常有必要的。

症状提示

感冒是一种发生在上呼吸道的急性病，患者会出现咽部干痒肿痛、鼻塞、流涕、咳嗽、打喷嚏、声音嘶哑等局部症状。另外，感冒时，还会表现出发热、畏寒、头痛、四肢酸痛、食欲不振、疲乏无力、便秘等全身性症状。

敲打原理

感冒，中医俗称"伤风"，以冬季、春季发病较多，主要是由寒邪侵袭人体所致。中医认为，人体肺气不足，抗病能力即会减弱，气候剧变时卫外功能无法适应，邪气乘虚由皮毛、口鼻入侵，便会导致感冒。因手太阴肺经主皮毛，首当其冲，所以感冒表现为一系列的肺经疾病症状，如咳嗽、鼻塞、咽喉肿痛等。敲打特定经络和穴位能通畅肺经，进而激发人体内部正气，使其更有效地抵御外邪，从而缩短感冒病程。

特效穴位

❶ 合谷穴
❷ 太阳穴
❸ 迎香穴

● 正面（或手心、脚背）
● 背面（或手背、脚底）

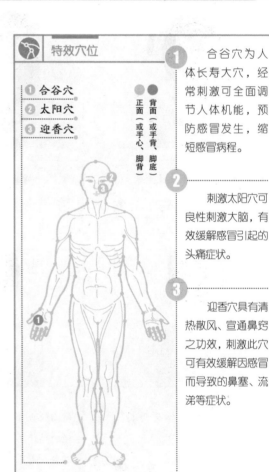

❶ 合谷穴为人体长寿大穴，经常刺激可全面调节人体机能，预防感冒发生，缩短感冒病程。

❷ 刺激太阳穴可良性刺激大脑，有效缓解感冒引起的头痛症状。

❸ 迎香穴具有清热散风、宣通鼻窍之功效，刺激此穴可有效缓解因感冒而导致的鼻塞、流涕等症状。

特效穴位按摩

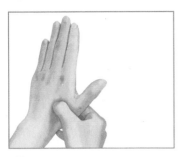

1 合谷穴

一手拇指掐另一手合谷穴100次。

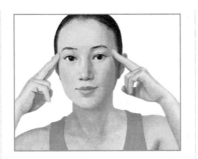

2 太阳穴

双手食指、中指点按太阳穴50次，以有胀痛感为宜。

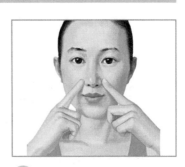

3 迎香穴

双手食指点按鼻翼两侧迎香穴50次。

简易敲打方

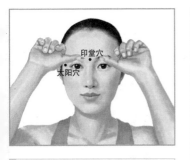

● 两拇指从印堂穴推抹至太阳穴，再点按太阳穴10秒。 **1**

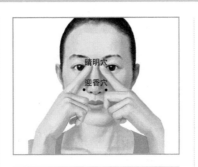

● 双手食指沿鼻梁两侧，自迎香穴推抹至睛明穴。 **2**

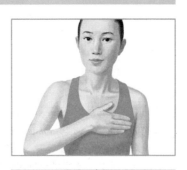

● 掌拍胸口，力度要轻，以胸部出现潮红为度。 **3**

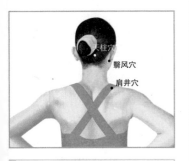

● 稍用力反复拍打肩部，之后双手拇指交替点按翳风、天柱、肩井等穴各1分钟。 **4**

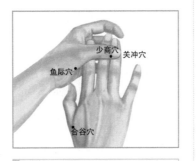

● 一手拇指点按另一手鱼际、合谷、少商、关冲等穴各30秒，换手重复。 **5**

/专/家/忠/告/

勿着急服用抗生素，否则容易增强病菌的耐药性。

多休息。多休息不但可复原体力，也可避免一些感冒并发症，例如支气管炎和肺炎。

服用维生素C。维生素C能清除病毒、缩短感冒时间、减轻咳嗽等症状。

多喝水以排出毒素。

神经系统疾病

SHEN JING XI TONG JI BING

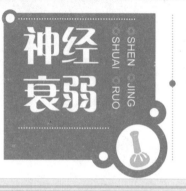

神经衰弱是一种因大脑神经功能失调而造成的精神和身体活动能力减弱的疾病，是当今社会的多发病，也是脑力劳动者的常见病。该病多由持久工作、学习负担过重、睡眠不足、负性情绪、事业挫折、人际关系紧张引起的精神压力所致。它不仅会影响患者的学习、工作、前途，还可能会影响家庭和睦，甚至会导致身体出现严重疾病，堪称当代社会威胁人们身心健康的"隐形杀手"。

 ## 症状提示

神经衰弱最主要的症状是，即使充分休息也不能消除疲劳感，去医院进行全身检查，又没有器质性病变。其具体症状可分为两种：

● **精神症状：**情绪不稳定、易激动、记忆力减退、注意力不集中、思维迟钝、工作效率降低、精神萎靡等。

● **身体症状：**面色暗黄、头痛、头晕、耳鸣、心慌、气短、多汗、失眠、多梦、易惊醒、乏力、食欲不振、月经失调、性功能减退等。

 ## 敲打原理

神经衰弱主要是由精神刺激、情志不遂引起的内脏功能失调及高级神经功能障碍所致，属中医"不寐""眩晕""惊悸"的范畴。敲打特定经络和穴位可养血安神、补益心脾、开窍醒脑、解郁除烦，通过双向调节大脑的兴奋和抑制活动，改善人体微循环，迅速使人消除疲劳、恢复活力。

特效穴位

❶ 百会穴
❷ 太阳穴
❸ 神门穴

● 正面（或手心、脚底）
● 背面（或手背、脚背）

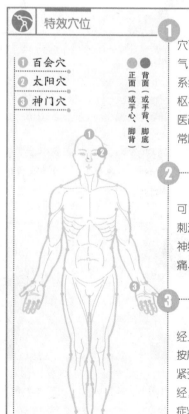

1 适当刺激百会穴可增加体内的阳气，调节心脑血管系统功能，调整中枢神经系统，是中医改善神经衰弱的常用手法。

2 刺激太阳穴可给大脑以良性刺激，从而消除由神经衰弱引起的头痛、头晕等症状。

3 神门穴是心经上的重要穴位，按摩此穴能够松弛紧张焦虑的中枢神经，缓解神经衰弱症状。

特效穴位按摩

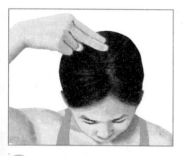

① 百会穴

食指、中指点按百会穴100次。

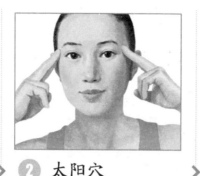

② 太阳穴

双手食指、中指点按两侧太阳穴50次，以感觉微胀为宜。

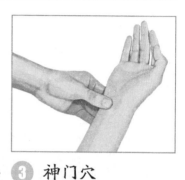

③ 神门穴

两手交替按神门穴50次，以感觉胀痛为宜。

简易敲打方

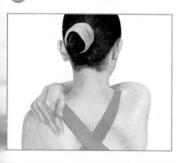

● 双手食指、中指交替点按左右膏肓穴各50次。

1

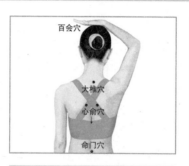

百会穴
大椎穴
心俞穴
命门穴

● 循督脉自百会穴经大椎穴敲至命门穴，最后敲打心俞穴。

2

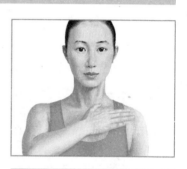

● 一手平贴本侧肋部，向上方轻拍至另侧肩部。

3

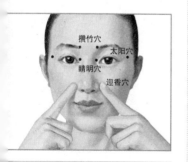

攒竹穴
太阳穴
睛明穴
迎香穴

● 两食指自迎香穴，经睛明、攒竹等穴，点按至发际，再向两侧点按至太阳穴。

4

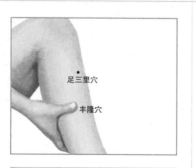

足三里穴
丰隆穴

● 拇指点按丰隆、足三里等穴各1分钟，换腿重复。

5

/专/家/忠/告/

　　神经衰弱患者每天散步2至3千米，有助于调整大脑皮质的兴奋和抑制过程，减轻血管活动失调的症状，如头痛、两太阳穴跳痛等，从而有效缓解神经衰弱。体力较好者还可参加短距离的拉练，有助于转移注意力，改善情绪，增强体力。

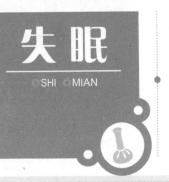

失眠
◎SHI ◎MIAN

失眠是以经常不能入眠为特征的一种病症，通常指人对睡眠时间或质量不满足并影响白天的学习、工作和生活的一种主观体验。一般而言，偶尔的失眠不会对身体造成什么伤害，但是长期性失眠不仅会引起眼圈发黑、眼袋明显、皮肤松弛、面色晦暗，还会带来一系列的机体损害，如智力减退、警觉力和判断力下降、免疫功能低下、内分泌紊乱等，严重危害人体健康。

症状提示

现代医学认为，失眠可分为起始失眠、间断失眠、终点失眠三种。不同的失眠者有不同的失眠表现，有的难以入睡，有的睡而易醒，有的很早醒来，有的醒而不能再眠，更严重的是辗转反侧彻夜不能入眠。由于休息不足，患者还常出现白天疲乏无力、精神不振、反应迟钝等症，严重影响了正常的工作和生活。

敲打原理

大脑兴奋和抑制过程的平衡失调，破坏了高级神经活动的正常规律，以致人白天该兴奋的时候不能很好地兴奋，晚上该抑制的时候不能很好地抑制，就形成了失眠。中医称失眠为"不寐""失寐"，认为其多由劳倦思虑太过，损伤心脾，或肾气不足、心火旺盛，心肾失交所致。此外，心胆气血不足、遇事易惊恐，也是导致失眠的原因。经络敲打可镇静安神、补血养心、增强脾肾功能，从而有效调节神经系统，改善失眠症状。

特效穴位

❶ 安眠穴
❷ 百会穴
❸ 劳宫穴

●● 背面（或手背、脚底）
●● 正面（或手心、脚背）

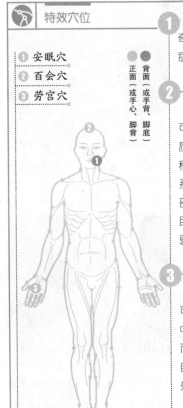

❶ 安眠穴为经外奇穴，是缓解失眠症状的经验效穴。

❷ 刺激百会穴可以改善大脑皮质的兴奋与抑制过程，调节中枢神经系统功能，促进头部血液循环，能帮助改善治疗神经衰弱和失眠等症。

❸ 刺激劳宫穴可反射性地作用于中枢神经系统，从而消除疲劳，恢复自主神经功能，有效改善失眠。

🔍 特效穴位按摩

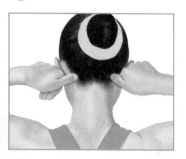

1 安眠穴

双手拇指点按安眠穴100次。

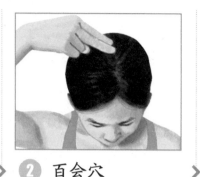

2 百会穴

食指、中指点按百会穴50次，以有酸胀感为宜。

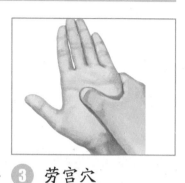

3 劳宫穴

拇指尖端掐另一只手劳宫穴100次。

📋 简易敲打方

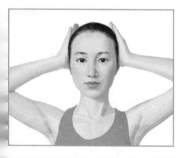

● 双手掌轻拍头部两侧1分钟，再点按百会穴30秒。 **1**

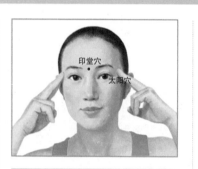

印堂穴
太阳穴

● 两手食指、中指自印堂穴向太阳穴反复推抹多次。 **2**

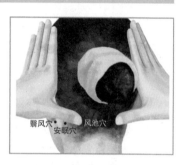

翳风穴
安眠穴
风池穴

● 双手拇指点按翳风、安眠、风池等穴各1分钟。 **3**

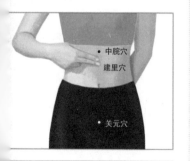

中脘穴
建里穴
关元穴

● 双掌上下搓动腰部两侧2分钟，再点按建里、中脘、关元等穴各1分钟。 **4**

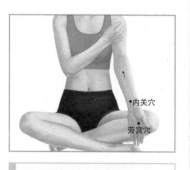

内关穴
劳宫穴

● 一手沿心包经循行线自下而上敲打另一手手臂，再点按劳宫、内关等穴各1分钟。 **5**

💬 /专/家/忠/告/

失眠患者自疗时不可过度依赖药物。

患者需戒烟、戒酒，忌辛辣食品，少喝咖啡、浓茶，晚餐不要过饱。

患者可睡前喝杯牛奶，牛奶中的色氨酸有安眠作用。

失眠患者睡觉前可用温水泡脚，这样能改善睡眠。

偏头痛
◎PIAN ◎TOU ◎TONG

　　偏头痛是一种由血管舒缩功能障碍引起的发作性头痛，以女性多见，多始于青春期，常有家族史。精神紧张、过度疲劳、气候骤变、烈日照射、低血糖、食用高酪氨酸食物或酒精类饮料等，均可诱发偏头痛。而且，随着时间的推移，本病很有可能逐渐恶化，发作频率越来越高。当今社会，偏头痛成为许多人摆脱不了的阴霾，严重影响了人们的工作、学习和生活。

症状提示

　　偏头痛发作前，病人常有嗜睡、倦怠、忧郁、怕光、怕吵、水肿等先兆症状出现，还可出现面、唇、肢体麻木，失语等症。先兆症状消失后，病人紧接着就会出现剧烈头痛。痛感先位于头部一侧，呈搏动感、烧灼感，逐渐蔓及全头部，伴恶心、呕吐、畏光、畏声等症状，可持续4至72小时。发作中止后，病人感觉疲劳、无力、食欲差，1至2天后情况才会好转。

敲打原理

　　偏头痛属于中医的"头风""偏头风"和"脑风"范畴。中医认为"不通则痛"，风邪入脑，瘀血阻滞脉络，肝阳上亢，浊痰蒙窍，精血不足等都可导致脑组织的气血不能正常运行而引起偏头痛。敲打特定的经络和穴位，可疏通经络，补益肝肾，调理气血，祛除"风、寒、痰、瘀血、脓毒"等邪气，从而达到有效缓解偏头痛的目的。

特效穴位

❶ 百会穴
❷ 太阳穴
❸ 合谷穴

●● 背面（或手背、脚底）
正面（或手心、脚背）

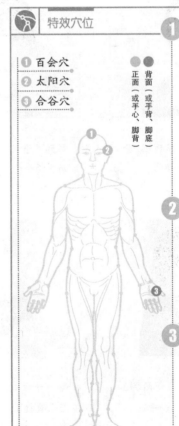

❶ 　　对于头痛患者而言，其脑组织含氧量及血流量较低，刺激百会穴可疏通脑部经络，促进脑部血液循环，提高脑组织含氧量，从而有效缓解偏头痛。

❷ 　　太阳穴乃经外奇穴，善治头部疾患，尤其对缓解头痛、偏头痛效果显著。

❸ 　　适当刺激合谷穴可提高人体的痛阈和耐痛阈，达到迅速止痛的目的。

特效穴位按摩

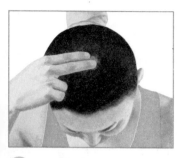

1 百会穴

食指、中指点按百会穴50次，以有酸胀感为宜。

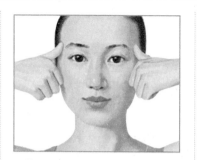

2 太阳穴

双手拇指点按太阳穴100次。

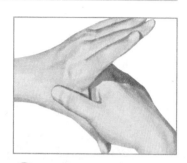

3 合谷穴

一手拇指掐另一手合谷穴50次。

简易敲打方

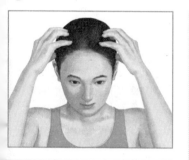

● 两手五指分开，由前发际向后发际推抹。 **1**

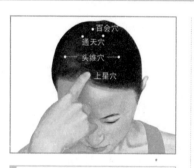

● 点按上星、头维、通天、百会等穴各30秒。 **2**

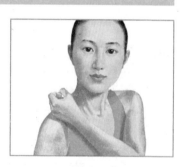

● 用空拳轻轻叩击两侧肩部约1分钟。 **3**

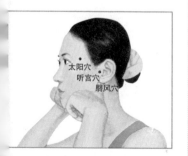

● 双目闭合，掌根轻扣头部两侧约1分钟，再点按左右太阳、听宫和翳风等穴。 **4**

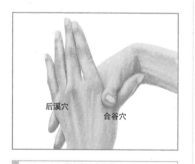

● 一手拇指置于另手合谷穴，食指置于后溪穴，同时施力点按1分钟。 **5**

/专/家/忠/告/

仰倒睡眠，其他姿势容易使颈部肌肉收缩，进而引发头痛。

不宜擦浓烈的香水。

按时用餐。血糖降低时脑部血管会收缩，再度进食时，血管扩张可引发头痛。

偏头痛发作时，小睡片刻是消除痛感的有效方法。

老年痴呆症

◎LAO ◎NIAN
◎CHI ◎DAI ◎ZHENG

老年痴呆症是一种慢性的大脑退行性变性疾病，即老人在没有任何意识障碍的情况下，记忆、思维、分析判断、视空间辨认、情绪等方面出现的障碍。在西方及我国的一些大城市如北京、上海等，老年痴呆症已成为继心血管病、脑血管病和癌症之后的第四大死亡原因。

症状提示

老年痴呆症的病情可分为三期。第一期的症状主要为记忆力、思维能力和判断能力减退；第二期的症状主要为认识功能，尤其是空间辨认功能进一步减退，容易迷路，行为明显异常，生活难以自理；第三期的症状主要为沉默不语、完全卧床、完全丧失生活自理能力，且大多伴有肌肉僵直、大小便失禁等情况。

敲打原理

老年痴呆症属于中医"呆病""健忘""虚劳""善忘"的范畴。中医认为，该病虽然病位在脑，但与心肝脾肾功能的失调密切相关。脑为元神之府，为髓之海，与人的记忆、思维等方面的功能密切相关。肾主骨生髓，肾虚则会导致髓减脑消、神机失用、气血不足以致心神失养。敲打特定的经络和穴位，可补肾活血、调理心脾、安神健脑，从而延缓衰老、增强智力、活跃思维，有效预防老年痴呆症。

特效穴位

❶ 百会穴
❷ 风池穴
❸ 涌泉穴

●● 背面（或手背、脚底）
正面（或手心、脚背）

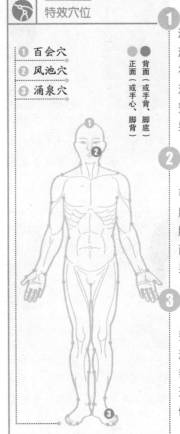

❶ 百会穴穴下深处为脑，适当刺激百会穴能活跃脑神经，改善脑部血液循环，这有利于预防或延缓老年痴呆症。

❷ 刺激风池穴可改善椎−基底动脉供血情况，促进脑部血液循环，从而有效预防老年痴呆症。

❸ 涌泉穴是肾经要穴，适当加以刺激可舒筋活络，改善人体血液循环，进而温肾、补肾、健脑。

特效穴位按摩

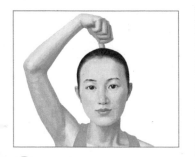

1 百会穴

拇指点按百会穴100次。

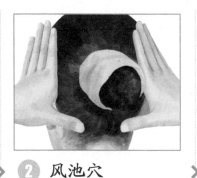

2 风池穴

双手拇指或食指点按风池穴50次。

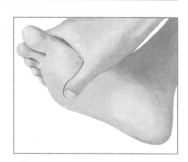

3 涌泉穴

拇指按揉涌泉穴100次。

简易敲打方

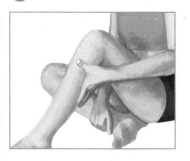

● 点按足三里穴1分钟。 **1**

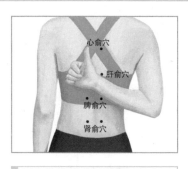

● 拇指点按心俞、肝俞、脾俞、肾俞等穴各1分钟。 **2**

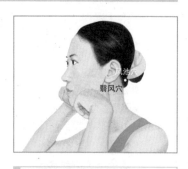

● 掌拍后颈，再用拇指自风池穴推抹至翳风穴。 **3**

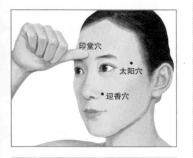

● 屈指，用指关节叩击额头1分钟，再点按印堂、太阳、迎香等穴各30秒。 **4**

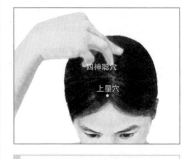

● 两手十指分开，指尖由前额向脑后叩击，再点按百会、四神聪和上星等穴。 **5**

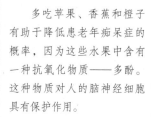

/专/家/忠/告/

多吃苹果、香蕉和橙子有助于降低患老年痴呆症的概率，因为这些水果中含有一种抗氧化物质——多酚。这种物质对人的脑神经细胞具有保护作用。

常做一些复杂精巧的手工活动如画画、写字、弹奏乐器等可预防老年痴呆症。

消化系统疾病

XIAO HUA XI TONG JI BING

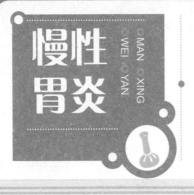

慢性胃炎
MAN XING WEI YAN

　　慢性胃炎指的是由不同病因所引起的胃黏膜慢性炎症，发病率位居各种胃病之首。胃黏膜的病变常累及贲门和胃本身，导致胃酸、胃蛋白酶和内因子减少，从而造成消化功能的失调。本病可由长期饮食不规律、烟酒刺激、免疫功能失调、服用某些药物所致，也可由急性胃炎转化而来。该病的发病率极高，民间有"十人九胃"的说法；调查也显示，在我国国民中慢性胃炎的发病率高达60%以上。

症状提示

　　慢性胃炎最常见的症状是胃部疼痛和饱胀感，饭后症状会加重。患者虽然每次进食不多，却常觉过饱而不适，且常伴有嗳气、泛酸、胃灼热、恶心呕吐、食欲不振、消化不良等症状。一些患者还会出现精神紧张、心情烦躁、失眠、心悸、健忘等。由于进食少、消化不良，某些患者还会有营养不良、消瘦、贫血和体质虚弱的情况。

敲打原理

　　慢性胃炎是最常见的胃病，属中医学"胃脘痛""痞满""吞酸""嘈杂""纳呆"的范畴。中医认为，慢性胃炎多因长期情志不畅、饮食不节、劳逸失常，导致肝气郁结、脾失健运、胃脘失和所致。因此调理慢性胃炎的经络敲打法当以养胃健脾、疏肝理气为关键。至于胃黏膜上的炎性病变，乃是由于体内瘀毒日久积聚所致，故经络敲打时还需注意清热排毒，维护正气以提高机体免疫力。

特效穴位

❶ 中脘穴
❷ 神阙穴
❸ 足三里穴

正面（或手心、脚背）
背面（或手背、脚底）

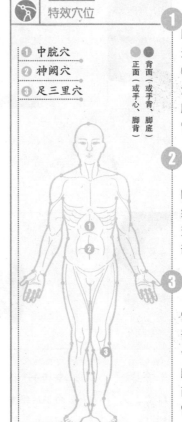

① 中脘穴为六腑经气会聚之所，适当加以刺激可畅通气血、健脾利湿、和胃降逆、疏肝宁神，调理慢性胃炎。

② 适当刺激神阙穴可调节自主神经，改善肠胃功能紊乱的现象，有效调理肠胃炎。

③ 足三里穴是胃经的合穴。刺激该穴可调动胃经的气血运行，并可理脾胃、调中气，从而改善慢性胃炎的胃痛等症状。

🔍 特效穴位按摩

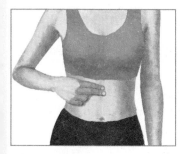

1 中脘穴

食指、中指点按中脘穴100次。

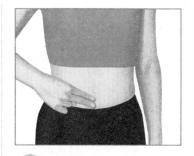

2 神阙穴

单手食指、中指点按神阙穴50次。

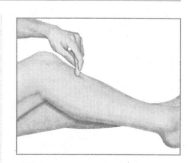

3 足三里穴

中指叩击足三里穴100次。

📋 简易敲打方

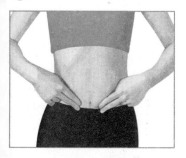

●食指、中指点按腹部，注意腹腔内有无不适点。 **1**

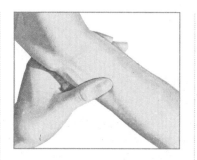

●双手拇指交替点按另手内关穴2分钟。 **2**

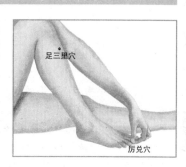

足三里穴

厉兑穴

●取坐位，双手拇指掐按足三里、厉兑等穴各1分钟。 **3**

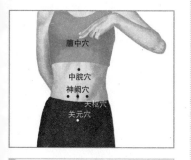

膻中穴

中脘穴
神阙穴
天枢穴
关元穴

●食指和中指沿任脉循行线自膻中穴点按至关元穴，再点按中脘、神阙和天枢等穴。 **4**

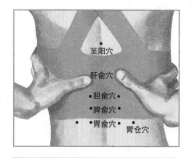

至阳穴

肝俞穴
胆俞穴
脾俞穴
胃俞穴 胃仓穴

●拇指点按肝俞、胆俞、脾俞、胃俞、胃仓等穴各2分钟，再敲打至阳穴1分钟。 **5**

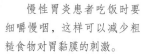

/专/家/忠/告/

慢性胃炎患者吃饭时要细嚼慢咽，这样可以减少粗糙食物对胃黏膜的刺激。

饮食要有节制，切忌暴饮暴食及食无定时。

尽量吃精细、易消化、有营养的食物。

尽量少吃肥甘厚腻以及辛辣之物，少饮酒和浓茶。

胃下垂

○ WEI ○ XIA ○ CHUI

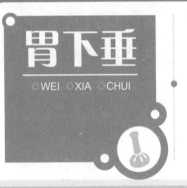

　　胃下垂指的是胃下降到正常位置以下。正常状态下，胃的位置在胸骨剑突和肚脐之间，但是该病患者在站立时，胃的下缘会达到盆腔。人们若长期劳累或大脑过度疲劳，就会使大脑皮质和皮质下中枢神经功能失调，导致胃张力减弱、蠕动缓慢、机能减退，出现下垂现象。胃下垂患者除了消化能力有所降低外，还会出现呕吐等不适症状，日常生活会受到不同程度的影响。

症状提示

　　胃下垂轻微的患者，无明显症状。较严重者会出现胃脘隐痛、腹痛、腹部有重坠感、消化不良、食欲减退、恶心、呕吐、消瘦、乏力等症状。久病后，患者的精神负担会日渐增加，并可出现心烦失眠、心悸、反应迟钝、头晕、昏厥以及不同程度的抑郁等症状，摸其腹部有强烈的腹主动脉搏动感。

敲打原理

　　中医认为，胃下垂由人体中气不足所致。脾胃为气血生化之源，两者互相配合，在心肺的作用下，将水谷精微输布于全身，以维持机体的正常功能活动。先天体质虚弱、七情内伤、饮食不节、劳倦等，均可使脾胃运化失常，导致胃下垂或其他脏器下垂。因此，胃下垂的经络敲打法当以补中益气、强健脾胃为原则，通过调节中枢神经功能，加强胃蠕动，增强胃张力，从而缓解不适症状，减轻下垂现象。

特效穴位

❶ 百会穴
❷ 巨阙穴
❸ 涌泉穴

背面（或手背、脚底
正面（或手心、脚背

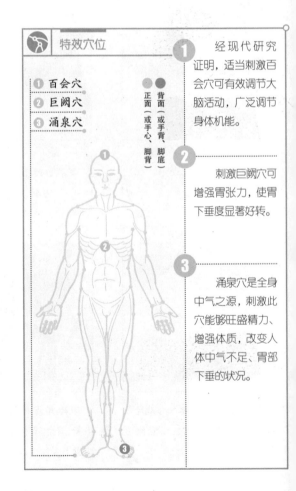

1 　　经现代研究证明，适当刺激百会穴可有效调节大脑活动，广泛调节身体机能。

2 　　刺激巨阙穴可增强胃张力，使胃下垂度显著好转。

3 　　涌泉穴是全身中气之源，刺激此穴能够旺盛精力、增强体质，改变人体中气不足、胃部下垂的状况。

特效穴位按摩

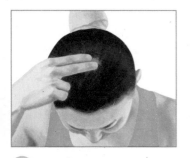

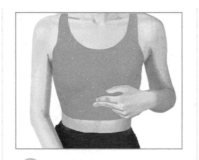

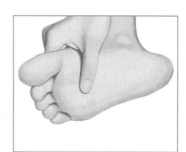

1 百会穴

食指、中指点按百会穴100次。

2 巨阙穴

食指、中指点按巨阙穴50次，力度适中。

3 涌泉穴

拇指点按足底涌泉穴50次。

简易敲打方

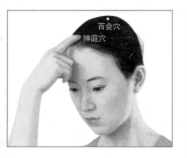

● 点按神庭、百会等穴各1分钟。

1

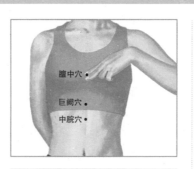

● 食指和中指依次点按膻中、巨阙和中脘等穴。

2

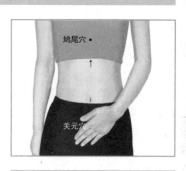

● 单手手掌自下而上沿任脉从关元穴推至鸠尾穴。

3

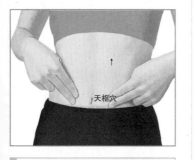

● 用掌心自下而上拍击左腹部胃经循行线，之后食指和中指点按天枢等穴1分钟。

4

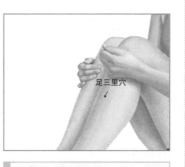

● 沿胃经的循行线自上而下敲打小腿前侧，再点按足三里和涌泉穴。

5

/专/家/忠/告/

胃下垂患者饮食上应注意营养的搭配，少食多餐，少吃刺激性强和不易消化的食物。

尽可能在饭前散步，饭后卧床休息片刻，并在休息时将下肢垫高。

睡眠时以仰卧和右侧卧为主。

胃溃疡

○ WEI ○ KUI ○ YANG

胃溃疡是发生在胃部的溃疡性病变，指正常的胃黏膜受到胃液中胃酸和蛋白酶的侵蚀，局部遭到破损和缺失的全身慢性疾病。该病为消化系统的常见病之一，可发生于任何年龄，以45至55岁的人最为常见。体质、环境、饮食、生活习惯、精神因素以及长期服用某些药物等，均可促发溃疡。据流行病学调查表明，我国人口中约有10%在其一生中患过该病。

症状提示

胃溃疡的典型症状是反复发作的上腹部疼痛。发病时，心窝下或上腹部中线周围呈烧灼性或饥饿性钝痛、隐痛，有时疼痛仅限胸腔下部。这种疼痛与饮食有关，常因饥饿、服药、进食酸性食物而诱发。此外，该病患者还可能会出现烧心、吐酸水、嗳气、食欲不振、消瘦、贫血、呕吐、大便呈黑色等症状。

敲打原理

中医认为本病病在胃，但与肝脾关系非常密切：情志不畅以致肝失疏泄；饮食不节以致脾胃损伤；湿热郁结中焦使胃膜受损；脾气郁结等均可导致溃疡的发生。而长期体力或脑力劳动过度，使脾胃耗损，气血失畅，胃膜不生，也是致使溃疡发生的重要原因。因此，调理和治疗胃溃疡的经络敲打，当以疏肝和胃、温中健脾为关键，通过调节胃酸的分泌，达到缓解各种不适症状，控制溃疡的目的。

特效穴位

❶ 不容穴
❷ 胃俞穴
❸ 足三里穴

●● 背面（或手背、脚底）
正面（或手心、脚背）

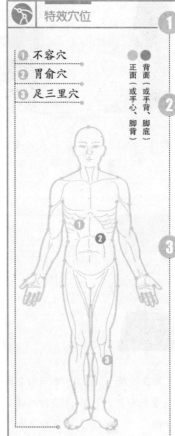

❶ 刺激不容穴能缓解呕吐、上腹疼痛等胃溃疡导致的不适症状。

❷ 经常刺激胃俞穴，力量由轻到重，可理中和胃，调节胃气，增强胃功能，减轻胃溃疡症状。

❸ 足三里穴是足阳明胃经上的主要穴位之一，经常刺激该穴可促进胃蠕动，抑制胃酸分泌，从而帮助治疗胃溃疡。

🔍 特效穴位按摩

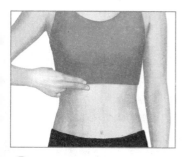

1 不容穴

食指、中指分别按揉两侧不容穴50次。

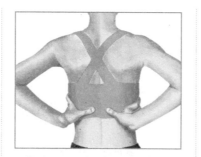

2 胃俞穴

双手拇指点按胃俞穴1分钟。

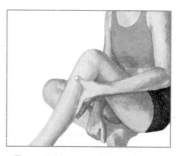

3 足三里穴

用拇指点按或掌根推击足三里穴100次。

📋 简易敲打方

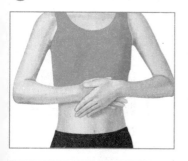

● 用掌心轻揉胃脘部3至5分钟。 **1**

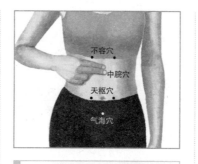

● 两指点按中脘、气海、不容、天枢穴各1分钟。 **2**

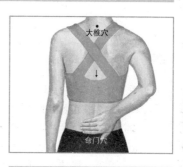

● 自上而下拍打督脉，重拍大椎和命门穴。 **3**

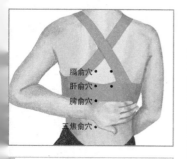

● 拍打膀胱经膈俞穴至三焦俞穴段5遍，再点按肝俞、脾俞和胃俞等穴各1分钟。 **4**

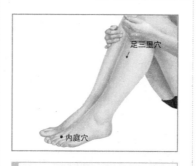

● 沿胃经循行线自上而下敲打小腿前侧，再点按足三里穴1分钟，掐内庭穴1分钟。 **5**

🎈 /专/家/忠/告/

胃溃疡患者需保持心情轻松愉快，紧张的情绪不利于食物消化和溃疡的愈合。

胃溃疡患者不可过分劳累，否则会影响食物的消化，并妨碍溃疡的愈合。

胃溃疡患者要尽量避免服用对胃黏膜有损害的药物，如阿司匹林等。

痔疮

◎ZHI ◎CHUANG

人体直肠末端黏膜下和肛管皮肤下静脉丛发生扩张和屈曲，形成的柔软静脉团即为痔疮。该病与人们久坐、久立、便秘、饮酒、嗜好辛辣饮食等因素有关，是一种常见病、多发病。任何年龄段的人均可得病，且病情会随着年龄的增长而加重，民间因此有"十人九痔"的说法。痔疮不仅会给患者的日常生活带来很大痛苦，严重时患者还会因便血过多导致人体铁元素过量流失，形成缺铁性贫血。

症状提示

临床上将痔疮分为内痔、外痔、混合痔三种。内痔发生在齿状线以上的部位，一般不痛，以便血、痔核脱出为主要症状，伴有大便困难、便后肛门处仍有坠胀感等现象。外痔位于齿状线以下，以疼痛、肿块为主要症状，排便时疼痛加重，并有少量分泌物。混合痔有内外痔的双重特征，以直肠黏膜及皮肤脱出、坠胀、疼痛、反复感染为主要症状。

敲打原理

中医认为，痔疮是由饮食不节、生湿积热、脏腑虚弱，"气血浸入大肠，致各道无出路，结积成块"所致，即所谓的"血瘀"。敲打特定的经络和穴位，可调理肠胃、清热凉血、利湿解毒、益气活血，促进肠道蠕动和肛门周围血液循环，缓解静脉曲张，从而达到减轻疼痛，预防痔核脱垂，消除痔核炎症，减少痔核流血的目的。

特效穴位

❶ 气海穴
❷ 长强穴
❸ 承山穴

●● 背面（或手背、脚底）
● 正面（或手心、脚背）

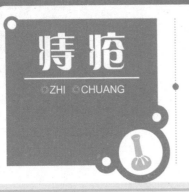

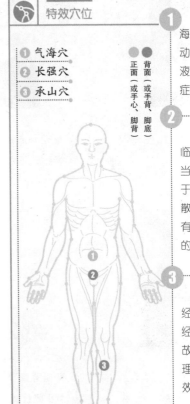

❶ 适当按摩气海穴可刺激肠道蠕动，促进肠道的血液循环，缓解痔疮症状。

❷ 长强穴是肛门临近处的俞穴，适当加以刺激可作用于肛部，达到活络散瘀、消肿止痛，有效改善痔疮症状的目的。

❸ 承山穴是膀胱经上的要穴，膀胱经的经别入于肛，故承山穴历来为调理肛门疾患的经验效穴。

🔍 特效穴位按摩

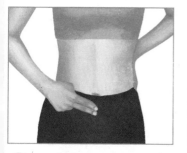

① 气海穴

食指、中指点按气海穴50次。

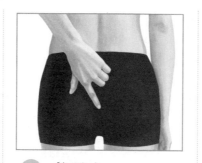

② 长强穴

单手食指点按长强穴100次。

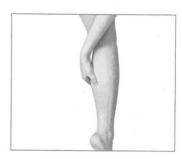

③ 承山穴

拇指点按承山穴50次。

📋 简易敲打方

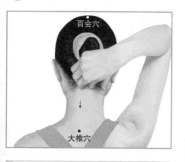

百会穴

大椎穴

● 五指指尖自百会穴叩击至大椎穴，重复3遍。　**1**

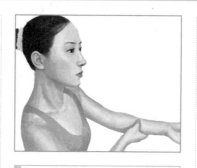

● 一手拇指点按另一手的孔最穴30秒，换手重复。　**2**

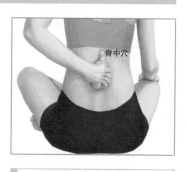

脊中穴

● 拇指点按督脉上的脊中、长强等穴各30秒。　**3**

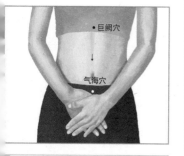

· 巨阙穴

气海穴

● 两掌叠放，沿任脉的循行线，自巨阙穴经气海穴，推按至关元穴，重复2遍。　**4**

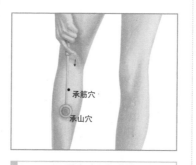

· 承筋穴

承山穴

● 用经络锤沿膀胱经的循行线敲打两腿后侧，承筋、承山等穴处敲击时间稍久。　**5**

/专/家/忠/告/

养成定时排便的习惯，不可长期服用泻药和灌肠。因为长期服用泻药可使直肠血管充血扩张，并导致胃肠功能紊乱。长期灌肠会使直肠黏膜感觉迟钝，加重便秘，反而容易引发痔疮。

大便常干燥者，可在晚饭1小时后吃白菜心3至5两。

生殖泌尿系统疾病

SHENG ZHI MI NIAO XI TONG JI BING

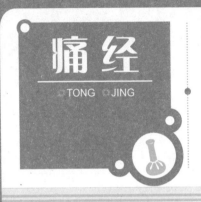

痛经
○TONG ○JING

痛经指女性经期前后或行经期间，下腹部痉挛性疼痛并伴有全身不适，日常生活受到严重影响的情况。痛经在临床上可分为原发性和继发性这两种。月经初潮后即痛经者，一般属原发性，常见于未婚未孕妇女，妇科检查无明显器质性病变。初潮后一段时间内无痛经，后出现痛经，多发于盆腔器质性病变者，为继发性痛经。对于原发性痛经，经络敲打可有效缓解不适症状。

 症状提示

原发性痛经按程度可划分为3种：

● **轻度**：经期及其前后小腹疼痛，腰部酸痛，无全身症状。

● **中度**：经期及其前后小腹疼痛难忍，腰部酸痛，恶心呕吐，手脚冰凉，需使用止痛措施。

● **重度**：经期及其前后小腹疼痛难忍，需卧床休息，腰部酸痛，面色苍白，出冷汗，手脚冰凉，呕吐，腹泻，止痛措施无法明显缓解。

 敲打原理

中医认为，痛经主要病机在于邪气内伏，经血亏虚，致使胞宫气血运行不畅，"不通则痛"；或胞宫失于濡养，"不荣则痛"。另外，肾气亏虚、脾胃失调、气血不足、肝气郁结等都可以导致痛经。因此，缓解痛经症状的经络敲打法当以通脉止痛、活血祛邪、补肾健脾、疏肝行气为关键。

特效穴位

❶ 气海穴
❷ 阳池穴
❸ 至阴穴

○正面（或手心、脚背）
●背面（或手背、脚底）

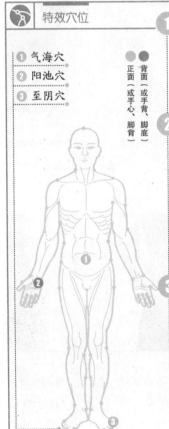

❶ 刺激气海穴能够调整紊乱的自主神经，安定精神，调经、养血、止痛。

❷ 阳池穴是支配血液循环及激素分泌的重要穴位。刺激该穴可促进血液循环，平衡激素分泌，消除手足发冷等痛经症状。

❸ 至阴穴是妇科要穴，适当刺激可提高肾脏和膀胱等器官的机能，并可理气调血，缓解痛经引起的腹部疼痛等症状。

特效穴位按摩

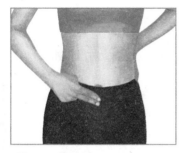

1 气海穴

食指、中指点按气海穴50次，以感觉酸胀为宜。

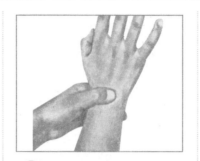

2 阳池穴

一手拇指点按另一手阳池穴50次，以感觉胀痛为宜。

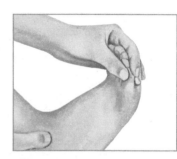

3 至阴穴

用拇指按揉或牙签刺激至阴穴30次，力度以耐受为宜。

简易敲打方

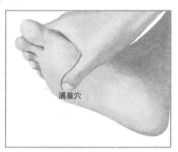

● 一手掌心擦热另脚脚底，并点按涌泉穴1分钟。 **1**

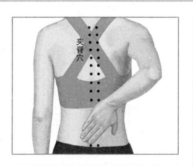

● 单掌拍打脊柱两侧夹脊穴。 **2**

● 双手拇指交替点按另手阳池、外关等穴各1分钟。 **3**

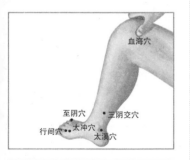

● 拇指点按血海、三阴交、太溪、太冲、行间、至阴等穴各30秒。 **4**

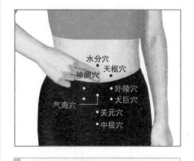

● 食指、中指点按水分、神阙、气海、关元、中极、天枢、外陵、大巨等穴各30秒。 **5**

专/家/忠/告

研究发现钙、钾、镁等矿物质，能有效缓解痛经。痛经的女士不妨在月经前夕或期间，多摄入富含钙及镁的食物，如牛奶、香蕉等。

经常痛经的女士，可多喝热的药草茶或热柠檬汁，痛经时可在腹部放热敷垫。

不宜饮用过多咖啡。

月经不调

O YUE O JING O BU O TIAO

月经不调是指女性月经的周期、经期、经色、经质等发生异常并伴有其他症状的一种疾病，是妇科最常见的疾病之一。据统计，我国90%的女性都有月经不调的症状，病因可能为器质性的也可能为功能性的，但极少有人对其给予足够的重视。据临床验证，很多疾病如高血压、内分泌疾病、肝脏疾病、血液疾病、生殖道感染、子宫肌瘤等均可引起月经不调。

症状提示

月经不调主要表现为经期延长或缩短、月经提前或推后、月经先后不定期，经血量过多、过少，经色不正常等。该病症还可能导致痛经、经前综合征等并发症。由于该病大多是由身体机能失调引起的，很多患者还可能会出现全身乏力、面色苍白、头昏、腰酸、怕冷喜暖等症状。

敲打原理

月经不调的原因可分为内分泌功能失调和器质性病变两类。经络敲打主要是针对内分泌异常导致的月经不调。该病多由先天肾气不足，或劳倦过度使脏气受损，肾肝脾功能失常，气血失调，以致冲任二脉损伤所致。通过敲打特定的经络和穴位，可加强肝脏疏泄功能、脾脏统血功能和肾脏温煦功能，调节人体中枢神经系统和内分泌系统，从而使月经恢复正常。

特效穴位

❶ 气海穴
❷ 关元穴
❸ 照海穴

●● 背面（或手背、脚底）
● 正面（或手心、脚背）

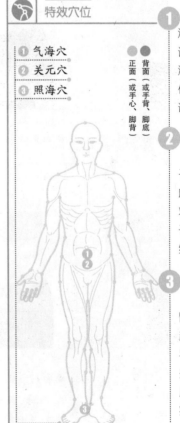

❶ 前人有"气海一穴暖全身"之说，故适当刺激气海穴可改善虚弱的体质，改善月经不调、痛经等症。

❷ 关元穴为"男子藏精，女子蓄血"之处，可补肾壮阳、理气和血，予以刺激可改善月经不调等症。

❸ 照海穴既属肾经又为阴跷脉起点，有调理阴阳与气血平衡的功效，对肾虚导致的月经不调有一定疗效。

🔍 特效穴位按摩

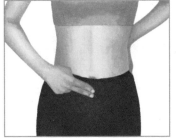

① 气海穴

单手食指、中指点按气海穴100次。

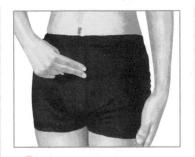

② 关元穴

单手食指、中指点按关元穴100次。

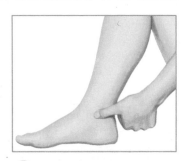

③ 照海穴

拇指点按照海穴50次，以胀痛为宜。

📋 简易敲打方

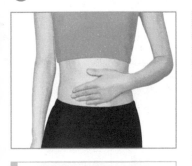

● 左手掌心绕肚脐顺时针推抹腹部1至3分钟。 **1**

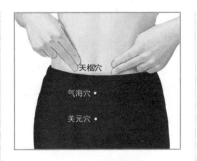

● 食指、中指点按气海、关元、天枢等穴各30秒。 **2**

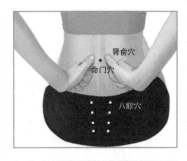

● 点按肾俞、命门和八髎等穴，以有酸胀感为度。 **3**

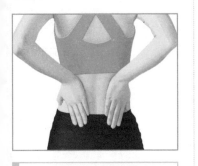

● 双掌分别置于腰骶部两侧，自上而下用力推抹腰骶部，以腰部发热为佳。 **4**

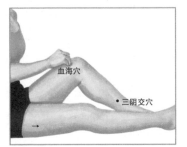

● 沿胆经敲打大腿外侧，再点按照海、三阴交、血海等穴各1分钟。 **5**

/专/家/忠/告/

熬夜、过度劳累等都会导致月经不调。

经期食用油腻、偏冷的食物，也会导致月经不调。

月经不调的女性更应注意个人卫生，保持外生殖器清洁，勤洗、勤换内裤。

多做有氧运动，缓解精神压力，可防治月经不调。

闭经

◎BI JING

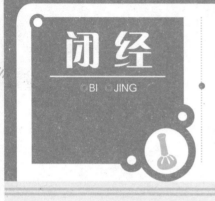

发育正常的女性，平均年龄在14岁即会来月经。如果年龄超过18岁仍无月经，或已来过月经，非因妊娠、哺乳而月经中断3个月以上，同时出现病状的，则被称为"闭经"。情绪紧张、过度减肥、避孕药等使闭经患者大幅增加，而少女时期出现闭经可能会引起不孕。妊娠期、哺乳期暂时的停经，绝经期的绝经，或有些少女初潮后一段时间内停经等，均属正常生理现象，不作闭经而论。

症状提示

闭经患者多有身体虚弱、气血不足等症状，所以患病时除了月经闭止之外，还可能会出现面色苍白、面容憔悴、心悸气短、四肢乏力、腰膝酸软、食欲不佳、消瘦、低热、失眠多梦、心烦易怒、胸胁胀痛、小腹冷痛、四肢冰冷、白带增多等症状。

敲打原理

中医将闭经称为经闭，并认为根据不同的病因，经闭可分为两种，一种由肝肾亏损、气血虚弱，导致精血不足、血海空虚、无血可下所致；另一种由气滞血瘀、寒湿凝滞，导致脉道不通、经血不得下行所致。因此，改善经闭的经络敲打法当以补益肝肾、理气活血、疏经通络为关键。

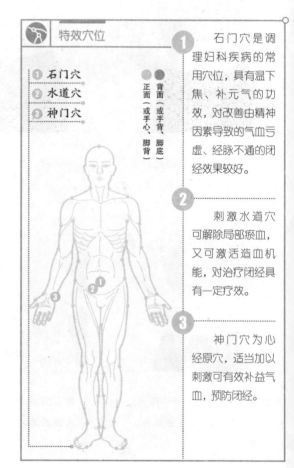

特效穴位

❶ 石门穴
❷ 水道穴
❸ 神门穴

正面（或手心、脚背）

背面（或手背、脚底）

❶ 石门穴是调理妇科疾病的常用穴位，具有温下焦、补元气的功效，对改善由精神因素导致的气血亏虚、经脉不通的闭经效果较好。

❷ 刺激水道穴可解除局部瘀血，又可激活造血机能，对治疗闭经具有一定疗效。

❸ 神门穴为心经原穴，适当加以刺激可有效补益气血，预防闭经。

🔍 特效穴位按摩

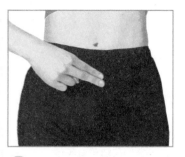

1 石门穴

食指、中指点按石门穴50次，以感觉酸胀为宜。

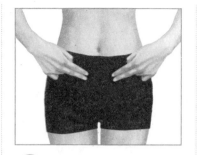

2 水道穴

双手食指、中指点按水道穴50次。

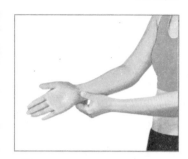

3 神门穴

拇指点按神门穴100次。

📋 简易敲打方

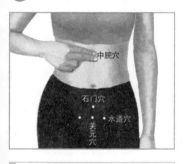

中脘穴
石门穴
水道穴
关元穴

● 两指点按中脘、关元、石门、水道等穴各1分钟。 **1**

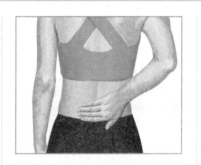

● 用单手掌心反复拍推命门穴处。 **2**

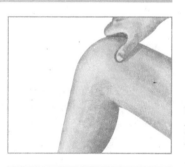

● 双手拇指点按两腿血海穴各1分钟。 **3**

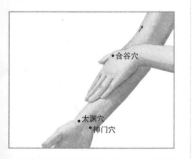

合谷穴
太渊穴
神门穴

● 一手沿肺经循行线自下而上拍打另手手臂，再点按神门、太渊、合谷等穴各30秒。 **4**

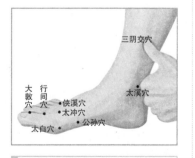

三阴交穴
太溪穴
大敦穴
行间穴
侠溪穴
太冲穴
太白穴
公孙穴

● 拇指点按三阴交、侠溪、太冲、大敦、行间、太白、公孙、太溪等穴各30秒。 **5**

/专/家/忠/告/

女性对于月经过少要加以重视，积极治愈可减少闭经的发病率。

精神抑郁可使大脑皮质受到抑制从而导致闭经。因此，女性应保持心情舒畅，避免过度精神紧张。

盲目节食减肥可增加闭经的发病率。

乳腺增生

RU XIAN ZENG SHENG

乳腺增生是女性最常见的乳房疾病，发病率居乳腺疾病的首位，据调查，当前有70％至80％的女性有不同程度的乳腺增生现象。该病多由人体内分泌紊乱所致，它的类型有很多，有的是生理期的反应，月经期后即可自行消退，不需要特殊治疗，如单纯性乳腺增生症；有的是病理性的，需积极治疗，不可大意，比如囊性增生类型，就存在癌变的可能。

症状提示

乳腺增生最常见的症状是乳房疼痛和乳房肿块。乳房疼痛多为胀痛或刺痛，可累及一侧或两侧乳房，以一侧偏重多见，常于月经前数天加重，行经后减轻或消失。乳房肿块可发于单侧或双侧，单个或多个，与周围组织无粘连，有触痛感。肿块大小不一，可随月经周期改变，经前常增大变硬，经后则缩小变软。

此外，乳腺增生的常见症状还包括乳头溢液、月经失调、情志改变等。

敲打原理

乳腺增生属中医"乳癖""乳核""乳栗"等范畴。中医认为，恼怒伤肝可使肝郁气滞，思虑伤脾可使脾失健运。肝脾两伤、痰气互结、淤滞成块，则发而为乳腺增生。经络敲打以疏肝理气、化痰散结为关键，通过恢复肝脏的正常疏泄功能，来调节人体内分泌，达到缓解乳腺增生的目的。

特效穴位

❶ 乳根穴
❷ 膻中穴
❸ 三阴交穴

●● ●●
正面（或手心、脚底） 背面（或手背、脚背）

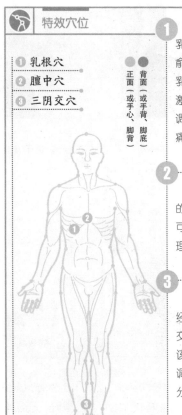

❶ 乳房属胃经，乳根穴即为胃经俞穴，又分布在乳下，适当加以刺激，可疏通经络、调理气血、消结止痛、养血丰乳。

❷ 膻中穴是心包的募穴，气会膻中可疏肝解郁、化痰理气。

❸ 三阴交穴是脾经、肾经、肝经的交会穴，适当刺激该穴可滋阴补肾、调理肝脾，平衡内分泌。

特效穴位按摩

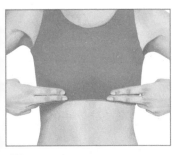

1 乳根穴

双手食指、中指点按乳根穴100次。

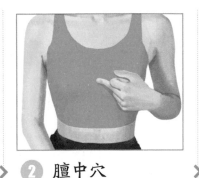

2 膻中穴

中指点按膻中穴100次。

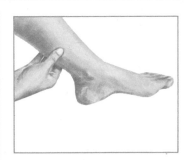

3 三阴交穴

拇指点按三阴交穴100次。

简易敲打方

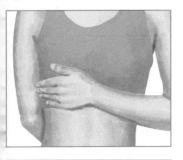

● 手掌反复推抹另侧肋部，以皮肤有微热感为宜。 **1**

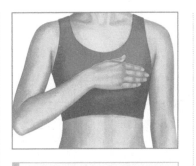

● 掌根轻轻揉按肿块2至3分钟，以局部发热为宜。 **2**

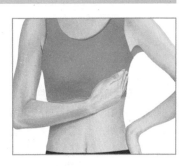

● 单手五指抵住肿块，微用力向乳中方向推抹。 **3**

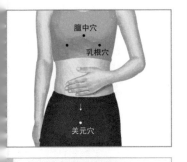

● 单手沿任脉的循行线推抹腹部2分钟，再点按膻中、关元、乳根等穴各1分钟。 **4**

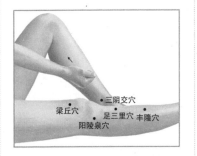

● 沿肝经的循行线敲打两下肢，再敲阳陵泉、梁丘、丰隆、足三里、三阴交等穴。 **5**

/专/家/忠/告/

不良情绪可加重内分泌失调，使乳腺增生严重化。因此，患者应保持情绪稳定。

乳腺增生患者生活要有规律，要劳逸结合，同时保持性生活和谐。这样可调节内分泌，减轻乳房胀痛症状。

患者禁止滥用避孕药及含雌激素的美容产品。

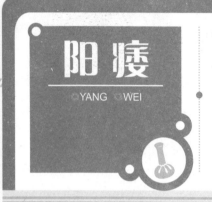

阳痿
◎YANG ◎WEI

阳痿是指男子阴茎无法勃起或勃起无力，不能完成性交，病程在3个月以上的症状，是最常见的男子性功能障碍性疾病。精神因素、神经系统病变、内分泌疾病、泌尿生殖器官病变以及慢性疲劳等因素，均可引发该病。据统计，成年男性中约有11.4%的人有不同程度的阳痿症状。阳痿不仅会给夫妻关系带来障碍，给患者带来身心痛苦，还可导致男性不育。

症状提示

阳痿一般可分为三个阶段。

● **早期：**患者阴茎可自主勃起，但勃起不坚。

● **中期：**患者阴茎无法自主勃起，缺乏性欲、性冲动，性交过程中发生痿软。

● **晚期：**患者阴茎萎缩，完全无性欲，阴茎无法勃起。

敲打原理

肾为人体先天之本，由各种原因导致的肾阳衰微、命门火衰是引起阳痿的主要原因。此外，心脾两虚、气血不足，也可使阴茎血液循环不畅、充血不足，以致勃起无力。而过度疲劳、情志不畅会造成人体经气不通、肝气郁结、脉络受阻，引起内分泌障碍和神经功能紊乱，从而引发阳痿。因此，缓解阳痿的经络敲打法，当以固肾壮阳、补益心脾、疏肝理气为关键，通过促进局部血液循环、调节内分泌、改善神经功能。

特效穴位

❶ 命门穴
❷ 关元穴
❸ 长强穴

●正面（或手心、脚背）
●背面（或手背、脚底）

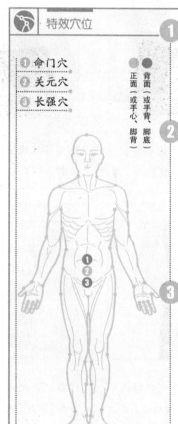

1 阳痿的一个重要原因就是命门火衰，故刺激命门穴可有效增强生殖器功能。

2 关元穴为任脉要穴，而任脉是与生殖系统密切相关的一条经脉，刺激关元穴可促进阴茎周围血液循环，有效强精壮阳。

3 长强穴主治与肾精相关的病症，刺激长强穴可增强肾脏和肝脏功能，促进性欲，提升性能力。

特效穴位按摩

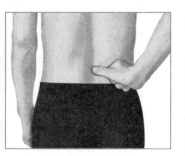

① 命门穴

拇指点按命门穴100次。

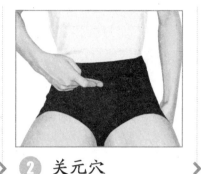

② 关元穴

中指点按关元穴100次。

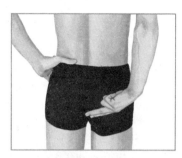

③ 长强穴

食指、中指点按长强穴50次。

简易敲打方

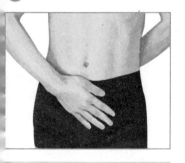

● 掌心横擦小腹至小腹发热，再点按关元穴。 **1**

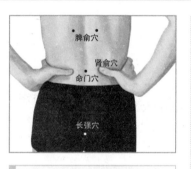

脾俞穴
肾俞穴
命门穴
长强穴

● 中指点按长强、命门等穴，再拇指点按肾俞、脾俞等穴。 **2**

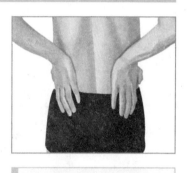

● 双手掌心搓擦志室穴区，以腰部发热为宜。 **3**

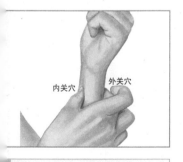

内关穴 外关穴

● 一手拇指、食指分别按住另手内关、外关等穴，对拿30秒。 **4**

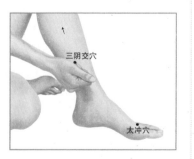

三阴交穴
太冲穴

● 大致沿肾经的循行线敲打两小腿，再点按三阴交、太冲等穴各30秒。 **5**

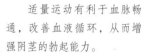

/专/家/忠/告/

　　适量运动有利于血脉畅通，改善血液循环，从而增强阴茎的勃起能力。

　　进行性生活前可饮少量白酒，以消除心理抑制，提高大脑性中枢的兴奋，从而增强阴茎勃起功能。

　　适量吃一些韭菜炒猪肝可增强性功能，提高性欲。

早泄

◇ZAO ◇XIE

早泄指阴茎插入阴道后，女性未达性高潮，男性在性交时间少于2分钟时便提早射精的现象。这种情况在夫妻生活中较为常见，据统计，一般男性30%有不同程度的早泄症状。早泄的问题看上去不大，但它不仅可导致性生活质量不高，影响夫妻关系，而且还可引起阳痿等性功能障碍，应当予以重视。

症状提示

早泄的主要症状为性交时间极短即行射精，甚至性交前即射精。若导致原因是性功能减退，还会伴有性欲减退、阴茎勃起无力等症状。若导致原因仅仅是身心疲惫，常会伴有勃起乏力之症。

敲打原理

早泄主要与男性射精阈值较低有关，是一种大脑皮质对射精中枢的调控障碍，从中医角度看，治疗它需要镇静安神。中医认为早泄还和"精瘀"有关，而"血瘀"可导致"精瘀"。此外，中医还认为，"肾藏精"，主生殖，肾气不足或肝肾阴虚，则机体难以固精，出现早泄；若肝失疏泄，则全身气机不畅，也容易出现早泄。因此经络敲打主要通过镇静安神、活血化瘀、疏肝理气、通精固肾等手法来缓解早泄症状。

特效穴位

❶ 百会穴
❷ 关元穴
❸ 内关穴

正面（或手心、脚背）
背面（或手背、脚底）

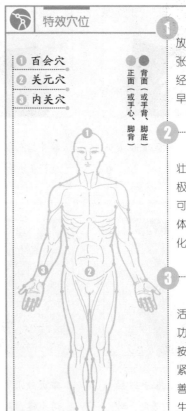

1 刺激百会穴可放松大脑皮质的紧张度，调节中枢神经系统，避免出现早泄。

2 关元穴有强精壮阳的作用，与中极、三阴交穴配合可改善和增加海绵体动脉血流量，强化勃起效应。

3 内关穴有理气活血、安神定志之功效，性生活前多按内关穴，可缓和紧张情绪，有效改善早泄症状，使性生活更加和谐。

🔍 特效穴位按摩

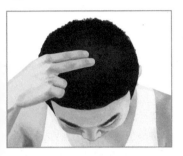

1 百会穴

食指、中指点按百会穴50次，以感觉酸胀为宜。

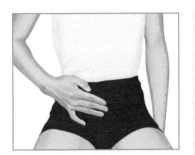

2 关元穴

食指、中指和无名指点按关元穴100次。

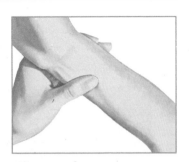

3 内关穴

拇指点按内关穴100次。

📋 简易敲打方

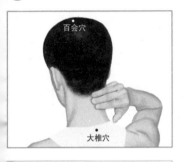

百会穴
大椎穴

● 三指指尖自百会穴叩击至大椎穴，反复多次。 **1**

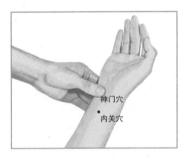

神门穴
内关穴

● 一手拇指点按另手神门、内关等穴1分钟，换手重复。 **2**

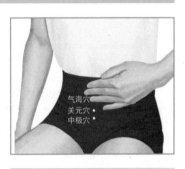

气海穴
关元穴
中极穴

● 三指依次点按气海、关元、中极等穴各2分钟。 **3**

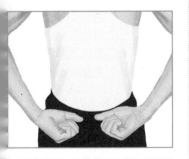

● 两拳拳眼分别紧按两侧腰骶部，上下摩动数分钟，以腰骶部有感觉为度。 **4**

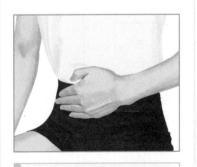

● 掌根揉神阙穴，至脐下有温热感，再用掌心顺时针揉小腹，至小腹温热。 **5**

/专/家/忠/告/

初次性交或夫妻久别重逢出现的早泄，不可以病态视之。一般来说，等性生活正常后，早泄现象便会消失。

由阴茎包皮系带过短等原因造成的早泄，应去医院做手术治疗。

性生活时情绪要放松。

避免过度劳倦后行房。

前列腺增生

QIAN LIE XIAN ZENG SHENG

前列腺增生是精阜以上的前列腺部尿道周围腺体的增生，是老年男性的常见病。据报道，我国老年男子患此病的概率达50%以上。由于前列腺位于膀胱出口，其增生会压迫尿道，使尿液排出受阻，引起泌尿系统病变，因此不可轻视。对于该病，目前尚无有效的预防手段，延缓或逆转进程是关键。

症状提示

前列腺增生的症状可分成两类，一类是因增生的前列腺阻塞尿路产生的梗阻性症状，如尿频、排尿无力、尿线变细、血尿、尿潴留等；一类是梗阻的并发症，如肾盂积水、尿毒症等，主要表现为食欲减退、恶心、呕吐、贫血、头痛、昏迷、血精、性欲减弱或旺盛。另外，患者由于腹压增高，还可能并发痔疮、疝气等病。

敲打原理

现代医学认为，前列腺增生由内分泌紊乱所致，与性激素代谢异常有关。在中医里，代谢功能是以五脏为中心来论述的。该病属中医"癃闭"的范畴，肺失肃降、脾失转输、肾的气化功能失常都可导致癃闭。此外，前列腺是肝经的循行处，肝气郁结，使瘀血败精阻塞尿道，也可引起癃闭。可见，改善前列腺增生的经络敲打当以调和脏腑，恢复全身代谢功能为关键。

特效穴位

❶ 神阙穴
❷ 志室穴
❸ 复溜穴

●● 背面（或手背、脚底）
○ 正面（或手心、脚背）

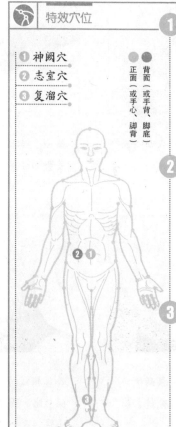

1 刺激神阙穴有利于膀胱功能的恢复，小便后点按数次可促使膀胱排空，减少膀胱残余尿量，改善前列腺增生的症状。

2 志室穴具有活跃肾脏机能的作用，刺激此穴，可调节内分泌系统的活动，缓解前列腺充血状况。

3 刺激复溜穴具有滋阴补肾、固表通利的双重作用，可有效调理生殖系统疾病。

特效穴位按摩

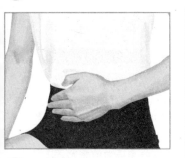

1 神阙穴

单手掌心按揉神阙穴50次。

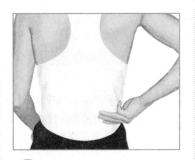

2 志室穴

双手食指、中指和无名指点按志室穴100次，以感觉酸胀为宜。

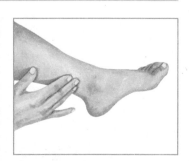

3 复溜穴

食指、中指和无名指点按复溜穴50次，力度可稍重。

简易敲打方

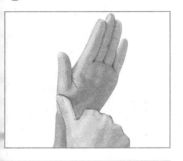

● 拇指点按鱼际穴及周围区域，以有酸胀感为佳。 **1**

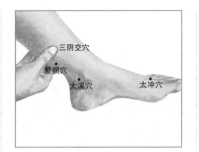

三阴交穴
复溜穴
太溪穴
太冲穴

● 拇指按揉三阴交、复溜、太溪、太冲等穴各30秒。 **2**

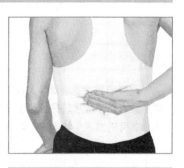

● 反复捏拿腰部脊柱，无具体时间限制。 **3**

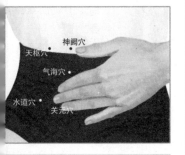

神阙穴
天枢穴
气海穴
水道穴
关元穴

● 食指、中指和无名指依次点按水道、神阙、气海、关元和天枢等穴各30秒。 **4**

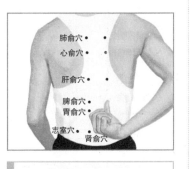

肺俞穴
心俞穴
肝俞穴
脾俞穴
胃俞穴
志室穴
肾俞穴

● 拇指点按肺俞、心俞、肝俞、脾俞、胃俞、肾俞、志室等穴各30秒。 **5**

/专/家/忠/告/

前列腺增生患者平时不宜久坐，并且要讲究坐姿。坐的时候，患者要有意识地将重心移向左臀部或右臀部（可以左右臀部适当轮换），即仅用半边臀部着力。这样可避免人体重心直接压迫前列腺，减轻前列腺增生的症状。

运动系统疾病

YUN DONG XI TONG JI BING

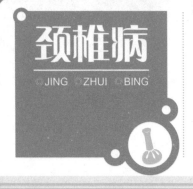

颈椎病

JING ZHUI BING

颈椎病主要由颈椎长期劳损、骨质增生或椎间盘脱出、韧带增厚，致使颈椎脊髓、神经根或椎动脉受压所致。该病是老年人的常见病，据统计，我国70岁以上的人群几乎都患过本病。但是随着生活节奏的加快、工作和学习压力的增大，其发病趋势越来越年轻化。颈椎病不仅会使患者在日常生活中频发头痛、头晕等症，甚至还可造成患者血压不稳、胃肠功能紊乱，降低患者的生活质量。

症状提示

颈椎病的主要症状为颈部僵硬、活动受限，颈肩背部、头枕部和上肢出现放射性疼痛和麻木感。有的患者一侧面部有发热、出汗、耳鸣现象；有的患者手指发麻无力，难以握住物体；少数患者有眩晕、猝倒等症状；病情严重者，可出现下肢痉挛、行走困难，甚至四肢瘫痪等症。

敲打原理

颈椎病在中医中属于"痹证"的范畴。中医认为，本病是由年老体虚或长期劳累导致肾气不足、脾失调养、气血失和，再加上外感风寒、经络受阻以致筋骨不利所致。用轻柔的手法敲打特定的经络和穴位，可补益脏腑、增强体质、调和气血、祛风散寒、疏经通络，从而解痉止痛，有效缓解各种不适症状，延缓或逆转其病程。

特效穴位

❶ 风池穴
❷ 肩井穴
❸ 大椎穴

正面（或手心、脚背）　背面（或手背、脚底）

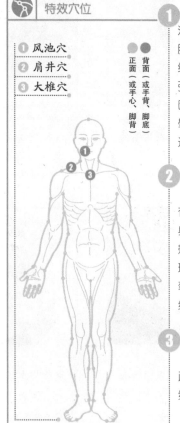

❶ 适当刺激风池穴可改善颈部、脑部的血液循环，缓解颈部肌肉紧张，从而有效缓解因颈椎病导致的头晕、颈肩酸痛等不适症状。

❷ 刺激肩井穴，有促进气血运行周身的作用，可改善患者颈部的血液循环，松解粘连和痉挛的软组织，有效缓解颈肩不适。

❸ 刺激大椎穴可疏调局部经气、通经活络。

特效穴位按摩

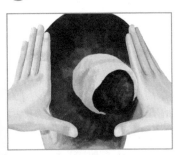

① 风池穴

双手拇指点按两侧风池穴100次。

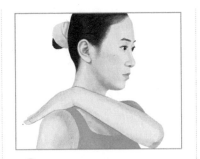

② 肩井穴

掌擦肩井穴100次。

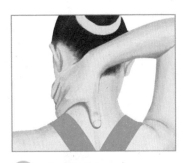

③ 大椎穴

拇指点按大椎穴50次。

简易敲打方

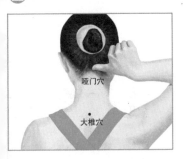

● 拇指点按哑门、大椎等穴各1分钟。

1

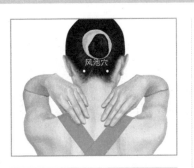

● 五指捏拿风池穴区和颈椎两侧。

2

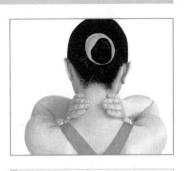

● 两掌相对，自下而上拍打颈项两侧，重复5遍。

3

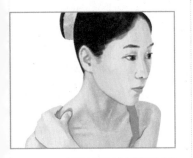

● 自上而下捏拿两侧颈肩部，自风池穴至肩井穴，如有压痛点，轻敲此处。

4

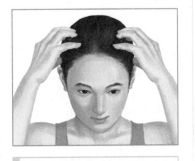

● 双手五指微曲分别放在头顶两侧，从前发际沿头顶至脑后做梳头状动作。

5

/专/家/忠/告/

颈椎病患者睡觉时，枕头不可以过高或过硬。

伏案工作1小时后，可站起来做举臂转身或提肩缩颈运动，能预防颈椎病。

洗澡、洗头后要注意保暖。风寒可使颈部血管收缩、血流降低，加剧颈部不适或加重颈椎病病情。

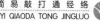

肩周炎
○JIAN ○ZHOU ○YAN

肩周炎指肩关节周围的软组织和关节囊发生的慢性无菌性炎症，主要由肩关节周围的韧带、肌腱长期劳损，软组织退行性改变所致。该病常见于50岁左右的中年人，故有"五十肩"之称。不过办公室工作者由于长期伏案，肩部肌肉、韧带处于紧张状态，因此50岁以下的人中也不少见。如果患者得不到有效治疗，肩关节的功能活动将受到严重影响，从而妨碍日常生活和工作、学习。

症状提示

肩周炎早期，患者肩关节会阵发性疼痛。这种疼痛常因天气变化或过度劳累而诱发，以后会逐渐发展为持续性疼痛，并越来越重，甚至可放射至后头部、手指、胸部，导致患者夜不能寐，肩关节活动受限。病程较长的患者可能会出现三角肌轻度萎缩、斜方肌痉挛等现象。

敲打原理

肩周炎也属于中医"痹证"的范畴。现代中医临床总结古人经验，认为其发病与体质虚弱、感受风邪以致肩部周围气血不足有关。一般来说，在肩周炎早期即疼痛期，不适宜使用经络敲打法，以免加剧疼痛症状。在急性期过后可通过敲打特定经络和穴位，改善局部血液循环，减轻肌肉痉挛，促进炎症消退，解除关节内、外粘连，恢复正常的关节活动功能。但需要注意的是，敲打肩部经络时，手法一定要轻柔，以免加重症状。

特效穴位

❶ 天宗穴
❷ 肩贞穴
❸ 曲池穴

●● 背面（或手背、脚底
●● 正面（或手心、脚背）

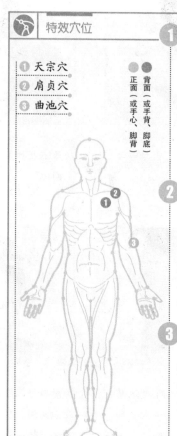

① 刺激天宗穴可促进颈、肩、背部血液循环，及时运走和稀释、分解炎症代谢产物，有效缓解肩周炎导致的疼痛、手臂麻木等不适症状。

② 小肠经又叫"肩脉"，主管肩部所生之病。肩贞穴是小肠经要穴，历来为改善肩周炎的常用穴位。

③ 现代医学研究证明，刺激曲池穴有抗菌消炎的功效。

🔍 特效穴位按摩

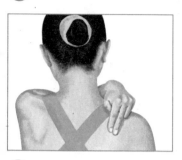

① 天宗穴

食指、中指点按天宗穴50次，以感觉酸胀为宜。

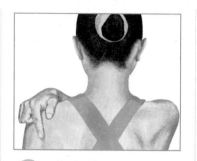

② 肩贞穴

食指按揉肩贞穴100次。

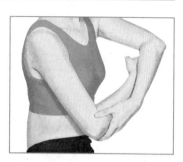

③ 曲池穴

拇指重力点按曲池穴100次。

📋 简易敲打方

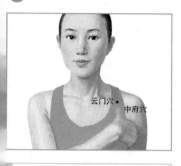

云门穴 • 中府穴

● 双手拇指点按中府、云门、天宗穴各30秒。 **1**

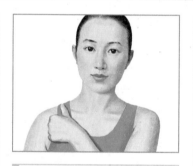

● 拳心敲打肩前部、三角肌部及上臂内侧各3分钟。 **2**

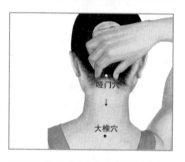

哑门穴

大椎穴

● 拇指、食指沿督脉的循行线从哑门穴拿捏至大椎穴。 **3**

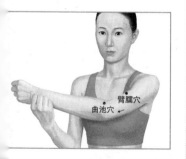

臂臑穴

曲池穴

● 一手沿小肠经循行线自上而下敲打另手手臂，再点按肩贞、臂臑、曲池等穴各1分钟。 **4**

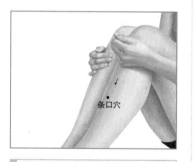

条口穴

● 双手拳心沿胃经的循行线，自上而下敲打两小腿，条口穴敲打时间稍久。 **5**

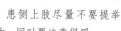

/专/家/忠/告/

　　患侧上肢尽量不要提举重物，同时要注意保暖。

　　患者平时可做一些上肢提举或后旋的动作，做前先按揉肩部，并且小角度摆动手臂，以使肩部肌肉松弛。

　　患者平时可将两臂从前向后，或从后向前做绕脖子的动作，以锻炼肩关节。

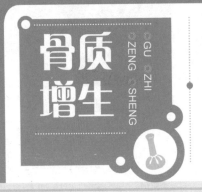

骨质增生是人体衰老的自然现象。常处于运动状态的关节，软骨周围的血液循环比较快速，这样关节处就会出现代偿性软骨增长，时间久了，增生的软骨钙化，即为骨质增生。据调查，45岁以上的人群患骨质增生的概率极高。长期伏案工作者、睡眠姿势不良者也是本病的易患人群。目前尚无治疗骨质增生的特效方法，通过经络敲打可以缓解症状。

 症状提示

● **颈椎骨质增生**：颈项疼痛、僵硬。痛感从颈项向肩部和上肢扩展，并可能出现头痛。

● **腰椎骨质增生**：腰部酸痛、胀痛、僵硬，患者弯腰受限。

● **膝关节骨质增生**：患病初期，患者膝关节在上下楼时不适，严重时膝关节疼痛、僵硬。

 敲打原理

骨质增生，中医称"骨痹"，认为其与肝肾亏虚，以及外伤、劳损导致的瘀血阻络密切相关。"肾主藏精，主骨生髓"，"肝主藏血，主筋束骨利关节"。倘若肾气亏虚、肝血不足，则骨髓发育异常，筋肉不坚，无法约束骨骼。关节在长期活动中，便会受损而过早蜕变。此外，机体若受伤、劳损，气血运行受阻，筋骨则会因失养而产生"骨痹"。通过敲打特定的经络和穴位，可调补肝肾、疏通经络，舒筋止痛；还可减轻增生的骨质对局部神经、组织的压迫，暂时缓解疼痛。

特效穴位

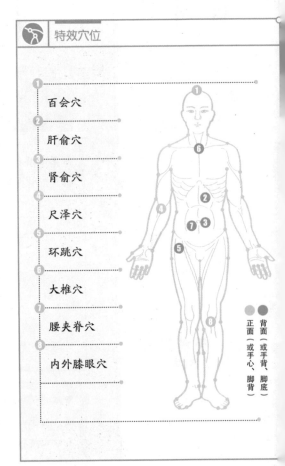

❶ 百会穴

❷ 肝俞穴

❸ 肾俞穴

❹ 尺泽穴

❺ 环跳穴

❻ 大椎穴

❼ 腰夹脊穴

❽ 内外膝眼穴

● 正面（或手心、脚背）
●● 背面（或手背、脚底）

1 百会穴

食指、中指点按百会穴100次。百会穴为手足三阳经与督脉的交会穴，适当加以刺激可通调全身气血，对骨质增生导致的疼痛有显著效果。

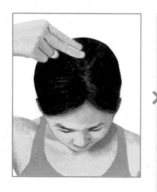

2 肝俞穴

双手拇指点按两侧肝俞穴100次。刺激肝俞穴可有效增强肝功能、调和气血、疏通经络、强壮筋骨、止痛散风，对骨质增生效果较好。

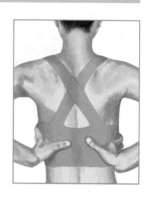

3 肾俞穴

双手拇指点按两侧肾俞穴100次。刺激肾俞穴可增强肾脏功能、培育元气、调和气血、疏通经络、补气固本，进而有效改善骨质增生。

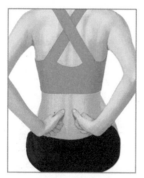

4 尺泽穴

拇指点按尺泽穴50次。尺泽穴历来为补肾良穴，对因肝肾亏虚、气血不足、筋骨失养而导致的骨质增生效果显著。

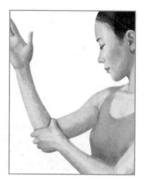

5 环跳穴

双手掌根拍推环跳穴100次。环跳穴是足太阳膀胱经和足少阳胆经的交会穴。适当刺激此穴，可调理膀胱经、胆经经气，疏通经脉中的瘀阻之血，以达到通则不痛的目的。

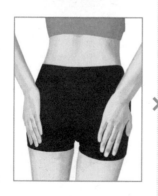

6 大椎穴

颈椎骨质增生患者，拇指点按大椎穴100次。刺激大椎穴可改善颈部、头部、肩部血液的供应，促使沉积在椎体内多余的钙、磷再吸收，缓解骨质增生的形成。

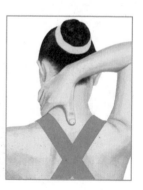

7 腰夹脊穴

腰椎骨质增生患者，单掌掌根按揉腰3至5夹脊穴。适当刺激此穴可激发督脉经气，并可行气活血，有效缓解腰部不适。

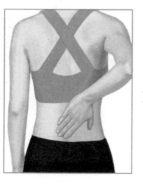

8 内外膝眼穴

膝关节骨质增生患者，拇指、食指分别点按内外膝眼穴100次。膝眼穴是调理膝关节及其周围软组织疾患的常用穴。

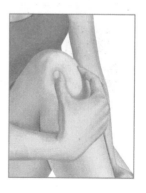

简易敲打方

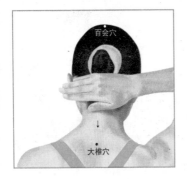

●掌心从百会穴轻拍至大椎穴，重复3次，之后点按百会穴1分钟。

1

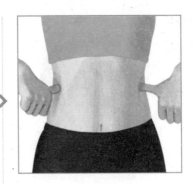

●双手拇指点按两侧章门穴1分钟，力度适中。

2

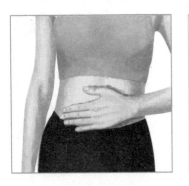

●将掌心擦热，用左手掌心横擦神阙穴处2分钟，以皮肤温热为度。

3

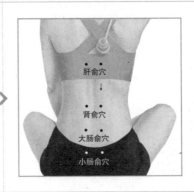

●敲打膀胱经循行区。再点按肝俞、肾俞、小肠俞和大肠俞等穴。

4

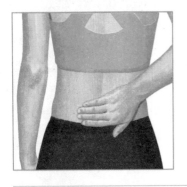

●掌心拍击命门穴区1分钟，之后拇指点按命门穴1分钟。

5

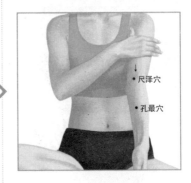

●一手沿肺经的循行线拍打另手手臂，再点按尺泽、孔最等穴各30秒。

6

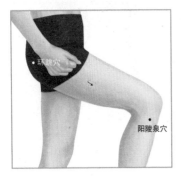

●沿胆经的循行线敲打下肢外侧，自环跳穴处敲击至阳陵泉穴处。

7

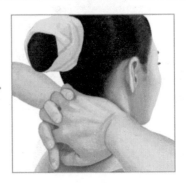

●十指交叉贴于后颈部，左右来回摩擦100次，以皮肤发热为宜。

8

简易敲打方

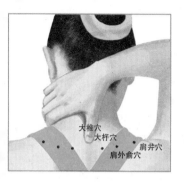

大椎穴
大杼穴
肩井穴
肩外俞穴

●点按大椎、大杼、天柱、肩外俞、肩井等穴各1分钟。

9

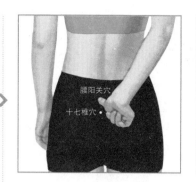

腰阳关穴
十七椎穴

●单手拇指点按腰阳关穴、十七椎穴各1分钟。

10

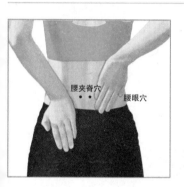

腰夹脊穴
腰眼穴

●双手擦热，再摩擦两侧腰夹脊、腰眼等穴各1分钟。

11

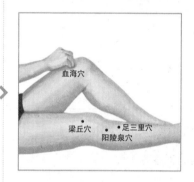

血海穴
梁丘穴
阳陵泉穴
足三里穴

●拇指点按痛点处1分钟，再叩击血海、阳陵泉、梁丘和足三里等穴。

12

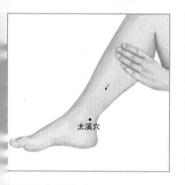

太溪穴

●大致沿肾经的循行线拿捏患侧小腿部，自阴谷穴拿捏至太溪穴。

13

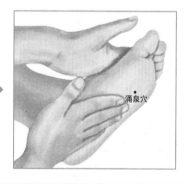

涌泉穴

●掌心擦热患侧脚底，再点按足心涌泉穴30秒。

14

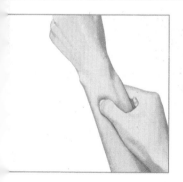

●两手掌互相摩擦至发热，再用拇指点按外关穴1至3分钟。

15

/专/家/忠/告/

　　骨质增生急性期疼痛时，患者要尽量减少患侧关节的活动量，充分休息，以减少对受累关节的刺激，防止症状加重。

　　骨质增生患者要避免受潮、受寒，防止关节、肌肉、神经等组织受到刺激而诱发炎症。

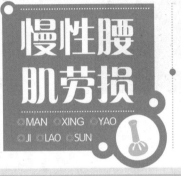

慢性腰肌劳损
◎MAN ◎XING ◎YAO
◎JI ◎LAO ◎SUN

慢性腰肌劳损又称"功能性腰痛"或"慢性腰背肌膜炎"，指腰部肌肉过度疲劳或习惯性姿势不良以致腰骶部肌肉、筋膜、韧带等软组织慢性损伤导致局部无菌性炎症，引起腰骶部疼痛的一种疾病。该病是慢性腰腿痛中常见的疾病之一，多与职业和工作环境联系紧密，常见于体力劳动者或以固定姿势工作者。慢性腰肌劳损病情不重但迁延日久，患者日常生活可受影响。

症状提示

主要症状为患者在腰骶部一侧或两侧出现弥漫性疼痛，部分患者压痛范围广或没有固定痛点。腰肌劳损形成的腰部酸痛往往在劳累时加剧，休息后减轻，而且还与天气变化有关。

敲打原理

中医认为，腰为肾之府，腰肌劳损多由肾脏虚损或肾气虚弱以致肾精不足无法充养筋骨所致。血不养筋，筋脉不畅，便会导致腰部肌肉痉挛疼痛，因此患部多为瘀血滞留于经络处。敲打特定的穴位，可补益肝肾、疏利筋骨、通络止痛，减轻腰部肌肉疲劳，缓解肌肉痉挛，有效调理该病。

特效穴位

❶ 腰夹脊穴
❷ 上仙点穴
❸ 后溪穴

● ●
正面 背面
（或手心、（或手背、
脚背） 脚底）

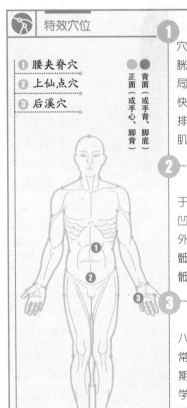

❶ 刺激腰夹脊穴可调节督脉和膀胱经的经气，增加局部血液循环，加快局部炎性产物的排泄，防治慢性腰肌劳损。

❷ 上仙点穴位于第5腰椎正下方凹陷处，此穴是经外奇穴，对放松腰骶部肌肉、缓解腰骶部疼痛有特效。

❸ 后溪穴是奇经八脉的交会穴，经常按摩此穴，对长期伏案或在电脑前学习和工作的人有预防和改善颈椎、腰椎疾病的效果。

特效穴位按摩

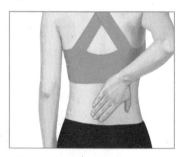

① 腰夹脊穴

　　手掌由上向下推腰部夹脊穴50次，以感觉皮肤发热为宜。

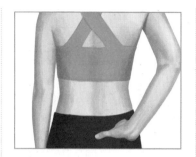

② 上仙点穴

　　拇指按压上仙点穴50次，以局部酸胀为宜。

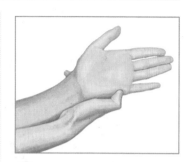

③ 后溪穴

　　拇指按压后溪穴50次，以感觉酸胀为宜。

简易敲打方

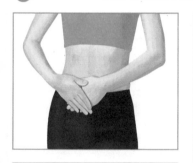

● 两手重叠，掌心沿肚脐环形按摩3至5分钟，以透热为宜。　　**1**

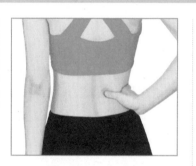

● 拇指弹拨腰部肌肉3至5分钟，力度适中。　　**2**

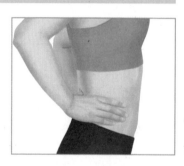

● 双手四指沿腰外侧用力向腹部横行按摩30至50次。　　**3**

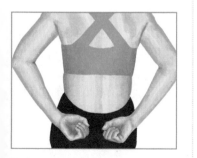

● 双手握拳，将拳头掌指关节放在腰椎两侧，从腰部往骶部揉按30至50次。　　**4**

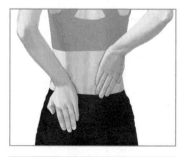

● 双手掌擦腰眼穴3至5分钟，以腰部稍稍发热为宜。　　**5**

/专/家/忠/告/

　　转腰运动：站立，收腹挺胸，两手叉腰，两腿稍分开。四指并拢在前，拇指在后压住腰眼，先按顺时针方向转动腰部10圈，再按逆时针方向转动10圈。有助于锻炼腰部肌肉关节，防治慢性腰肌劳损、腰椎骨质增生、风湿性腰痛、坐骨神经痛等。

腰椎间盘突出症

○YAO ○ZHUI ○JIAN ○PAN
○TU ○CHU ○ZHENG

腰椎间盘突出是突出的椎间盘压迫坐骨神经或马尾神经，使神经产生粘连、水肿变性而导致的一系列症状，多由各种因素引起的腰椎间盘退行性变所致。该病多发于20至40岁的青壮年，以劳动强度较大的产业工人、长期伏案的工作人员等多见。

症状提示

腰椎间盘突出症的患者90%以上都有腰痛症状。疼痛主要分布于下腰部及腰骶部，也可放射至下肢。患者下肢感觉和运动功能减弱，常有麻木、发寒等症状，严重时还可能会出现肌肉萎缩甚至瘫痪的现象。此外，少数患者也可兼有会阴部麻木刺痛、排尿无力、排便失禁等症状。

敲打原理

腰椎间盘突出属中医"腰痛""腰腿痛"的范畴。中医认为，腰为肾之府，肾主骨生髓，因此本病的病位在腰脊，本在肾。先天体质虚弱、后天失养以及劳损可使肾精亏损，导致骨髓筋脉失养而发病。至于该病导致的臀及下肢的不适症状，中医认为，经络不通，气血不畅，"不通则痛"，于是经脉循行部位便会出现疼痛。因此，改善腰椎间盘突出的经络敲打，当以补肾固精为根本，通过加强局部气血循环和新陈代谢，恢复受损的组织和神经根功能，达到缓解不适症状的目的。

特效穴位

❶ 腰阳关穴
❷ 命门穴
❸ 后溪穴

●●背面（或手背、脚底、脚背）
●正面（或手心、脚背）

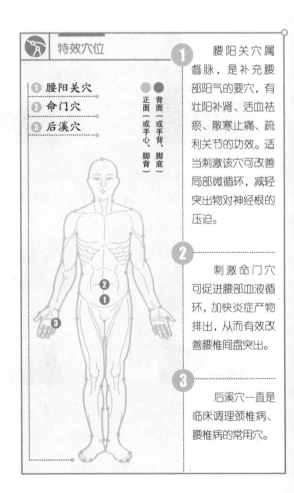

❶ 腰阳关穴属督脉，是补充腰部阳气的要穴，有壮阳补肾、活血祛瘀、散寒止痛、疏利关节的功效。适当刺激该穴可改善局部微循环，减轻突出物对神经根的压迫。

❷ 刺激命门穴可促进腰部血液循环，加快炎症产物排出，从而有效改善腰椎间盘突出。

❸ 后溪穴一直是临床调理颈椎病、腰椎病的常用穴。

特效穴位按摩

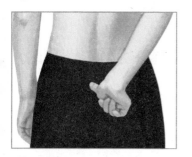

1 腰阳关穴

拇指点按或掌关节轻敲腰阳关穴100次。

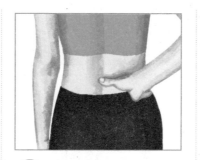

2 命门穴

拇指点按命门穴50次。

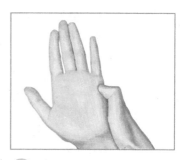

3 后溪穴

拇指点按或指招后溪穴50次。

简易敲打方

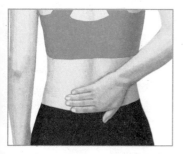

● 手掌横擦命门穴区即腰骶部，以热透为度。 **1**

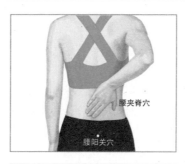

腰夹脊穴
腰阳关穴

● 单手上下拍打腰夹脊穴，再点按腰阳关穴1分钟。 **2**

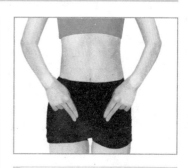

● 双手食指、中指点按左右气冲穴1分钟。 **3**

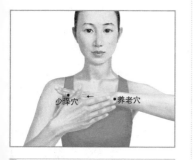

少泽穴　养老穴

● 一手沿小肠经的循行线，自养老穴，经后溪、前谷等穴，推至少泽穴处。 **4**

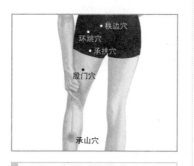

秩边穴
环跳穴
承扶穴
殷门穴
承山穴

● 用经络锤轻轻敲打本侧环跳、秩边、承扶、殷门、承山等穴各1分钟。 **5**

/专/家/忠/告/

每日掌擦腰部至腰部发热，可防治腰椎间盘突出。

腰椎间盘突出的患者可利用门框或单杠做悬垂锻炼，以放松腰部，增强局部血液循环和新陈代谢。锻炼时不可猛跳，以免加重病情。

患者每日双手叉腰倒走20分钟，能改善病症。

感觉器官疾病 —— GAN JUE QI GUAN JI BING

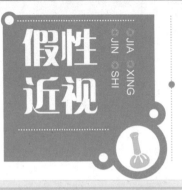

假性近视 ○ JIA ○ XING ○ JIN ○ SHI

假性近视又称为功能性近视，是指长期不正确地用眼，如照明不良、工作时间过长或平时阅读习惯不良等导致睫状肌持续收缩，引起调节痉挛，使眼睛看不清远处物体的现象，常见于青少年。假性近视是近视的初期阶段、可逆阶段，患者眼睛并未出现器质性病变，通过有效治疗，可恢复视力。但如果患者在假性近视阶段不及时纠正和治疗，久而久之就会使眼轴长度改变，发展成真性近视。

症状提示

假性近视患者和真性近视患者的表象症状一样：看远物模糊，看近物清楚。由于睫状肌持续收缩而紧张甚至痉挛，患者还容易出现头晕、眼胀、视力下降等症状，有的患者还会出现视力不稳定的情况。

敲打原理

中医认为目为肝之窍，肝受血而能视，长期近距离地看电视、用电脑、做作业等可劳心伤神，使体内气血耗损，导致肝血不足。肝血不足，无法荣养眼睛，则易患近视。经络敲打主要通过补益肝肾、疏经活络、调和气血，来充盈肝中的气血。另外，这种方法还可以缓解眼部睫状肌的疲劳感，增加眼区的营养供应，从而有效防止假性近视。

特效穴位

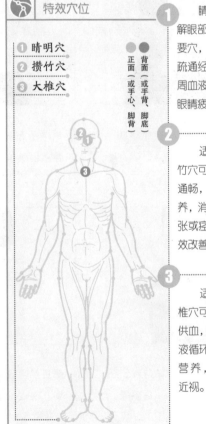

❶ 睛明穴
❷ 攒竹穴
❸ 大椎穴

●● 背面（或手背、脚底
正面（或手心、脚背）

❶ 睛明穴是缓解眼部不适的一大要穴，刺激此穴可疏通经络，促进眼周血液循环，消除眼睛疲劳。

❷ 适当刺激攒竹穴可使眼内气血通畅，改善神经营养，消除睫状肌紧张或痉挛，从而有效改善假性近视。

❸ 适当刺激大椎穴可增加椎动脉供血，改善眼部血液循环，增加眼区营养，改善假性近视。

特效穴位按摩

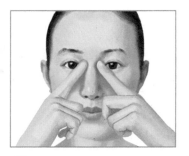

1 睛明穴

双手食指点按两侧睛明穴30次，以酸胀为度。

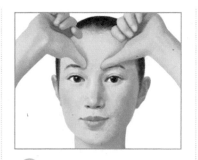

2 攒竹穴

两手拇指点按两侧攒竹穴50次。

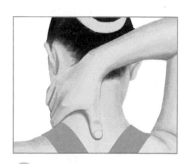

3 大椎穴

拇指点按大椎穴100次。

简易敲打方

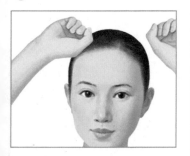

● 手握空拳，拳心轻轻敲打前头部30秒。 **1**

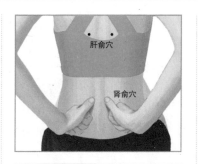

● 双手拇指点按肝俞、肾俞等穴各1分钟。 **2**

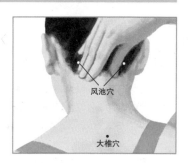

● 五指捏拿后颈部，自风池穴捏拿至大椎穴，重复5遍。 **3**

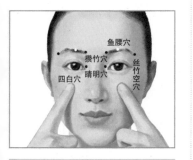

● 双手食指点按睛明、攒竹、鱼腰、四白、丝竹空等穴各1分钟。 **4**

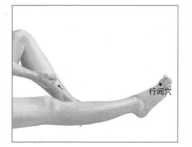

● 一手握拳，沿肝经循行线自下而上敲打小腿内侧，再点按行间穴1分钟。 **5**

/专/家/忠/告/

假性近视不应佩戴眼镜，否则易转变为真性近视。

假性近视患者在使用电脑时要尽量平视或稍微向下注视屏幕，这样可使颈部肌肉轻松，并可减少眼球暴露的面积，降低眼睛水分蒸发。此外，眼睛与屏幕之间的距离以50至70厘米为佳。

白内障
○BAI ○NEI ○ZHANG

　　白内障是指内外因素如遗传、衰老、外伤、辐射、中毒等共同作用于眼睛晶状体，使之代谢功能发生改变，出现混浊，导致视力下降的一种病症，多见于老年人。当前白内障已成全世界首要致盲眼病，中国约有500万盲人，其中因白内障致盲者有300余万人，且每年新增约45万人。防治白内障，已经成了全社会共同的问题，而敲打经络则是预防和辅助治疗白内障的有效方法。

症状提示

　　现代医学将白内障分为四期：
　　● **初发期**：晶体周边出现混浊，中央仍然透明，一般不影响视力，患者常有眼睛疲劳之感。
　　● **膨胀期**：晶体日益混浊，患者视力逐渐下降。此时患者眼压升高，容易引发青光眼。
　　● **成熟期**：晶体完全混浊，患者视力消失。
　　● **过熟期**：晶体缩小，患者完全失明。

敲打原理

　　中医认为，肝、脾、肾三脏与人体营养转化、内分泌、代谢、免疫等功能密切相关。肝肾亏损、脾虚气弱导致精气不能上荣于目，会使晶状体出现营养障碍，从而促发白内障。而由肝肾虚衰导致的人体抗病能力下降、代谢异常、内分泌紊乱，也是造成白内障的重要原因。可见本病病位在眼，病本在肝脾肾。敲打眼周和全身的穴位，可促进气血运行，改善局部新陈代谢，提高人体抵抗力，延缓白内障的成熟，阻止晶状体混浊加重。

特效穴位

❶ 承泣穴
❷ 大骨空穴
❸ 太冲穴

●背面（或手背、脚底）
●正面（或手心、脚背）

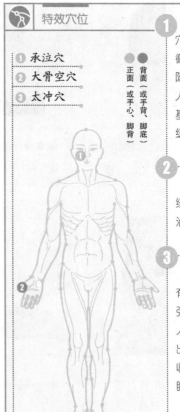

❶ 适当刺激承泣穴可促进眼周血液循环，改善局部新陈代谢，促进导致人体衰老的氧自由基的吸收，从而延缓白内障的发展。

❷ 大骨空穴乃经外奇穴，有助于治疗白内障。

❸ 刺激太冲穴可有效调节肝经，增强肝脏排毒功能。人体只有将浊物排出后，才能充分吸收营养，从而濡养眼睛。

🔍 特效穴位按摩

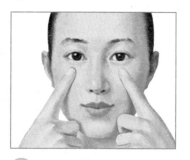

① **承泣穴**

双手食指点按承泣穴100次。

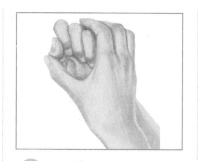

② **大骨空穴**

拇指重力点按大骨空穴50次。

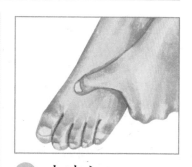

③ **太冲穴**

拇指点按太冲穴50次。

📄 简易敲打方

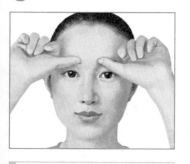

● 双手拇指分别由里向外推抹两侧眉弓，重复5遍。 **1**

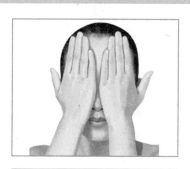

● 将手心搓热，快速抚于眼部，并轻轻按压。 **2**

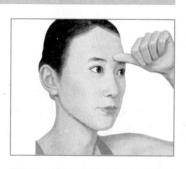

● 单手拇指点按印堂穴1分钟。 **3**

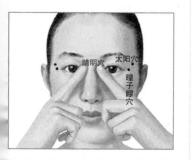

睛明穴　太阳穴　瞳子髎穴

● 双手食指点按两侧睛明、承泣、太阳、四白、瞳子髎等穴各1分钟。 **4**

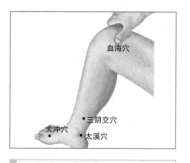

血海穴

太冲穴　三阴交穴　太溪穴

● 拇指依次点按大骨空、血海、三阴交、太溪、太冲等穴各30秒。 **5**

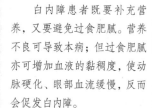

/专/家/忠/告/

　　白内障患者既要补充营养，又要避免过食肥腻。营养不良可导致本病；但过食肥腻亦可增加血液的黏稠度，使动脉硬化、眼部血流缓慢，反而会促发白内障。

　　白内障患者要节制房事，以免加快肾精枯竭的速度，使病情快速恶化。

耳鸣

○ER ○MING

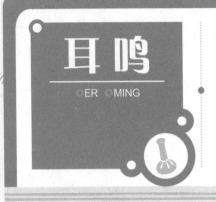

耳鸣指人们在没有任何外界刺激的情况下产生的异常声音感觉。现代医学认为，噪声、过度疲劳、人体衰老、耳部疾病、血管疾病等可诱发耳鸣。耳鸣不但会使人心烦意乱、坐卧不安，严重者还会影响正常的生活和工作。据调查，我国大约有1亿人患有不同程度的耳鸣症状，有100万耳鸣患者伴有严重的心理障碍。患者可通过经络敲打来改善症状。

症状提示

耳鸣的表现多种多样，有单侧耳鸣、双侧耳鸣、间歇性耳鸣、持续性耳鸣等。患者常感觉耳中有异常声音，如嗡嗡、嘶嘶或尖锐的哨声，但周围却找不到相应的声源。有的患者还会因耳鸣而出现注意力不集中、失眠、焦虑、抑郁等不适症状。

敲打原理

中医认为，肾开窍于耳，情志不畅或器官衰老等因素可导致肾气不足，引发耳鸣。久病之人，尤其是耳部病变者，耳部经络受阻、气血运行不畅，使耳窍失养也可造成耳鸣。此外，病毒感染、代谢失常，以及血管疾病导致的肝阳上亢，都是造成耳鸣的重要原因。因此，缓解耳鸣的经络敲打，当以调补肾气、畅通经络、调节代谢、平肝潜阳为关键，通过改善耳部微循环，调节听神经，调整中枢神经，达到改善耳鸣症状的目的。

特效穴位

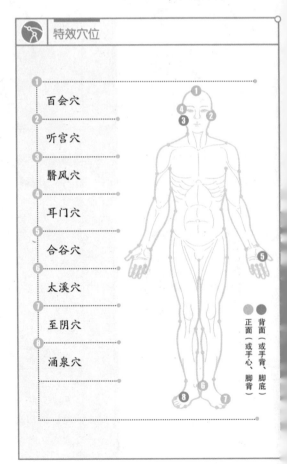

1 百会穴
2 听宫穴
3 翳风穴
4 耳门穴
5 合谷穴
6 太溪穴
7 至阴穴
8 涌泉穴

●背面（或手背、脚底）
●正面（或手心、脚背）

1 百会穴

食指、中指点按百会穴100次。适当刺激百会穴可调节心、脑血管系统功能，调整听神经和中枢神经，有效改善耳鸣现象。

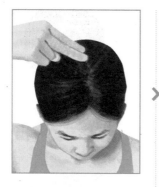

2 听宫穴

双手食指或中指点按两侧听宫穴100次。听宫穴具有宣通气血、开窍聪耳之功效，对各种原因引起的耳鸣都有一定的效果。

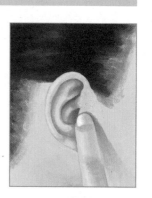

3 翳风穴

双手食指点按两侧翳风穴50次。翳风穴具有通络活血、安神通耳之功效，对耳部疾患有较好的预防作用。

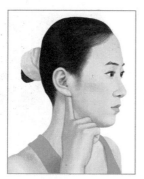

4 耳门穴

双手食指和中指点按两侧耳门穴30次。耳门穴对因耳周肌肉过度扩张和血管过敏等引起的耳鸣有一定效果。

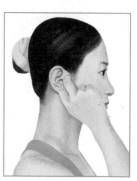

5 合谷穴

拇指、食指捏拿合谷穴100次。合谷穴是大肠经上的要穴，适当刺激该穴可清热活络，有效缓解高血压、低血压所引起的耳鸣症状。

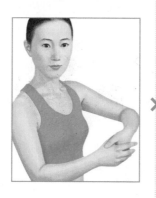

6 太溪穴

拇指指端点按太溪穴100次。太溪穴为肾经要穴，适当刺激太溪穴可增强肾脏功能，促进血液循环，对因血压变化而导致的耳鸣有一定的疗效。

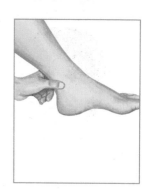

7 至阴穴

拇指按揉至阴穴50次。至阴穴属膀胱经，是人体寒湿之气到达之处，有散热生气的作用，是缓解耳鸣症状的速效穴位。

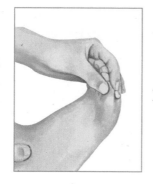

8 涌泉穴

拇指点按涌泉穴，以足心发热为宜。现代医学研究证明，适当刺激涌泉穴，可调节自主神经和内分泌系统，促进血液循环。夜间耳鸣时，点按涌泉穴可使其得到缓解。

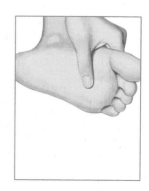

📖 简易敲打方

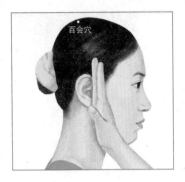

● 点按百会穴1分钟。之后用两手掌侧部轻轻剁击耳周1至2分钟。

1

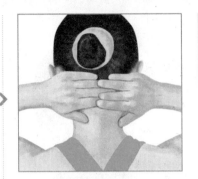

● 两手按紧两耳孔，指尖在枕部相触，一中指叩击另一中指指甲。

2

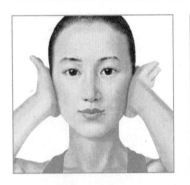

● 用食指指尖压耳屏，或用掌心按住耳道口，一按一放，反复多次。

3

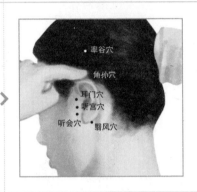

● 食指点按左右耳门、听宫、听会、率谷、翳风、角孙等穴各30秒。

4

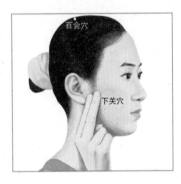

● 双手食指和中指依次点按左右下关穴和百会穴各30秒。

5

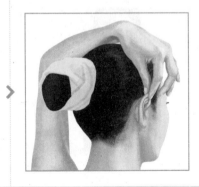

● 一臂过头顶，用该手拇指和食指捏住另一耳的耳尖，向上拉50次。

6

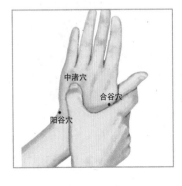

● 右手拇指点按左手合谷中渚阳谷等穴各30秒，换手重复。

7

/专/家/忠/告/

　　若耳廓有红肿或炎症，不可做耳部经络敲打。
　　耳鸣患者如果因其他疾病而就医时，切记告诉医生自己的耳鸣情况，因为某些药物会加重耳鸣的症状。

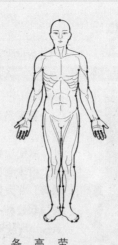

PART5 第五章

亚健康：敲了之

所谓的「亚健康」，就是进一步病魔缠身，退一步健康美满。

据统计，当前在中国有75%的人处于亚健康状态。这些人没有所谓的「疾病」，但却很容易疲劳，且记忆力下降，身体各处都时不时地酸痛。他们被这些不适症状消磨掉进取的热情，无法享受高质量的生活，还往往因繁忙的工作而无法好好休息、疗养。经络敲打，不仅可迅速、有效地缓解各种小病、小痛，坚持一段时日还可帮助人体摆脱亚健康状态，提高身体素质。

解除身体不适 · JIE CHU SHEN TI BU SHI

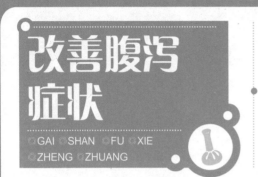

改善腹泻症状
◎GAI ◎SHAN ◎FU ◎XIE
◎ZHENG ◎ZHUANG

腹泻是消化系统疾病的常见症状，主要表现为：进食后，食物未经完全消化、吸收即被排出体外；排便次数增加；粪便稀薄或含有脓血。腹泻时，机体会丢失大量的水分、营养物质以及电解质等，并大量消耗体内贮存的营养物，这不仅容易引起营养不良、抵抗力下降，还可能因电解质紊乱出现酸碱中毒。

特效穴位

① 中脘穴
② 水分穴
③ 内关穴
④ 手三里穴

●● 背面（或手背、脚底）
●● 正面（或手心、脚背）

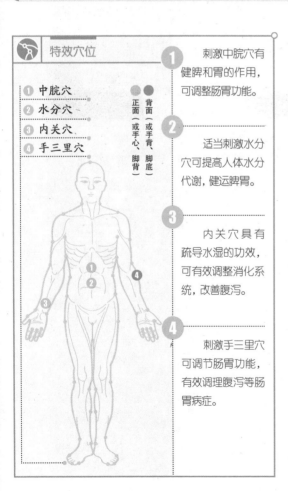

1 刺激中脘穴有健脾和胃的作用，可调整肠胃功能。

2 适当刺激水分穴可提高人体水分代谢，健运脾胃。

3 内关穴具有疏导水湿的功效，可有效调整消化系统，改善腹泻。

4 刺激手三里穴可调节肠胃功能，有效调理腹泻等肠胃病症。

敲打原理

腹泻属于中医"泄泻""下利""泻痢"等范畴，民间俗称"拉肚子"。中医认为，饮食不节、外伤风寒等原因可导致脾胃功能失调。脾胃不调会使神经系统对胃肠道的调节能力变差，使胃肠消化功能不良。食物未被消化而在肠内发酵，便会造成腹泻。敲打特定的经络和穴位可增强脾胃功能，使胃肠道功能恢复正常，从而有效缓解腹泻。

特效穴位按摩

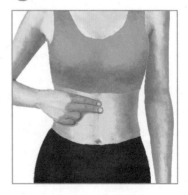

1 中脘穴

食指、中指点按中脘穴100次，以有酸胀感为宜。

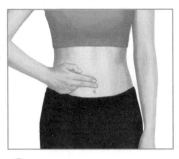

2 水分穴

食指、中指点按水分穴50次。

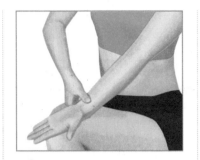

3 内关穴

拇指点按内关穴50次。

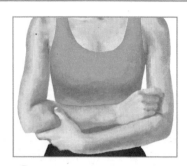

4 手三里穴

拇指点按手三里穴50次，力度适中。

📋 简易敲打方

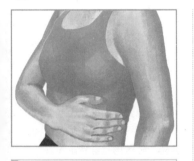

● 用掌心推抹两胁部3至5分钟，以皮肤温热为度。

1

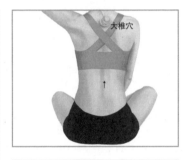

● 沿脊柱敲打背部，自上而下敲至大椎穴，敲5遍。

2

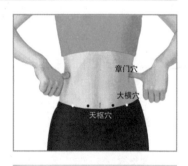

● 双手拇指点按两侧章门、大横、天枢等穴各1分钟。

3

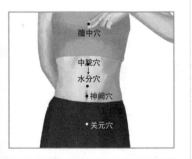

● 食指和中指沿任脉的循行线，自膻中穴，经中脘、水分、神阙等穴，点按至关元穴。

4

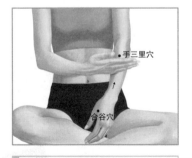

● 一手沿大肠经循行线自下而上剁击另手小臂，再点按合谷、内关和手三里等穴。

5

💬 /专/家/忠/告/

　　腹泻者勿乱服抗生素。很多腹泻是由病毒或饮食不当所致。对这样的腹泻，抗生素非但无效，还会杀死肠道中的正常菌群，加重症状。

　　腹泻者应尽量少吃腌制的菜。它们大多含有亚硝酸盐或硝酸盐，消化功能失调者食用后症状会加重。

改善便秘
GAI SHAN BIAN MI

便秘是指由于大便在体内停留时间过长，以致大便干结，排出困难或排不尽的情况。现代人生活紧张、工作压力大、胃肠功能差，吃了过多的荤腥之物或不易消化的食物后，就容易出现便秘。便秘是百病之源，长期便秘会使人因毒素无法及时排出而出现腹胀、口臭、皮肤老化、食欲减退和易怒等身体中毒症状，还会引起肥胖、贫血、肛裂、痔疮、直肠溃疡等疾病。

特效穴位

- ❶ 天枢穴
- ❷ 支沟穴
- ❸ 曲池穴
- ❹ 内庭穴

● 背面（或手背、脚底）
● 正面（或手心、脚背）

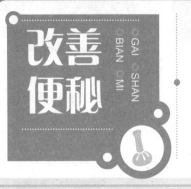

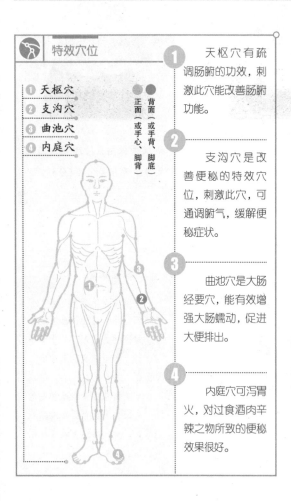

❶ 天枢穴有疏调肠腑的功效，刺激此穴能改善肠腑功能。

❷ 支沟穴是改善便秘的特效穴位，刺激此穴，可通调腑气，缓解便秘症状。

❸ 曲池穴是大肠经要穴，能有效增强大肠蠕动，促进大便排出。

❹ 内庭穴可泻胃火，对过食酒肉辛辣之物所致的便秘效果很好。

敲打原理

中医认为，"大肠主津"，一旦大肠津液不足，就会引发火气，继而导致大便干燥、排便困难。肺与大肠相表里，肺气虚也会影响大肠的蠕动，造成便秘。此外，紧张和焦虑等精神压力造成的肝气郁结、肝火上亢也是促成便秘的重要原因。敲打特定的经络和穴位，可通腑泄热、顺气导滞、滋阴润肠及温阳开结，增强肠胃功能，加速大肠蠕动。一般来说，施用经络敲打法3至5天，便秘症状即可减轻或消失。

特效穴位按摩

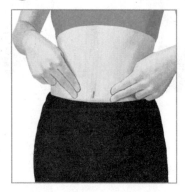

❶ 天枢穴

两手食指和中指点按左右天枢穴各50次。

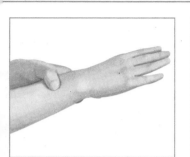

② **支沟穴** ＞

拇指点按支沟穴50次，以感觉酸胀为宜。

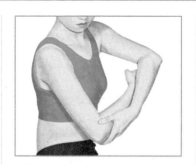

③ **曲池穴** ＞

拇指点按曲池穴100次。

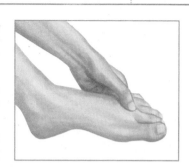

④ **内庭穴**

拇指点按内庭穴100次，以有酸胀感为宜。

📋 简易敲打方

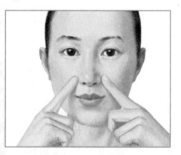

● 双手食指点按左右迎香穴1分钟。 **1** ＞

● 两手分别放在同侧的腹外侧，以掌根从季肋向下拍推至腹股沟，重复10遍。 **2** ＞

● 中指和食指自膻中穴，经中脘、水分等穴点按至关元穴，再点按天枢和大横穴。 **3**

膻中穴
中脘穴
水分穴
大横穴　　大横穴
天枢穴　　天枢穴
关元穴

● 一手点按另一手臂上的神门、支沟、尺泽、曲池等穴1分钟。 **4** ＞

神门穴
尺泽穴

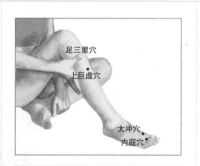

● 拇指按揉两腿足三里、上巨虚、太冲、内庭等穴各30秒。 **5**

足三里穴
上巨虚穴
太冲穴
内庭穴

/专/家/忠/告/

如果是因肿瘤影响而造成的便秘，不属于经络敲打的范畴。

如果是不良生活方式导致的便秘，除经络敲打外生活中还应做到以下几点：①改变饮食习惯，多食粗粮、蔬菜。②养成定时排便的习惯。③加强体育锻炼。

缓解身体疲劳

HUAN JIE
SHEN TI PI LAO

疲劳是机体因长时间或高强度的体力、脑力劳动而导致的作业效率明显暂时性降低的生理现象。疲劳会加重器官的机能负担，减少细胞的供氧量，降低新陈代谢的速度。长期的疲劳还会使神经和体液的调节机能紊乱，从而加速机体老化，导致注意力涣散、记忆力减退、神经衰弱，甚至猝死。

特效穴位

① 百会穴
② 鸠尾穴
③ 天柱穴
④ 中冲穴

● 背面（或手背、脚底）
● 正面（或手心、脚背）

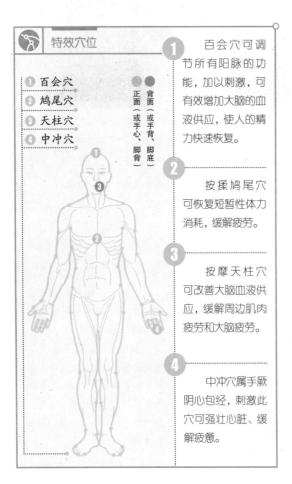

① 百会穴可调节所有阳脉的功能，加以刺激，可有效增加大脑的血液供应，使人的精力快速恢复。

② 按揉鸠尾穴可恢复短暂性体力消耗，缓解疲劳。

③ 按摩天柱穴可改善大脑血液供应，缓解周边肌肉疲劳和大脑疲劳。

④ 中冲穴属手厥阴心包经，刺激此穴可强壮心脏、缓解疲惫。

敲打原理

中医认为，疲劳与五脏失调密切相关，如腰酸腿软多与肾脏功能有关；有气无力多与肺脏功能有关；脑力疲劳多与心脏功能有关；不耐疲劳多与肝脏功能有关。此外，疲劳与"元气"也有直接关系。"元气"虚衰则机体功能低迷，导致人产生疲劳感。而"元气"又与脾胃功能相连。脾胃壮则人体元气充足，免疫力提高，抗疲劳能力也相应增强。因此，缓解身体疲劳的经络敲打当以调节五脏功能为关键。

特效穴位按摩

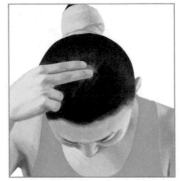

① **百会穴**

食指、中指点按百会穴50次。

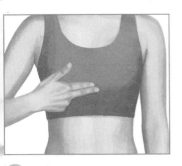

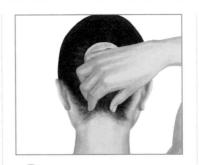

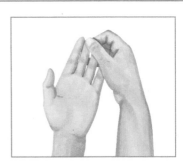

2 鸠尾穴

食指、中指点按鸠尾穴20次。

3 天柱穴

单手拇指和食指捏揉左右天柱穴50次，以不感觉疼痛为宜。

4 中冲穴

指掐中冲穴10次。

简易敲打方

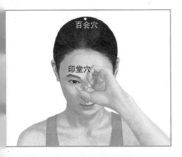

●用手指第二指关节，从眉心处的印堂穴叩击至百会穴。

1

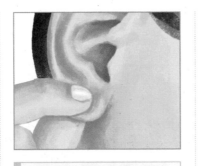

●双手从左右耳垂开始沿着耳廓按捏，反复3次。

2

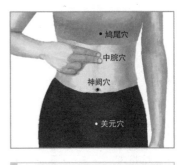

●食指、中指点按任脉上鸠尾、中脘、神阙、关元等穴各1分钟。

3

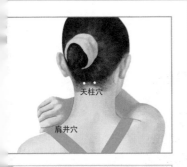

●敲打肩部，再重力点按天柱、肩井等穴各1分钟。

4

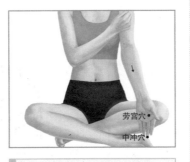

●一手沿心包经循行线自上而下敲打另手手臂，再点按中冲、劳宫等穴各30秒。

5

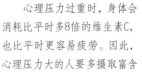

/专/家/忠/告/

心理压力过重时，身体会消耗比平时多8倍的维生素C，也比平时更容易疲劳。因此，心理压力大的人要多摄取富含维生素C的食物，如菜花、青椒、橄榄等。

因疲劳而易怒的人，可多食用富含钙质的牛奶、小鱼干等食物来安定情绪。

消除眼睛疲劳

○XIAO ○CHU
○YAN ○JING ○PI ○LAO

眼睛疲劳，又称视力疲劳，是眼睛使用过多，睫状肌长期紧张的结果。患者常有视觉模糊、视力下降、眼睛涩痒之感。导致眼睛疲劳的主要原因是长时间注视电脑、电视及对眼睛卫生的忽视。眼睛疲劳可导致或加重近视，引起多种眼疾。调查表明，都市白领和在校学生是眼睛疲劳的易患人群。

特效穴位

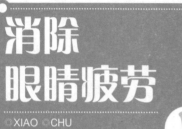

❶ 太阳穴
❷ 阳白穴
❸ 睛明穴
❹ 光明穴

○ 正面（或手心、脚背）
● 背面（或手背、脚底）

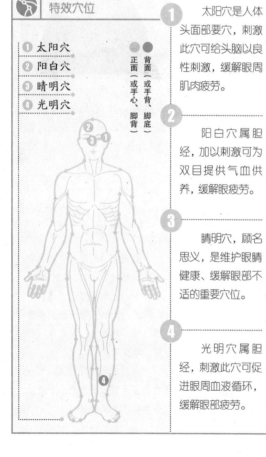

1 太阳穴是人体头面部要穴，刺激此穴可给头脑以良性刺激，缓解眼周肌肉疲劳。

2 阳白穴属胆经，加以刺激可为双目提供气血供养，缓解眼疲劳。

3 睛明穴，顾名思义，是维护眼睛健康、缓解眼部不适的重要穴位。

4 光明穴属胆经，刺激此穴可促进眼周血液循环，缓解眼部疲劳。

敲打原理

中医认为，眼睛疲劳主要由先天不足、后天失养、年老体弱、眼周肌肉过度疲劳等原因所致，而其根本原因是肝、脾、肾功能失调。《黄帝内经·素问》中说"肝受血而能视"，肝气不足、肝火亢盛，津液亏虚；脾气虚弱，眼睛不得清阳之气温煦；肾精不足，无法上通于目，眼睛便很容易疲劳。因此，敲打经络时当以调和脏腑为主，辅以缓解眼周肌肉疲劳，加速眼周血液循环等方式。

特效穴位按摩

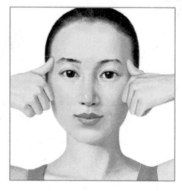

❶ **太阳穴**

双手拇指点按左右太阳穴100次，以有胀痛感为宜。

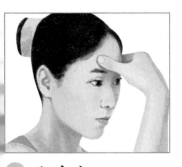

② **阳白穴**

双手食指或拇指按阳白穴50次。

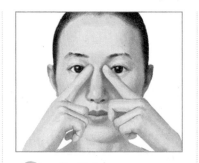

③ **睛明穴**

双手食指点按睛明穴30次。

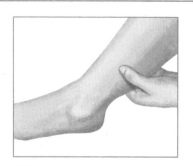

④ **光明穴**

拇指点按光明穴100次。

简易敲打方

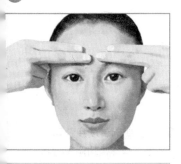

● 将两手食指和中指并拢，两指指端从额头中央向太阳穴轻轻叩击按压。 **1**

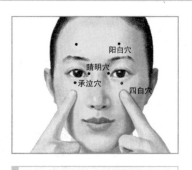

● 双手食指点按阳白、睛明、承泣、四白等穴各30秒。 **2**

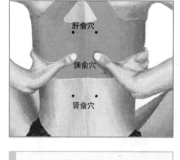

● 按揉脊柱两侧膀胱经的循行区，脾俞、肝俞、肾俞等穴处按揉稍久。 **3**

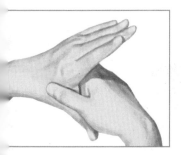

● 右手揩左手合谷穴1分钟，换手重复。 **4**

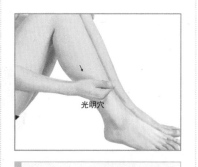

● 取坐位，双手拳心沿胆经的循行线敲打两腿外侧，光明穴处敲打稍久。 **5**

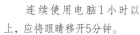

/专/家/忠/告/

连续使用电脑1小时以上，应将眼睛移开5分钟。

看近物时，视线通常是向内、向下的，故休息时应尽量让眼睛向两侧上方看。

使用过的绿茶包敷眼10分钟，可有效缓解眼疲劳。

眼睛疲劳时，多次眨眼可清洁眼睛、缓解眼疲劳。

消除颈肩酸痛

XIAO CHU
JING JIAN SUAN TONG

颈肩酸痛大多是由生活和工作时的某些不良姿势所致，容易出现在伏案工作、精神高度紧张的办公室一族，甚至年轻的学生身上。此症状如果置之不理，有可能转化成慢性炎症。传统的经络敲打却可有效缓解颈肩处的酸痛。

特效穴位

❶ 肩井穴
❷ 天柱穴
❸ 膏肓穴
❹ 后溪穴

●● 背面（或手背、脚背）
●● 正面（或手心、脚底）

❶ 肩井穴是改善肩部问题的要穴。刺激此穴可促进颈肩血液循环，缓解肌肉僵化。

❷ 刺激天柱穴可促进颈肩部和头部的体液循环，消除颈肩部的酸痛。

❸ 膏肓穴历来为缓解肩膀酸痛的要穴，点压时痛感明显者应常按摩。

❹ 后溪穴直通督脉，刺激此穴可激发人体阳气，有效缓解颈肩酸痛。

敲打原理

颈肩酸痛是由于颈筋两侧体液（淋巴和血液）循环不畅、淋巴管萎缩、人体新陈代谢不足、肩背肌肉纠结和乳酸大量堆积所致。敲打经络的作用是通过疏通人体经络，加速颈肩周围淋巴和血液的循环，促进废弃物的代谢，减少乳酸堆积产生的酸痛感；同时使原本收缩、僵硬的肌肉松弛，肌肉硬化的症状得以缓解，从而提高人的活动能力。

特效穴位按摩

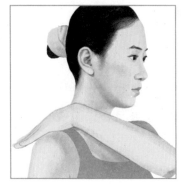

❶ 肩井穴

掌拍肩井穴
100次。

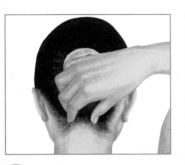

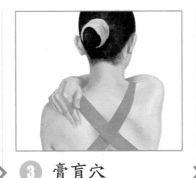

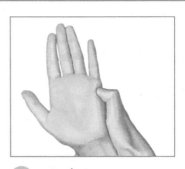

② **天柱穴**

单手拇指和食指捏揉天柱穴100次。

③ **膏肓穴**

双手食指、中指交替点按左右膏肓穴100次，以有酸痛感为佳。

④ **后溪穴**

拇指点按后溪穴100次。

 简易敲打方

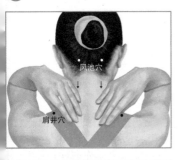

●沿胆经的循行线拿捏两侧颈部肌肉，自风池穴拿捏至肩井穴，反复多遍。　**1**

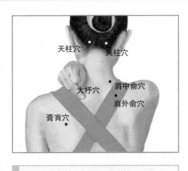

●点按左右天柱、大杼、肩中俞、肩外俞、膏肓等穴各30秒。　**2**

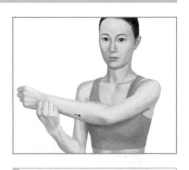

●一手沿小肠经的循行线敲打另手手臂，自手腕处敲打至臂根处，反复2遍。　**3**

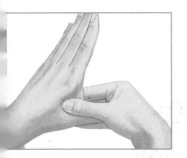

●一手拇指点按另手虎口部位，尤其是合谷穴要重压、多压，换手重复。　**4**

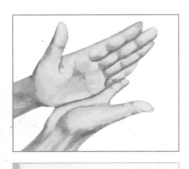

●一手掌心擦另手的手侧，以皮肤温热为度，之后点按后溪穴30秒，换手重复。　**5**

  /专/家/忠/告/

　　平时锻炼时，可倒着走路。此法能缓解颈肩酸痛。

　　颈肩酸痛时，可将手放在温热的水中浸泡5至10分钟。此法有助于末梢血管张开，促进血液循环，从而缓解颈肩部的酸痛。

　　注意颈肩部的保暖，夏天也不例外。

醒脑提神

XING NAO TI SHEN

现代社会中，繁重的工作和学习使得人们睡眠相对不足。倘若勉强支撑，人就会因体力消耗过大而感觉到疲劳、犯困。据调查，目前我国有4%到5%的人，白天受易困症状干扰，45%的车祸、50%以上的工伤都与精神疲劳和犯困有关。而且资料显示，美国每年因为瞌睡、疲劳造成约10万起车祸和1500人死亡。经实验证明，经络敲打可有效、便捷、迅速地醒脑提神。

特效穴位

1. 百会穴
2. 太阳穴
3. 翳风穴
4. 完骨穴

正面（或手心、脚背）
背面（或手背、脚底）

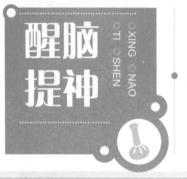

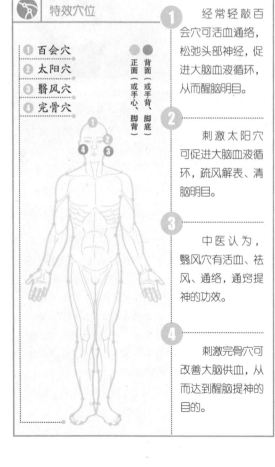

① 经常轻敲百会穴可活血通络，松弛头部神经，促进大脑血液循环，从而醒脑明目。

② 刺激太阳穴可促进大脑血液循环、疏风解表、清脑明目。

③ 中医认为，翳风穴有活血、祛风、通络，通窍提神的功效。

④ 刺激完骨穴可改善大脑供血，从而达到醒脑提神的目的。

敲打原理

现代医学认为，造成人们易疲倦、易困的主要原因是睡眠不足和因疲劳、炎热而造成的人体血管扩张，脑部供血量减少。这与我国传统中医的理论是一致的。中医认为，炎热和疲劳容易造成脾胃虚弱，脾胃虚弱则气血亏损，进而导致脑部气血供应不足，使人出现易困和易疲劳的症状。因此，敲打经络时，以调节脾胃功能和促进脑部血液循环为主，帮助清醒头脑、提起精神。

特效穴位按摩

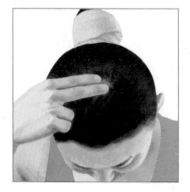

① 百会穴

食指、中指点按百会穴50次。

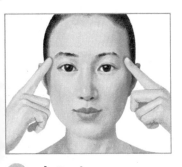

② 太阳穴

双手食指点按左右太阳穴100次。

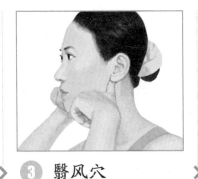

③ 翳风穴

拇指点按翳风穴100次。

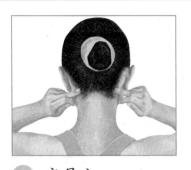

④ 完骨穴

双手中指点按完骨穴50次。

📋 简易敲打方

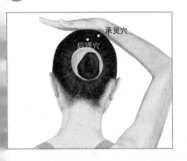

承灵穴
后顶穴

● 掌心拍击百会、承灵、后顶等穴，无具体时间限制。

1

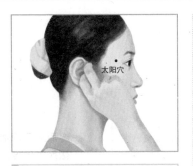

太阳穴

● 双手食指点按太阳、听宫、翳风等穴各10秒。

2

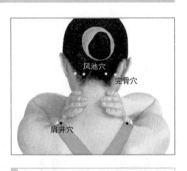

风池穴
完骨穴
肩井穴

● 双手拍击颈部两侧，力度适中，自完骨、风池等穴区拍击至肩井穴区。

3

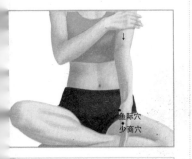

鱼际穴
少商穴

● 一手沿肺经循行线自上而下拍打另手手臂3遍，再点按少商、鱼际等穴各30秒。

4

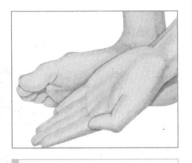

● 手侧左右擦左右足底的涌泉穴区，至温热为止。

5

🧑 /专/家/忠/告/

　　不要用烟酒来提神。长期抽烟喝酒容易使人免疫力下降、精力分散。

　　不可长期用可乐和咖啡提神，否则容易导致骨质疏松和心脏、肝脏疾患。

　　睡眠时间不宜过长，否则会使大脑皮质处于抑制的状态，出现头脑昏沉之症。

缓解咳嗽症状

HUAN JIE KE SOU
ZHENG ZHUANG

咳嗽是呼吸系统疾病的主要症状，常见于支气管内有异物时，或急性咽喉炎、支气管炎初期，慢性支气管炎、肺结核等病。咳嗽本身是保护性反射，但也可能把气管病变扩散到邻近的小支气管，使病情加重。持久剧烈的咳嗽还影响休息，消耗体力，并可诱发肺气肿等一系列症状。

特效穴位

① 人迎穴
② 肺俞穴
③ 孔最穴
④ 合谷穴

●● ●●
正面（或手心、脚背）　背面（或手背、脚底）

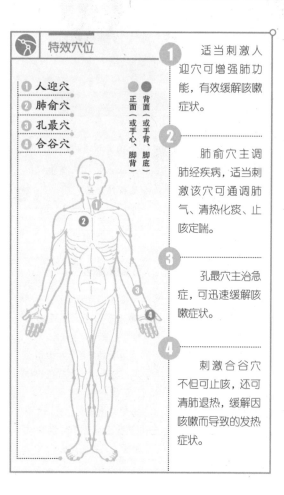

① 适当刺激人迎穴可增强肺功能，有效缓解咳嗽症状。

② 肺俞穴主调肺经疾病，适当刺激该穴可通调肺气、清热化痰、止咳定喘。

③ 孔最穴主治急症，可迅速缓解咳嗽症状。

④ 刺激合谷穴不但可止咳，还可清肺退热，缓解因咳嗽而导致的发热症状。

敲打原理

中医将咳嗽分为两类。一类是由于风寒或风热通过口鼻、皮毛进入肺经，损伤脏腑所致，治疗时以祛邪宣肺为主；一类是由于脏腑虚衰，运化失常所致，治疗时以调理脏腑、调和气血为主。因此，虽然咳嗽是肺经病的主要症状，但经络敲打时，除了要敲肺经，也要注意敲打其他经络上的特效穴位。这样方可有效缓解不同原因导致的咳嗽症状。

特效穴位按摩

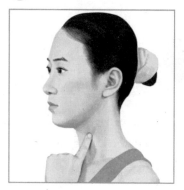

① **人迎穴**

单手食指轻轻点按颈部两侧人迎穴50次。

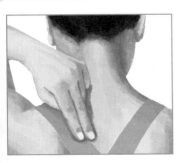

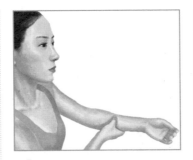

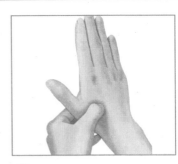

②　肺俞穴

两手食指、中指交替点按左右肺俞穴各100次。

③　孔最穴

拇指点按孔最穴50次。

④　合谷穴

指招合谷穴50次。

简易敲打方

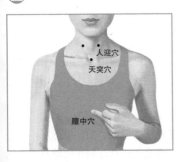

人迎穴
天突穴
膻中穴

● 中指点按人迎、天突、膻中等穴各30秒。

1

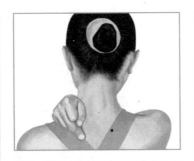

● 左右中指交替点按左右风门穴。

2

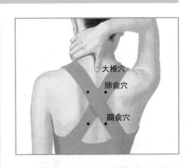

大椎穴
肺俞穴
膈俞穴

● 拍推督脉，之后点按大椎、肺俞、膈俞等穴各1分钟。

3

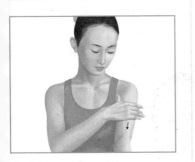

● 一手沿手太阴肺经的循行路线反复拍打另手手臂，以皮肤出现潮红为度。

4

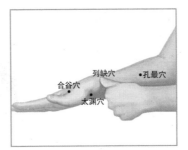

列缺穴
孔最穴
合谷穴
太渊穴

● 一手拇指点按另手合谷、太渊、列缺、孔最等穴，以酸胀为度，换手重复。

5

/专/家/忠/告/

敲打时，力度要适中，不能过重。

嗜烟者最好戒烟或少抽烟，否则咳嗽症状不易缓解。

咳嗽分为新咳和久咳，一般咳嗽时间少于半个月的为新咳，超过一个月的为久咳。民间有吃"生梨炖冰糖"治疗咳嗽的习惯，此法只对久咳有效。

缓解口腔溃疡

○HUAN ○JIE
○KOU ○QIANG ○KUI ○YANG

口腔溃疡也称为"上火"，多发于冷热交替之时，与贫血、偏食、消化不良、过度疲劳、月经周期等导致的机体免疫功能失调密切相关。口腔溃疡不是大病，但若反复发作，也会在一定程度上影响正常的工作和生活。经临床验证，经络敲打对缓解口腔溃疡的不适症状具有一定疗效。

特效穴位

① 阿是穴
② 百会穴
③ 承浆穴
④ 神门穴

● ● 背面（或手背、脚底）
正面（或手心、脚背）

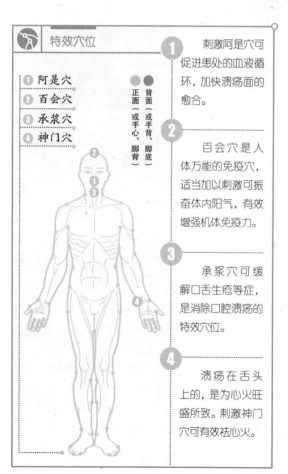

1 刺激阿是穴可促进患处的血液循环，加快溃疡面的愈合。

2 百会穴是人体万能的免疫穴，适当加以刺激可振奋体内阳气，有效增强机体免疫力。

3 承浆穴可缓解口舌生疮等症，是消除口腔溃疡的特效穴位。

4 溃疡在舌头上的，是为心火旺盛所致。刺激神门穴可有效祛心火。

敲打原理

西医认为，人体免疫力下降，病毒乘虚而入，便会导致口腔溃疡。这与中医理论是一致的。中医认为，口疮虽生于口，但与内脏有密切联系。脾开窍于口，心开窍于舌，肾经与舌根相连，两颊、齿龈与胃经、大肠经相络，任脉、督脉等均上络口腔唇舌。五脏不调可使人体正气亏虚失调，无法防御病邪的侵袭，出现口疮。可见经络敲打当以祛除病邪，调补五脏以扶正气为主要目的。

特效穴位按摩

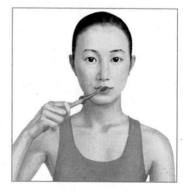

1 阿是穴

用牙刷背面轻轻推抹溃疡周边组织。

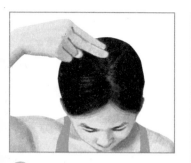

2 百会穴

食指、中指点按百会穴100次。

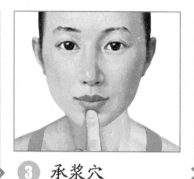

3 承浆穴

食指点按承浆穴100次，以感觉酸胀为宜。

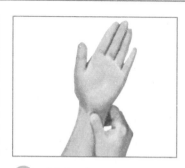

4 神门穴

拇指点按神门穴100次。

简易敲打方

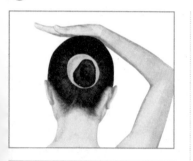

● 掌心轻轻拍击头顶百会、四神聪等穴区，以头部感到舒适为宜。

1

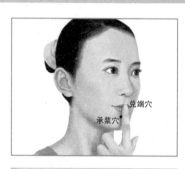

● 食指先后点按兑端、承浆等穴各1分钟。

2

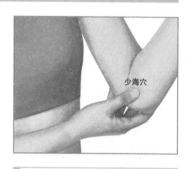

● 一手拇指点按另手神门、少海等穴各1分钟，换手重复。

3

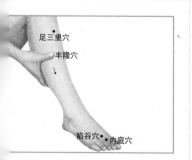

● 沿胃经循行线自上而下按摩下肢，重点点按足三里、丰隆、陷谷和内庭等穴。

4

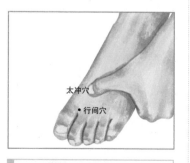

● 大致沿肝经的循行线点按双足背，自太冲穴至行间穴，来回点按10遍。

5

/专/家/忠/告/

夏季，口腔溃疡者不宜多吃西瓜。中医认为，口腔溃疡主要是阴虚内热所致。西瓜有利尿作用，口腔溃疡者若多吃西瓜，会排出体内所需的正常水分，这样会加重阴液偏虚的状态。阴虚则内热益盛，这样口腔溃疡则会更加严重。

改善消化不良

GAI SHAN
XIAO HUA BU LIANG

此处消化不良指功能性消化不良，即具有上腹胀痛、泛酸、食欲不振、呕吐、失眠、多梦等不适症状，经检查排除器质性病变的一组临床综合征。患者多为20至49岁的都市上班族。生活节奏快、精神压力大是主要致病原因。此症对患者的生活质量影响颇大，已成为现代社会中重要的医疗保健问题。

特效穴位

① 内关穴
② 足三里穴
③ 中脘穴
④ 然谷穴

正面（或手心、脚背）   背面（或手背、脚底）

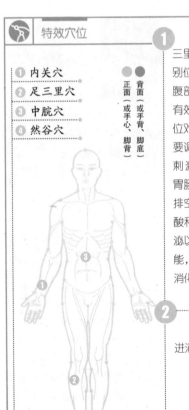

① 内关穴、足三里穴和中脘穴分别位于前臂、腿、腹部，同时刺激才有效果。这三个穴位对胃肠功能起主要调节作用，加以刺激可纠正人体胃肠紊乱，促进胃排空，调节体内胃酸和胃蛋白酶的分泌以及自主神经功能，从而明显改善消化不良症状。

然谷穴是促进消化的特效穴。

敲打原理

由肝气郁结导致的焦虑和紧张，会使人体内分泌、自主神经功能紊乱，从而打乱胃肠节律运动，引发消化不良。脾胃虚弱也是导致肠胃运动迟缓、消化吸收功能低下的重要原因。此外，胃排空过缓、胃肠感觉过敏等也会导致消化不良。敲打特定经络和穴位可疏肝健脾、益胃养阴，调节内分泌和自主神经功能，恢复肠胃的正常运作，促进胃排空，对功能性消化不良有一定疗效。

特效穴位按摩

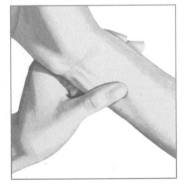

① 内关穴

拇指点按内关穴50次，力度可稍大。

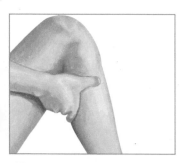

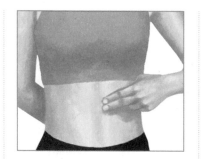

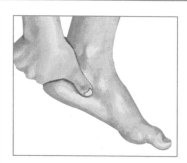

2 足三里穴

拇指点按足三里穴100次，力度可稍大，要渗透到穴位里。

3 中脘穴

食指、中指点按中脘穴50次。

4 然谷穴

拇指点按然谷穴50次。

📋 简易敲打方

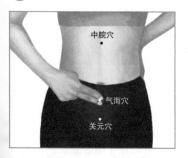

● 食指、中指先后点按腹部关元、气海、中脘等穴各30秒。

1

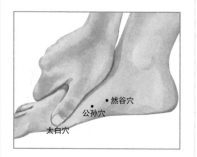

● 自上而下捏拿脊柱，反复2次。

2

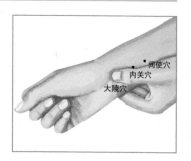

● 拇指揉按另手大陵、内关、间使等穴各30秒，换手重复。

3

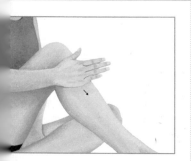

● 掌心沿胃经的循行线推擦两小腿，再点按足三里穴和阳陵泉穴各30秒。

4

● 双手拇指先后点按左右然谷、太白、公孙等穴各30秒。

5

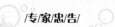

少吃油炸食物，以免加重消化道负担。

少吃生冷和刺激性食物，以免刺激消化道黏膜，引发消化道炎症。

细嚼慢咽、一日三餐定时定量，这有助于消化液的分泌。

防止胃部受凉，以维持消化系统的功能。

口臭是因机体失调而导致口气臭秽、难闻的一种病症，主要表现为呼气时有明显臭味，刷牙漱口也难以消除，含口香糖、使用口气清新剂均难以掩盖。口臭给人的交往带来诸多不便，甚至使人变得封闭自卑，产生心理疾病。更重要的是，口臭患者口腔菌群的数量也较常人多，如不及时去除口臭，则会频发牙周炎、牙龈炎、口腔溃疡等症。

特效穴位

1 迎香穴
2 大陵穴
3 足三里穴
4 太渊穴

● 背面（或手背、脚底）
● 正面（或手心、脚背）

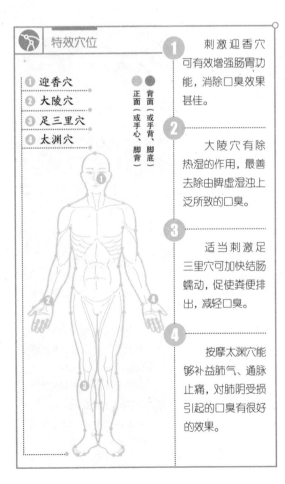

① 刺激迎香穴可有效增强肠胃功能，消除口臭效果甚佳。

② 大陵穴有除热湿的作用，最善去除由脾虚湿浊上泛所致的口臭。

③ 适当刺激足三里穴可加快结肠蠕动，促使粪便排出，减轻口臭。

④ 按摩太渊穴能够补益肺气、通脉止痛，对肺阴受损引起的口臭有很好的效果。

敲打原理

饮食不节、过度劳倦等不良生活方式造成的脾功能衰竭、肠胃功能减弱，可影响人体正常的消化和排泄功能，使大量食物糟粕和毒素无法顺利排出体外，滞留在肠中。这些食物糟粕和毒素堆积时间长了就会积滞生热，从而形成臭气。臭气蒸发而上，从口腔出，便导致了口臭。敲打特定的经络和穴位可恢复肠胃功能，增强脾脏功能，促进体内毒素和滞留食物的排出，从而有效去除口臭。

特效穴位按摩

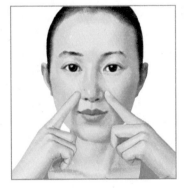

① 迎香穴

双手食指点按迎香穴50次，以感觉酸胀为宜。

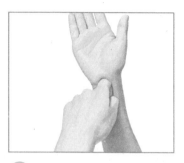

② **大陵穴**

食指关节揉按大陵穴30次。

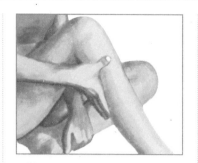

③ **足三里穴**

拇指点按足三里穴100次。

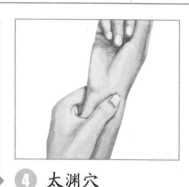

④ **太渊穴**

拇指点按太渊穴1至3分钟，以感觉酸胀为宜。

📋 简易敲打方

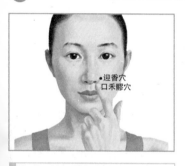

● 食指点按左右迎香、口禾髎等穴各1分钟。

1

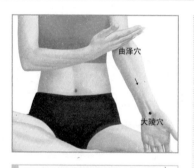

● 一手手侧沿另手心包经的循行线剁击，自曲泽穴剁击至大陵穴，重复5遍。

2

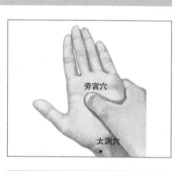

● 一手拇指点按另手劳宫穴和太渊穴各1分钟，换手重复。

3

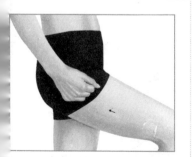

● 双手拳轮自下而上敲两条大腿外侧的胆经2至3分钟。

4

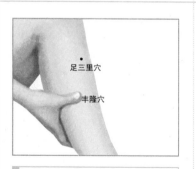

● 拇指点按右腿足三里、丰隆等穴各30秒。

5

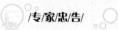
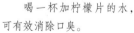

/专/家/忠/告/

喝一杯加柠檬片的水，可有效消除口臭。

茶有强烈的收敛作用，将茶叶含在嘴里，可迅速祛除口臭。

以上2种方法仅供应急之用，若要从根本上消除口臭，还需坚持敲打经络。

缓解胃痛

QHUAN QJIE QWEI QTONG

胃痛，中医学上称之为"胃脘痛"，以上腹部近心窝处疼痛为主要症状。当今社会，胃痛成了一种常见症状，多由各种胃病、饮食习惯不良、生活节奏快、精神压力大所致。胃痛发作时，人们常常疼痛难忍，并有恶心、欲吐之感，会耽误正常的工作和学习。严重的胃痛，还会使人出现休克现象。可见，掌握一套迅速止胃痛的经络敲打法，对于频发胃痛的人来说是很有必要的。

特效穴位

- ❶ 中脘穴
- ❷ 内关穴
- ❸ 阳溪穴
- ❹ 足三里穴

⬤⬤ 背面（或手背、脚底
正面（或手心、脚背）

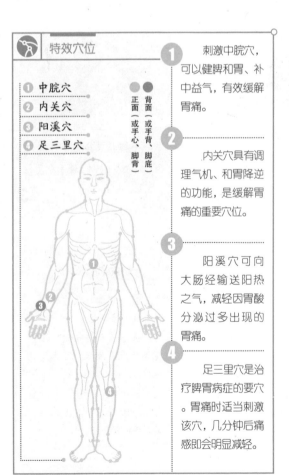

❶ 刺激中脘穴，可以健脾和胃、补中益气，有效缓解胃痛。

❷ 内关穴具有调理气机、和胃降逆的功能，是缓解胃痛的重要穴位。

❸ 阳溪穴可向大肠经输送阳热之气，减轻因胃酸分泌过多出现的胃痛。

❹ 足三里穴是治疗脾胃病症的要穴。胃痛时适当刺激该穴，几分钟后痛感即会明显减轻。

敲打原理

西医认为，生活不规律导致的肠胃神经系统紊乱，可破坏胃酸分泌的正常节律，从而导致胃痛；刺激性食物对胃黏膜的破坏也是导致胃痛的重要原因。传统中医认为，寒气滞留于胃、饮食不节致使胃胃受伤，气郁伤肝以致肝气犯胃，脾胃虚弱等，都可导致人体气机郁滞，使胃因失养而痛。敲打特定经络和穴位，可增强脾胃功能，疏肝理气，使肠胃神经系统恢复正常，从而有效止痛。

特效穴位按摩

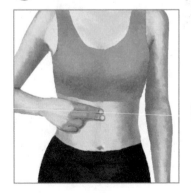

❶ 中脘穴

食指、中指点按中脘穴50次，以感觉胀痛为宜。

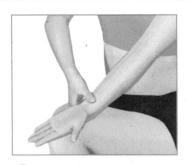 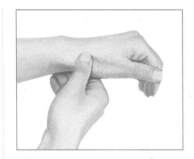 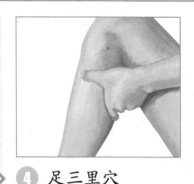

2 内关穴

拇指点按内关穴50次。

3 阳溪穴

拇指点按阳溪穴50次。

4 足三里穴

拇指重力点按足三里穴100次，以有酸痛感为佳。

简易敲打方

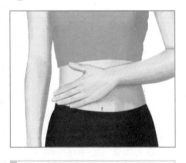

● 单掌反复擦上腹部，频率要快，以温热为度。

1

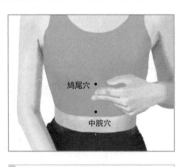

鸠尾穴 ·

中脘穴

● 食指、中指反复点按任脉上鸠尾穴至中脘穴段，无具体时间限制。

2

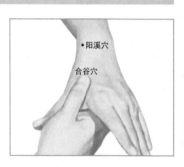

·阳溪穴

合谷穴

● 一手拇指点按另手阳溪、合谷等穴各1分钟，换手重复。

3

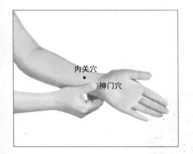

内关穴

·神门穴

● 一手拇指点按另手内关、神门等穴各1分钟，换手重复。

4

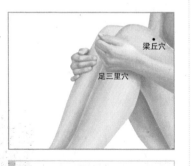

梁丘穴

足三里穴

● 双手拳心沿胃经的循行线敲打下肢，自梁丘穴敲打至足三里穴，重复多次。

5

专/家/忠/告

饭前和饭后半小时内最好不要饮水，否则将加大胃的负担，增加胃痛的概率。

胃痛时不要喝牛奶。如果是频发胃痛的人，试着放弃乳制品一段时间，看情况是否有改善。

控制情绪，有时候胃痛是由过度愤怒所致。

调节心理 TIAO JIE XIN LI

缓解精神压力
◎HUAN ◎JIE ◎JING ◎SHEN ◎YA ◎LI

在多元化、快节奏的生活中，人们在工作、人际关系、感情、家庭等诸多方面都面临着巨大精神压力。这些压力如果长期得不到释放，会导致人体免疫系统功能失调，进而引发高血压、心脏病、神经衰弱等一系列疾病，对人的身心健康造成极大伤害。因此，我们需要通过一定的途径及时缓解压力，调整自己的状态。

特效穴位

❶ 百会穴
❷ 太阳穴
❸ 中脘穴
❹ 神门穴

● 背面（或手背、脚底）
● 正面（或手心、脚背）

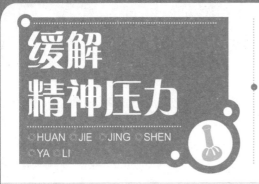

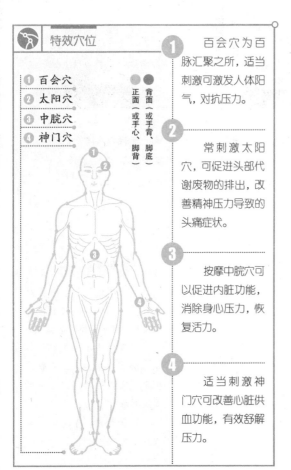

① 百会穴为百脉汇聚之所，适当刺激可激发人体阳气，对抗压力。

② 常刺激太阳穴，可促进头部代谢废物的排出，改善精神压力导致的头痛症状。

③ 按摩中脘穴可以促进内脏功能，消除身心压力，恢复活力。

④ 适当刺激神门穴可改善心脏供血功能，有效舒解压力。

敲打原理

中医认为，压力过大与心、肝等脏腑功能失调，气血运行不畅有关。"心藏神"，主一身之血脉，心失所养，则人体易气血不足、精神不安。肝主疏泄，负责维持全身气机的通畅以推动血、津液等物质的流通，肝失疏泄，则易气郁上火，出现烦躁、头痛等症状。因此，缓解压力的经络敲打当以养心补肝，促进全身气血循环，增强机体的抗病能力为关键。

特效穴位按摩

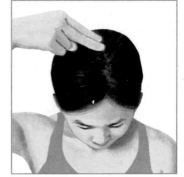

❶ **百会穴**

食指、中指点按百会穴50次，以有酸胀感为宜。

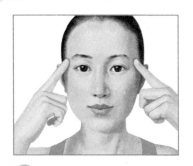

2 太阳穴

食指点按太阳穴100次。

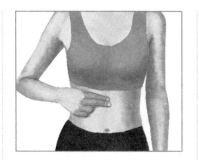

3 中脘穴

食指、中指点按中脘穴50次。

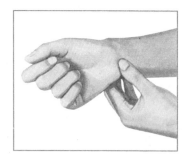

4 神门穴

拇指点按神门穴50次。

简易敲打方

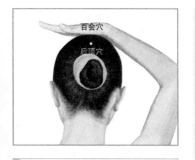

● 单手掌心轻拍百会、后顶
等穴各1分钟。

1

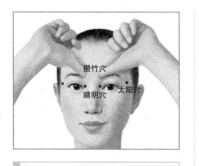

● 双手拇指点按攒竹、睛明、
太阳等穴各1分钟。

2

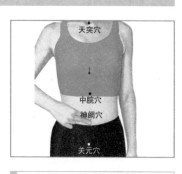

● 食指、中指沿任脉的循
行线点按，自天突穴经中脘
穴、神阙穴至关元穴。

3

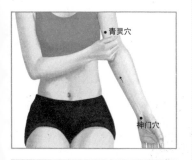

● 一手拳轮沿心经的循行
线敲打另手手臂，自神门穴
处敲打至青灵穴处。

4

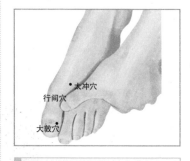

● 双手拇指点按双足背上的大
敦、行间、太冲等穴各30秒。

5

/专/家/忠/告/

　　轻闭双眼，放松全身肌
肉，脑子里什么也不想，保
持数分钟便能使精神放松。

　　自觉精神压力过大时，
可轻闭双眼，头向前低下，
慢慢做深呼吸。此法可有效
舒缓心理压力。

　　富含B族维生素的食物如
全谷物类可以缓解压力。

缓解紧张情绪

○HUAN ○JIE
○JIN ○ZHANG ○QING ○XU

紧张是一种人体正常的情绪反应，日常生活中很多事情都会让人产生紧张的情绪，如面试、演讲、考试、结婚等。但过于紧张可使人睡卧不安，思维不灵活，注意力无法集中，甚至出现头痛、心悸、腹背疼痛、疲累等症状。普通的紧张都是暂时性的，简单的经络敲打可有效缓解。

特效穴位

1 心俞穴
2 劳宫穴
3 通里穴
4 涌泉穴

● 正面（或手心、脚背）
● 背面（或手背、脚底）

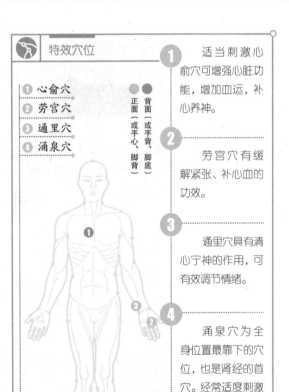

1 适当刺激心俞穴可增强心脏功能，增加血运，补心养神。

2 劳宫穴有缓解紧张、补心血的功效。

3 通里穴具有清心宁神的作用，可有效调节情绪。

4 涌泉穴为全身位置最靠下的穴位，也是肾经的首穴。经常适度刺激有整体调节全身脉络、开窍、安神、镇静的功效。

敲打原理

良好的心理素质需要良好的心肺功能来支撑。当人脑需要处理大量信息的时候，会要求更多的营养和氧气供给，而心、肺则是人体气血供给的动力。心、肺功能强大的人，能够在紧张时快速恢复平静，因为他们的心肺能够及时向大脑补充养分。紧张时敲打特定的经络和穴位，可有效增强心肺功能，改善大脑血液和氧气供应，调节大脑中枢神经，从而恢复轻松的心绪。

特效穴位按摩

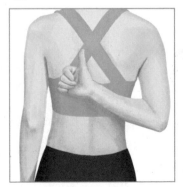

1 **心俞穴**

拇指点按脊柱两侧心俞穴50次。

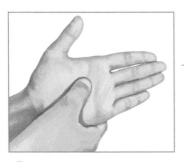

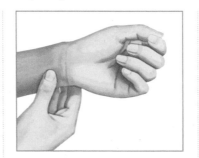

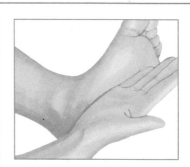

2 劳宫穴

左手拇指点按右手劳宫穴50次。

3 通里穴

拇指点按通里穴100次。

4 涌泉穴

手侧剁击涌泉穴50次。

 简易敲打方

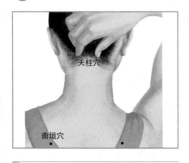

天柱穴

曲垣穴

● 双手拇指或食指先后点按
左右曲垣、天柱等穴各30秒。

1

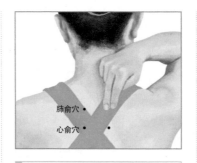

肺俞穴

心俞穴

● 双手中指和食指点按背部
脊柱两侧的心俞、肺俞等穴
各30秒。

2

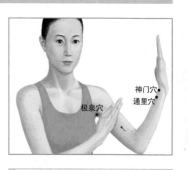

神门穴
通里穴

极泉穴

● 一手掌侧沿心经的循行线
敲打另手手臂,自神门穴敲
至通里穴,再至极泉穴。

3

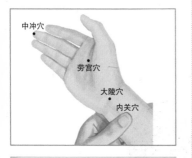

中冲穴

劳宫穴

大陵穴

内关穴

● 一手拇指点按另手心包经
上的中冲、劳宫、大陵、内
关等穴各30秒。

4

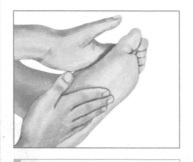

● 掌擦涌泉穴区30秒。

5

 /专/家/忠/告/

心理学家认为,紧张是
一种反应方式,用以应对外
界刺激和困难。适度的紧张
可使人的思维更加活跃。因
此紧张并不全然是坏事。

轻快的音乐可使人的精
神得到有效放松。长期紧张
工作和学习的人不妨抽空听
听这种音乐。

缓解抑郁

HUAN JIE YI YU

抑郁是一种以情绪低落为主的精神状态，常伴有悲观、活动能力减退及头痛、失眠、胸肋疼痛等机能障碍。抑郁通常与性格、遗传、社会生活有关，若长期发展下去，可能会导致抑郁症。抑郁不同于抑郁症，前者经过经络敲打、心理调节可迅速缓解，后者更需要抗抑郁药物来进行治疗。

特效穴位

1. 百会穴
2. 气海穴
3. 肩井穴
4. 哑门穴

背面（或手背、脚背）
正面（或手心、脚底）

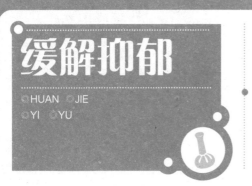

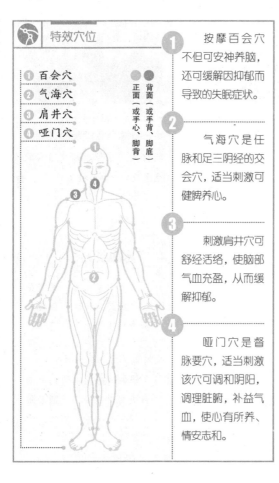

① 按摩百会穴不但可安神养脑，还可缓解因抑郁而导致的失眠症状。

② 气海穴是任脉和足三阴经的交会穴，适当刺激可健脾养心。

③ 刺激肩井穴可舒经活络，使脑部气血充盈，从而缓解抑郁。

④ 哑门穴是督脉要穴，适当刺激该穴可调和阴阳，调理脏腑，补益气血，使心有所养、情安志和。

敲打原理

现代医学认为，身体的一些重大疾病和不幸的生活事件刺激是导致抑郁的重要原因。中医也有类似的看法。抑郁属中医"郁证"范畴，主要由情志不畅，气机郁滞所致。肝气郁结，肝失调达，便会导致脾失运化，五脏气机不和，人体气血失调、代谢紊乱，进而引发抑郁。其病位主要在心、肝、脾三脏。因此，消除抑郁的经络敲打当以疏肝理气、清肝泻火、养心安神、健脾解郁为关键。

特效穴位按摩

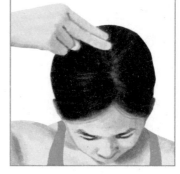

① **百会穴**

食指、中指点按百会穴100次。

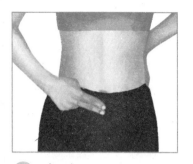

②气海穴

食指、中指点按气海穴50次。

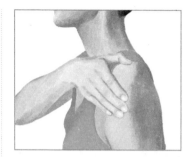

③肩井穴

拇指点按肩井穴50次。

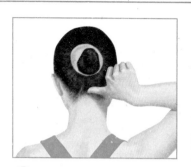

④哑门穴

拇指点按哑门穴50次。

简易敲打方

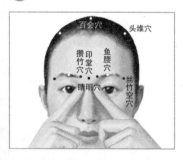

●点按百会、头维、睛明、印堂、攒竹、鱼腰、丝竹空等穴各30秒。

1

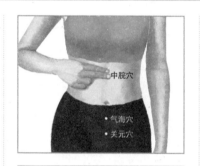

●单手食指、中指点按中脘、气海、关元等穴各30秒。

2

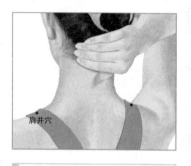

●单掌分别沿两侧颈项捏拿，自天柱穴处捏拿至肩井穴处。

3

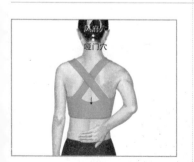

●自上而下沿督脉的循行线拍打背部，自风府穴经哑门等穴拍打至命门穴。

4

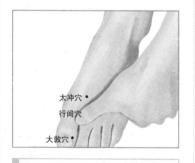

●双手拇指点按两足背太冲、行间大敦等穴各30秒。

5

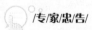

/专/家/忠/告/

　　研究表明，神经递质的缺乏也会导致抑郁感的产生。因此抑郁之人可适当多吃些富含色氨酸的香蕉、菠萝、小米等物。因为色氨酸可以转化为5-羟色胺，而5-羟色胺是一种抑制性的神经递质，有助于人们产生快乐、愉悦的情绪。

改善体质
GAI SHAN TI ZHI

预防卵巢功能早衰
◎YU ◎FANG ◎LUAN ◎CHAO
◎GONG ◎NENG ◎ZAO ◎SHUAI

卵巢是女性重要的内分泌腺体之一，主要负责分泌雌性激素和产生卵细胞。女性月经来潮、第二性征的发育和保持都与卵巢密切相关。卵巢功能早衰会导致女性脸色发黄、皮肤松弛、体形臃肿、骨质疏松、阴道变干，提前衰老。资料显示，目前卵巢功能早衰有低龄化的趋势，可见年轻女性的卵巢保养也不可轻视。

特效穴位

❶ 水沟（人中）穴
❷ 肾俞穴
❸ 血海穴
❹ 太溪穴

背面（或手背、脚底）
正面（或手心、脚背）

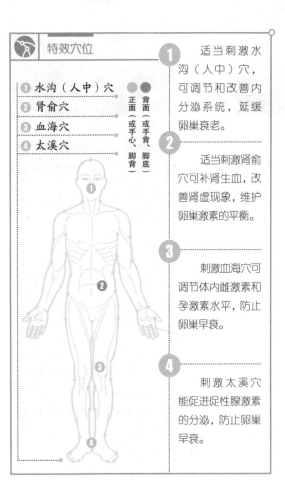

① 适当刺激水沟（人中）穴，可调节和改善内分泌系统，延缓卵巢衰老。

② 适当刺激肾俞穴可补肾生血，改善肾虚现象，维护卵巢激素的平衡。

③ 刺激血海穴可调节体内雌激素和孕激素水平，防止卵巢早衰。

④ 刺激太溪穴能促进性腺激素的分泌，防止卵巢早衰。

敲打原理

中医"肾"理论研究表明，肾"受五脏六腑之精而藏之"，主生长、发育和生殖。肾虚可导致内分泌器官的激素失调，同时打乱作用于卵巢的激素的平衡，以致卵巢功能衰退。因此，保养卵巢的经络敲打当以固肾为关键，通过逆转肾虚的状况，使女性内分泌趋于正常，从而保持卵巢功能平衡，缓解因卵巢功能失调导致的各种症状。

特效穴位按摩

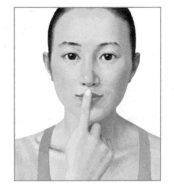

① 水沟（人中）穴

食指点按水沟穴50次。

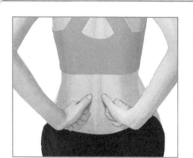

② 肾俞穴

双手拇指点按两侧肾俞穴50次。

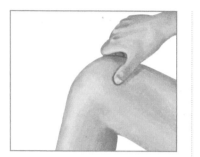

③ 血海穴

拇指点按血海穴50次。

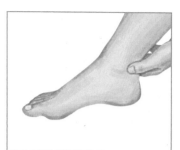

④ 太溪穴

拇指点按太溪穴50次，以感觉压痛为宜。

 简易敲打方

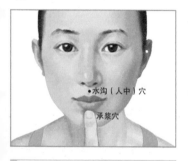

●单手食指点按水沟（人中）、承浆等穴各30秒。

1

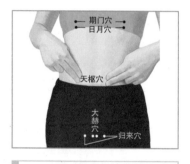

●双手食指和中指点按期门、日月、天枢、大赫、归来等穴各30秒。

2

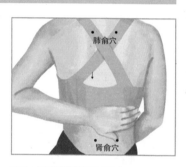

●拍打背部脊柱两侧膀胱经的内线，自肺俞穴拍打至肾俞穴。

3

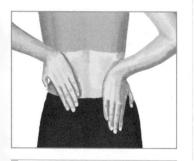

●双手掌心搓擦腰眼穴区，以腰部温热为度。

4

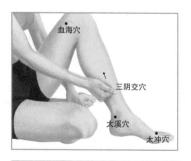

●沿脾经的循行线，自三阴交穴敲打至血海穴，再点按太溪、太冲等穴各1分钟。

5

/专/家/忠/告/

　女性应保持愉快的心情，平时应学会宣泄不良情绪。

　要保证充足的睡眠，并注意平衡营养。平时要摄入足量的蛋白质，还要注意维生素和矿物质的补充。尤其是维生素E，它可以清除自由基，延缓性腺萎缩的进程。

提高免疫力

○TI ○GAO ○MIAN
○YI ○LI

人们通常把免疫系统对抗外来病原体侵袭、识别和排除异物的能力称为"免疫力"。免疫力正常时，机体能有效抵御多种病菌，维持身体健康；免疫力低下或紊乱时，人就可能反复发作感冒、扁桃体炎、支气管炎、肺炎等。因此，提高免疫力对我们的健康的维护至关重要。

特效穴位

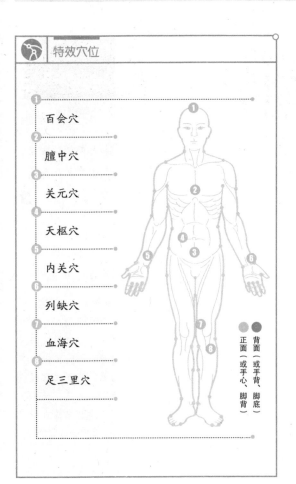

① 百会穴
② 膻中穴
③ 关元穴
④ 天枢穴
⑤ 内关穴
⑥ 列缺穴
⑦ 血海穴
⑧ 足三里穴

● 正面（或手心、脚背）
● 背面（或手背、脚底）

敲打原理

中医理论认为，免疫力低下或紊乱，与五脏六腑，尤其是肺、肾、脾三脏的虚衰紧密相连。肺主皮毛，是人体最外层的防御系统；肾为先天之本，具有调整和维持免疫平衡的作用；脾则为后天之本。若肺气不足、肾脏亏虚、脾失调养，人体就会出现内分泌紊乱等情况。可见，提高免疫力的经络敲打，当以补肺、益肾、健脾，调和脏腑功能为关键。

小贴士

专家认为，通过以下方法可以自我检测免疫力是否下降，从而预防疾病：

肺功能不良： 容易感冒、常起小红疹。

脾功能不良： 容易疲劳腹泻、口淡无味。

肝功能不良： 手大小鱼际处发红、常感烦躁。另外，吸烟饮酒者多半肝功能不良。

肾功能不良： 非常怕冷、小便频数。

心功能不良： 睡眠质量下降、常生口疮、四肢无力。

特效穴位按摩

① 百会穴

拇指点按百会穴50次。百会穴是各经脉气汇聚之所，性属阳，常常点按能激发人体阳气，增强人体抗病能力。

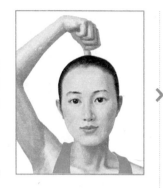

② 膻中穴

中指点按膻中穴50次。此法可舒畅气机，刺激胸腺。胸腺即淋巴器官，又有内分泌功能。胸腺培养的各种T细胞，在细胞免疫功能中起重要作用。

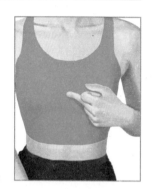

③ 关元穴

食指、中指并拢点按关元穴50次。经研究表明，适当刺激关元穴可有效扶助人体正气，祛除邪气。

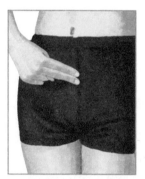

④ 天枢穴

食指、中指点按天枢穴50次。天枢穴是胃经要穴，常常点按可增强胃动力、促进肠道良性蠕动。

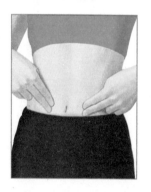

⑤ 内关穴

拇指点按内关穴50次，稍有酸胀感即可。内关穴是体内元气升降出入的通道，刺激此穴能够将元气输送至内脏，温煦脏腑器官，起到提高免疫力的作用。

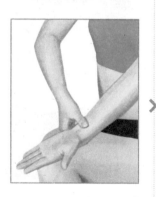

⑥ 列缺穴

拇指点按列缺穴50次。列缺穴是肺经和大肠经交会穴，并通于任脉。因此，常常点按列缺穴，可补肺益肾，调理呼吸系统疾病，调节内分泌。

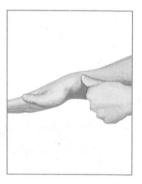

⑦ 血海穴

拇指点按血海穴50次，以有酸胀感为宜。此穴是补血养肝的良穴，对提高免疫力十分有益。

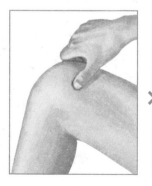

⑧ 足三里穴

拇指点按足三里穴50次。适当刺激足三里穴可调理脾胃、健脾益气、增强机体免疫力。

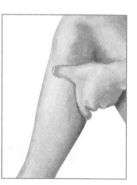

简易敲打方

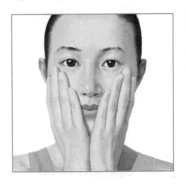

● 两手掌由前额沿着两侧向下轻拍至下巴。

1

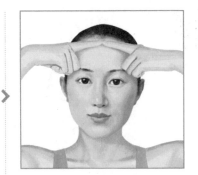

● 双手食指沿督脉的循行线推抹头部，自神庭穴经百会穴至哑门穴。

2

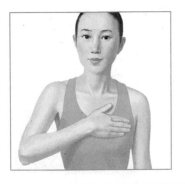

● 以适当力度用掌根拍击胸骨数次，每拍3至5下，停5秒左右。

3

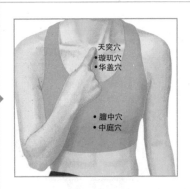

天突穴
璇玑穴
华盖穴

膻中穴
中庭穴

● 食指沿任脉循行线，从天突穴经璇玑、华盖、膻中等穴按压到中庭穴。

4

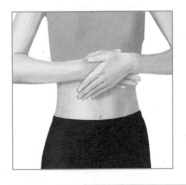

● 两掌叠放，沿任脉的循行线，自上脘穴经中脘穴到下脘穴，擦热胃部。

5

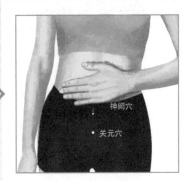

神阙穴

关元穴

● 单手掌心大致沿任脉的循行线轻拍，自神阙穴轻拍至关元穴。

6

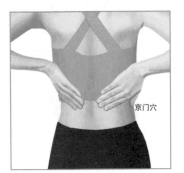

京门穴

● 双手拇指点按两侧天枢、京门等穴各30秒。

7

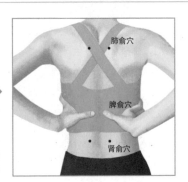

肺俞穴

脾俞穴

肾俞穴

● 掌拍背部，以皮肤潮红为度，之后点按肺俞脾俞、肾俞等穴。

8

簡易敲打方

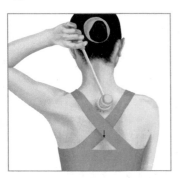

● 用经络锤
自上而下轻轻
敲打脊柱，重
复3遍。

9

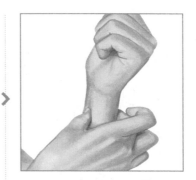

● 一手拇指、
中指分别置
于另手内关、
外关等穴上，
对捏30秒。

10

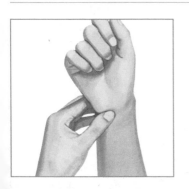

● 一手拇指
点按另手神
门穴30秒。

11

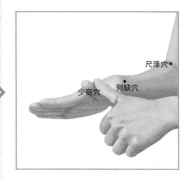

尺泽穴
少商穴　列缺穴

● 一手拇指
点按另手少
商、列缺、尺泽
等穴各30秒，
换手重复。

12

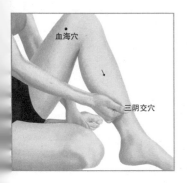

血海穴
三阴交穴

● 沿脾经的
循行线，自血
海穴敲打至
三阴交穴，反
复5遍。

13

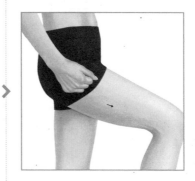

● 一手握拳
沿大腿外侧
敲打。

14

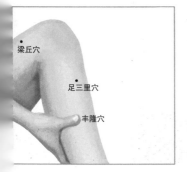

梁丘穴
足三里穴
丰隆穴

● 拇指点按
梁丘、足三
里、丰隆等
穴各30秒。

15

/专/家/忠/告/

　　紧张、焦虑、抑郁的情绪会影响到内分泌系统和免疫系统，导致免疫力下降。轻松、愉悦的心情则可以增强人的免疫功能。

　　日常生活中要少吃甜食，因为甜食会降低身体的抗病能力。

改善性冷淡

○GAI ○SHAN
○XING ○LENG ○DAN

　　性冷淡是指持续地对性生活缺乏欲望，是一种男女共患的性疾病，其中以女性患者居多。据中国妇联的一份调查资料表明，我国有25%至30%的女性患有性冷淡。性是人类最基本的生理诉求之一，性冷淡不仅会导致夫妻关系恶劣，还有可能会破坏和谐的家庭氛围。

特效穴位

❶ 神阙穴
❷ 气海穴
❸ 长强穴
❹ 涌泉穴

● 背面（或手背、脚底）
● 正面（或手心、脚背）

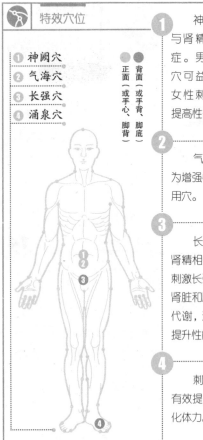

1 神阙穴可调理与肾精相关的病症。男性刺激此穴可益肾壮阳，女性刺激此穴可提高性欲。

2 气海穴历来为增强性功能的常用穴。

3 长强穴主治与肾精相关的病症。刺激长强穴可增强肾脏和肝脏的新陈代谢，激发性欲，提升性能力。

4 刺激涌泉穴可有效提高性欲，强化体力。

敲打原理

　　性冷淡与精神因素、脏腑功能失常、经络不通，以及过度疲劳有关。肝、肾、脾等是参与人体激素代谢的重要器官，一旦它们的功能受损，人体的内分泌就会失调，性激素水平就会紊乱。缺少一定量的性激素，人的性欲便会减退。而身体过度疲劳后，大脑为了使身体保持在最佳状态，也会"命令"人体减少性欲。因此，经络敲打时当以调适心情、补益脏腑、调节内分泌、缓解身体疲劳为主要目的。

特效穴位按摩

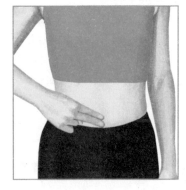

❶ 神阙穴

食指、中指点按神阙穴100次，以感觉微热为度。

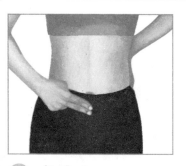

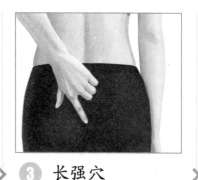

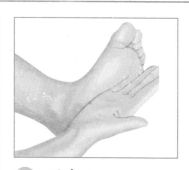

② **气海穴**

食指、中指点按气海穴50次。

③ **长强穴**

食指点按长强穴50次。

④ **涌泉穴**

手侧剁击足底涌泉穴50次。

📋 简易敲打方

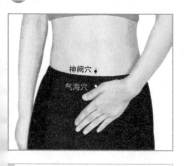

● 轻轻拍打腹部，再点按神阙、气海、关元等穴各1分钟。

1

● 轻轻拍打左侧或右侧腰部5至10分钟。

2

● 用经络锤敲打督脉，从大椎穴直至长强穴，长强穴处敲打时间稍久。

3

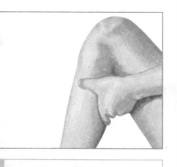

● 点按足三里30秒。

4

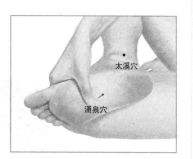

● 双手拇指先后沿两腿肾经的循行线点按，自涌泉穴点按至太溪穴。

5

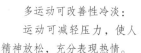

/专/家/忠/告/

多运动可改善性冷淡：

运动可减轻压力，使人精神放松，充分表现热情。

运动能使体内产生内啡肽，有助于消除忧郁，改善情绪，激发性欲。

对于男性来说，运动可增加睾丸素水平。睾丸素是促进性欲的激素。

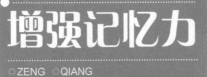

增强记忆力
○ZENG ○QIANG
○JI ○YI ○LI

记忆力是人们在日常生活和学习中的必需技能，但它却会随着年龄的增加而渐渐变差，这是正常的生理进程。除此之外，人的身心健康和记忆力也有十分重要的联系。糖尿病、酒精中毒或压力大、抑郁、自卑、焦虑等皆可引起记忆障碍。经络敲打法对延缓和逆转记忆力减退进程有一定的效果。

特效穴位

❶ 阳白穴
❷ 四神聪穴
❸ 天柱穴
❹ 俞府穴

正面（或手心、脚背）　背面（或手背、脚底）

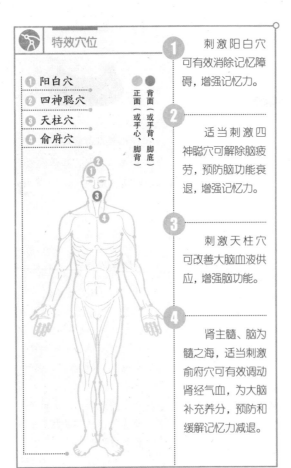

❶ 刺激阳白穴可有效消除记忆障碍，增强记忆力。

❷ 适当刺激四神聪穴可解除脑疲劳，预防脑功能衰退，增强记忆力。

❸ 刺激天柱穴可改善大脑血液供应，增强脑功能。

❹ 肾主髓、脑为髓之海，适当刺激俞府穴可有效调动肾经气血，为大脑补充养分，预防和缓解记忆力减退。

敲打原理

中医认为，记忆力减退是一种涉及多个器官的全身性病变，其病位主要在心、脾、肾，与肝、肺等也有一定的关系。心肾不交、脾气虚弱，以致心神失养、脑髓不足是其内在的病理基础，而瘀血阻络、痰蔽清窍是其发病的关键。敲打特定的经络和穴位，可调节脏腑功能、疏通经络、促进气血运行，具有增强记忆力，提高智力，延缓大脑衰老的作用。

特效穴位按摩

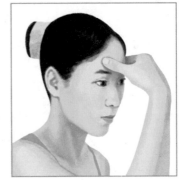

❶ 阳白穴

双手拇指或食指点按左右阳白穴50次。

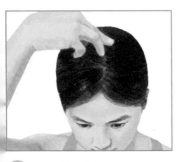

② 四神聪穴

用单手除小指外的四指点按头部四神聪穴100次。

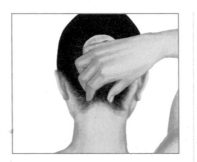

③ 天柱穴

单手拇指和食指捏揉左右天柱穴50次。

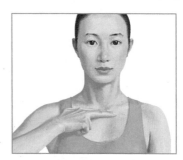

④ 俞府穴

单手食指、中指点按左右俞府穴100次。

 简易敲打方

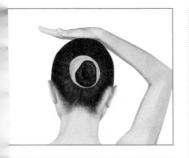

● 单手手掌轻拍或轻摩头部，以刺激头顶部各穴。

1

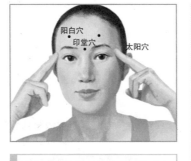

阳白穴
印堂穴　太阳穴

● 双手食指、中指自印堂穴处，经阳白穴，分推至太阳穴处。

2

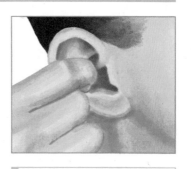

● 双手拇指、食指从上至下轻轻捏拿整个耳朵。

3

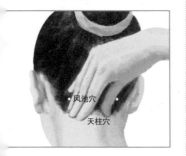

风池穴
天柱穴

● 单手自风池穴拿捏至天柱穴，至头脑爽利为宜。

4

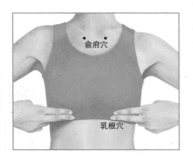

俞府穴
乳根穴

● 双手食指和中指点按两侧俞府、乳根等穴各30秒。

5

/专/家/忠/告/

记忆力下降者可在日常饮食中多食用些新鲜蔬菜水果及玉米、全小麦、豆类、蒜头、蘑菇、奶、沙丁鱼、瘦肉等食物。

记忆力下降者每天还可以服用一定量的银杏叶提取物及维生素E，这些营养素能抗氧化、延缓衰老。

改善手脚冰冷

◎GAI ◎SHAN ◎SHOU ◎JIAO
◎BING ◎LENG

　　血液流动缓慢、血管收缩、血液回流能力减弱，造成四肢血液循环不畅，是引发手脚冰冷的主要原因。因此体型瘦小的女生，血糖、血压过低，或工作压力过大之人是手脚冰冷的多发人群，因为他们的末梢血液循环状况较差。经临床验证，经络敲打对缓解手足冰冷的症状具有一定疗效。

特效穴位

❶ 少泽穴
❷ 劳宫穴
❸ 阳池穴
❹ 气冲穴

●正面（或手心、脚背）　●背面（或手背、脚底）

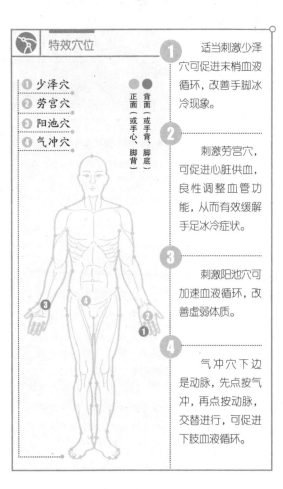

❶ 适当刺激少泽穴可促进末梢血液循环，改善手脚冰冷现象。

❷ 刺激劳宫穴，可促进心脏供血，良性调整血管功能，从而有效缓解手足冰冷症状。

❸ 刺激阳池穴可加速血液循环，改善虚弱体质。

❹ 气冲穴下边是动脉，先点按气冲，再点按动脉，交替进行，可促进下肢血液循环。

敲打原理

　　手足冰冷属中医"阳虚"范畴。中医认为，人体卫气具有温煦肌肤的作用。手足冰冷多与人自身体质虚弱、气血不足有关。再加上四肢是人体阴经与阳经的交会处，一旦经络不通，卫气受阻，就容易造成气血运行不畅。气血难以通达指尖与趾尖，便导致了手足冰冷。敲打特定的经络和穴位可改善心血管系统功能，增加心脏供血，促进人体血液循环，改善肢体末梢血管的微循环，调节自律神经功能，达到暖手、暖足的效果。

特效穴位按摩

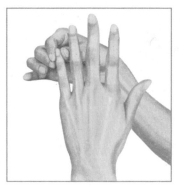

❶ 少泽穴

食指按压少泽穴50次。

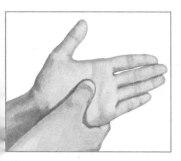
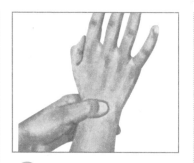
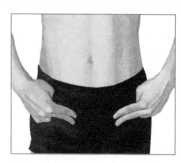

2 劳宫穴

拇指点按劳宫穴50次。

3 阳池穴

拇指点按阳池穴30次。

4 气冲穴

双手食、中指点按左右气冲穴50次，以感觉胀痛为宜。

 简易敲打方

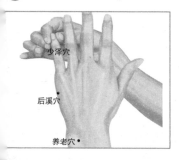

少泽穴

后溪穴

养老穴•

● 一手食指和拇指按捏另一手少泽、后溪、养老等穴各1分钟。 **1**

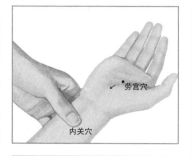

•劳宫穴

内关穴

● 一手拇指沿心包经的循行线推擦或点按，自劳宫穴至内关穴，换手重复。 **2**

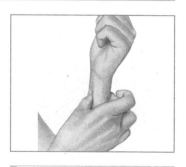

● 一手拇指、中指分别置于另手内关、外关等穴处，对捏1分钟，力度可稍重。 **3**

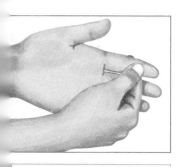

● 一手拇指推抹另手五指，从指根推抹至指尖，以指尖处变为玫瑰红色为宜。 **4**

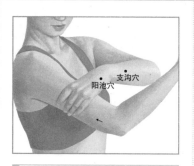

支沟穴
阳池穴

● 一手沿三焦经循行线自下而上拿捏另手手臂，阳池、支沟等穴拿捏稍久。 **5**

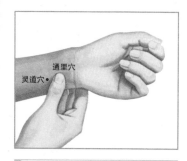

通里穴
灵道穴•

● 一手拇指点按另手灵道、通里等穴各30秒，换手重复。 **6**

简易敲打方

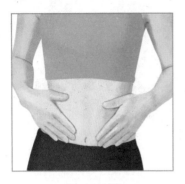

● 双手四指
分别摩两侧
天枢穴处
30秒，以皮
肤温热为佳。

7

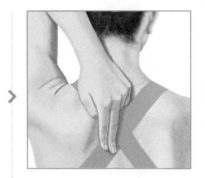

● 食指和中
指点压两侧
心俞穴处各
1分钟，以
皮肤微感温
热为佳。

8

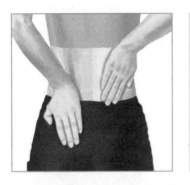

● 双手掌心
拍打或搓擦
两侧肾俞穴
处各1分钟，
以腰部温热
为佳。

9

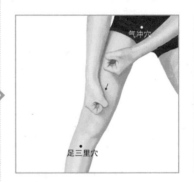

气冲穴

足三里穴

● 双手拳心
沿胃经的循
行线敲打大
腿前侧，自气
冲穴敲打至
足三里穴。

10

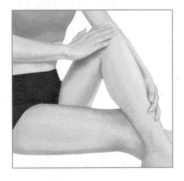

● 两手掌心
先后揉擦
左右膝盖各
30秒，至
腿部感觉温
热为宜。

11

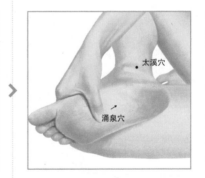

太溪穴

涌泉穴

● 双手拇指
先后沿两腿
肾经的循行
线点按，自
涌泉穴点按
至太溪穴。

12

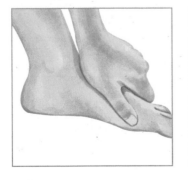

● 双手拇指
点按左右太
白穴30秒。

13

 /专/家/忠/告/

用冷热水交替冲淋手脚，可使四肢的血管反
复缩放，达到促进血液循环的目的。

睡前用热水泡手脚，可促进手脚血液循环。

维生素E能扩张末梢血管，手脚冰冷的患者可
以多吃些富含维生素E的坚果和深海鱼。

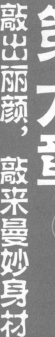

PART6

第六章

敲出丽颜，敲采曼妙身材

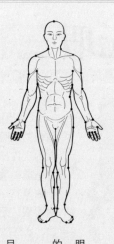

爱美之心人皆有之，从古至今，容颜美丽、身材曼妙都是女性孜孜追求的目标。当前，从令人眼花缭乱的各类化妆品、先进的整形美容技术，到节食、抽脂等诸多瘦身方法，女性似乎有了更多的变美空间。然而大部分美容纤体的产品或方法，都只能解决表面问题，不会改变自身体质。

而敲打经络正是从改善人体内部环境开始，以促进新陈代谢、排出毒素、调节脏器功能为主要目的。身体得到调理，机能趋于正常，各种皮肤问题、身材问题自然可不『药』而愈。

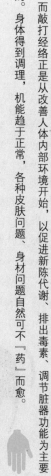

让肌肤剔透无瑕
RANG JI FU TI TOU WU XIA

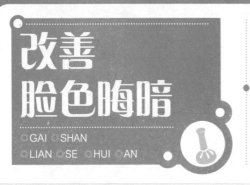

改善脸色晦暗
GAI SHAN LIAN SE HUI AN

现代社会，人们每日面对电脑，长期受到电脑辐射，脸部皮肤难免会变得干燥和暗黄。而巨大的工作压力和吸烟、饮酒等不良的生活习惯也会造成血管收缩，血液循环不畅，使肌肤长期处于缺氧状态，脸色自然更易黯淡下来。化妆品只能遮瑕，无法从根本上改变肤色，想要拥有好肤色，还得从调理人体内部开始。

特效穴位

① 阳白穴
② 攒竹穴
③ 太阳穴
④ 迎香穴

背面（或手背、脚底）
正面（或手心、脚背）

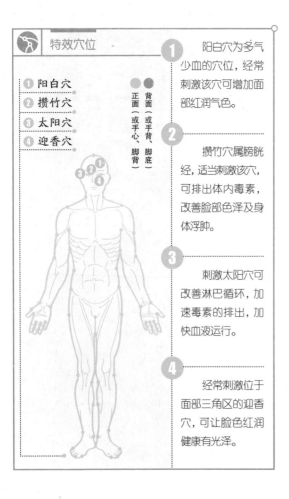

1 阳白穴为多气少血的穴位，经常刺激该穴可增加面部红润气色。

2 攒竹穴属膀胱经，适当刺激该穴，可排出体内毒素，改善脸部色泽及身体浮肿。

3 刺激太阳穴可改善淋巴循环，加速毒素的排出，加快血液运行。

4 经常刺激位于面部三角区的迎香穴，可让脸色红润健康有光泽。

敲打原理

中医认为，"脸色是五脏之镜"。女性脸色暗黄，看起来没有光泽，是由于胃腹寒凉、脾肾虚衰、气血不足、血液循环不畅、体内毒素蓄积所致。敲打调节脏腑的穴位，可改善内脏的异常现象。而点按脸部穴位，则可排出体内毒素，加速脸部肌肤老化角质的代谢，提高皮肤温度，活跃皮肤的血管和神经，加大血液的流速和流量，给皮肤补充养分，使肌肤恢复光泽和弹性。

特效穴位按摩

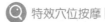

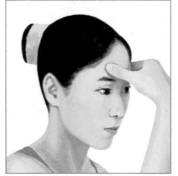

1 阳白穴

用拇指点按阳白穴100次。

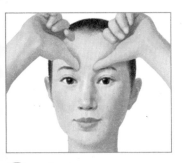

② 攒竹穴

双手拇指点按左右攒竹穴50次。

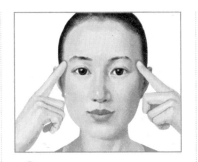

③ 太阳穴

食指轻轻点按太阳穴100次，用自己感觉舒服的力度即可。

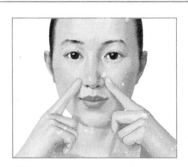

④ 迎香穴

双手食指点按鼻翼两侧的迎香穴100次，力度稍重。

 简易敲打方

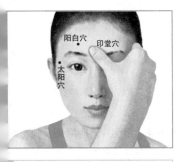

● 单手大拇指的指腹推抹额头10次。自印堂穴经阳白穴至太阳穴。

1

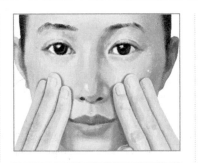

● 自脸部内侧向外，用双手的食指、中指和无名指点按左右面颊。

2

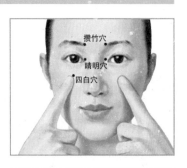

● 双手食指点按左右攒竹、睛明、四白等穴各30秒。

3

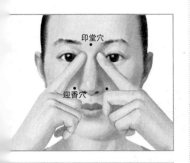

● 双手食指沿鼻翼两侧，自迎香穴缓缓推抹至印堂穴，重复5遍。

4

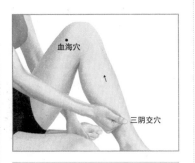

● 一手拳心大致沿脾经的循行线先后敲打左右下肢，自三阴交穴敲至血海穴。

5

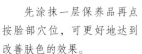 /美/丽/秘/笈/

先涂抹一层保养品再点按脸部穴位，可更好地达到改善肤色的效果。

女性在饮食中可适当增加富含蛋白质、铁、铜、叶酸和维生素B_{12}等"造血原料"的食物，如动物肝脏、鱼、虾、贝类、牛奶及水果等，这些有助于改善面色。

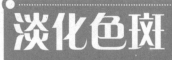

DAN ◦HUA ◦SE ◦BAN

色斑包括黑斑和黄褐斑。在现代社会中，色斑几乎是二十八岁之后的女性脸上永远的"痛"。一旦出现色斑，脸部肌肤清纯、洁净的美感就会消失。而且，色斑还反映了身体的健康状况。身体健康的人，即使在年老后也不容易出现色斑。因此，调养身体、保护健康，才是消除色斑的根本之道。

特效穴位

❶ 阿是穴
❷ 关元穴
❸ 肝俞穴
❹ 肾俞穴

● 正面（或手心、脚背）
● 背面（或手背、脚底）

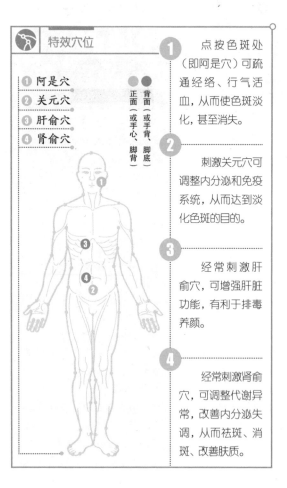

① 点按色斑处（即阿是穴）可疏通经络、行气活血，从而使色斑淡化，甚至消失。

② 刺激关元穴可调整内分泌和免疫系统，从而达到淡化色斑的目的。

③ 经常刺激肝俞穴，可增强肝脏功能，有利于排毒养颜。

④ 经常刺激肾俞穴，可调整代谢异常，改善内分泌失调，从而祛斑、消斑、改善肤质。

敲打原理

通常来说，色斑的产生与人体肝、肾功能异常、内分泌紊乱有关。因为肝肾有解毒及代谢作用，一旦功能衰退，营养便会分解不完全。皮肤无法吸收营养，无法排出毒素，黑色素细胞就会增加，形成色斑。而内分泌失调导致的自由基增多，也是形成色斑的重要原因。通过敲打法刺激特定的经络和穴位，可调节脏腑，平衡人体阴阳，行气活血，促进新陈代谢，加速体内废物的排出，从而消除色斑。

特效穴位按摩

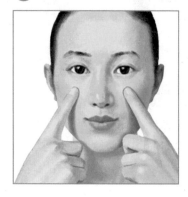

❶ 阿是穴

经常点按脸部长斑之处。

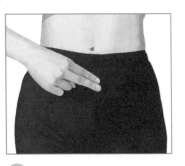

② 关元穴

食指、中指点按关元穴100次。

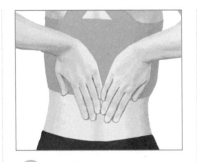

③ 肝俞穴

双手掌根拍推左右肝俞穴100次。

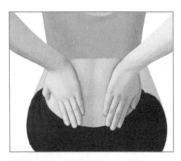

④ 肾俞穴

双手掌心拍打左右肾俞穴100次。

 简易敲打方

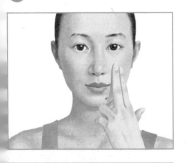

● 食指、中指并拢，点按脸部色斑处30秒。

1

●食指点按阳白、迎香、四白、太阳、颊车、人迎等穴，以酸胀为度。

2

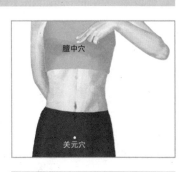

●食指、中指点按膻中、关元等穴各30秒，然后轻轻按揉整个腹部。

3

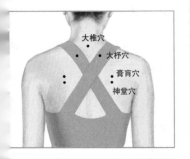

●反复拍打背部，重点拍打大椎、大杼、膏肓、神堂等穴，以皮肤潮红为度。

4

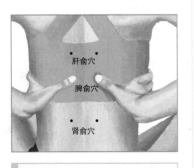

●双手拇指点按左右肝俞、肾俞、脾俞等穴各3分钟。

5

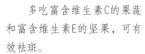 **/美/丽/秘/笈/**

多吃富含维生素C的果蔬和富含维生素E的坚果，可有效祛斑。

西红柿是淡斑美食，因为它富含番茄红素这种强效抗氧化剂，可淡化色斑。

柠檬富含维生素C、钙、磷、铁等，常饮柠檬汁可有效祛斑、美白肌肤。

清除雀斑

QING CHU QUE BAN

雀斑多为针尖至芝麻大小的褐色斑点，最常见于人的鼻面部等容易被晒之处，数目不定，孤立散落或密集成群。它一般无自觉症状，冬日颜色较淡，夏日日晒后数目增多，颜色加深。雀斑以女性多见，而雀斑较多的人色素痣的发生率通常也比较高。深色的斑斑点点在一定程度上影响了脸部肌肤的光泽度，因此如何有效地祛除雀斑一直是女性们关心的话题。

特效穴位

❶ 阿是穴
❷ 颊车穴
❸ 曲池穴
❹ 血海穴

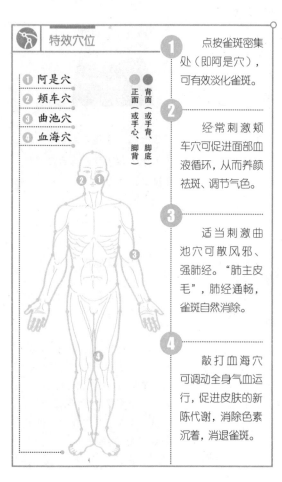

❶ 正面（或手心、脚背）
❷ 背面（或手背、脚底）

1 点按雀斑密集处（即阿是穴），可有效淡化雀斑。

2 经常刺激颊车穴可促进面部血液循环，从而养颜祛斑、调节气色。

3 适当刺激曲池穴可散风邪、强肺经。"肺主皮毛"，肺经通畅，雀斑自然消除。

4 敲打血海穴可调动全身气血运行，促进皮肤的新陈代谢，消除色素沉着，消退雀斑。

敲打原理

雀斑的出现是由于皮肤表皮基底层的黑色素细胞生成的黑色素过多所致。而脑垂体分泌的促黑激素如果因为某种原因增多时，也会引起肌肤色素代谢障碍，出现雀斑。中医认为，肾经、肺经经气虚衰，风邪侵袭皮肤腠理，肌肤失养，则会形成雀斑。敲打特定的经络和穴位，既可以改善皮肤的血液循环，促进色素转移，又可以调节机体的激素分泌，滋养肝肾、祛风散火，从而养颜消斑。

特效穴位按摩

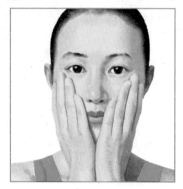

❶ **阿是穴**

常常轻拍脸部雀斑处。

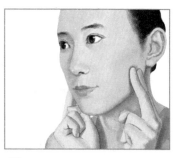

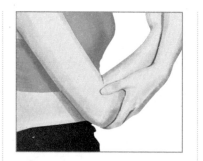

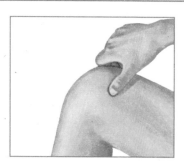

② **颊车穴** ＞ **③** **曲池穴** ＞ **④** **血海穴**

双手食指、中指点按左右颊车穴 100次。

拇指点按曲池穴100次。

拇指点按血海穴100次。

 简易敲打方

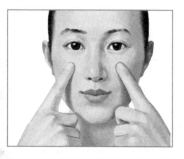

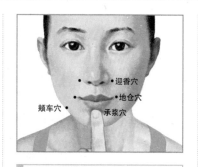

迎香穴
颊车穴　地仓穴
承浆穴

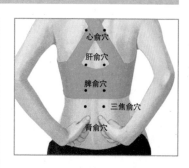

心俞穴
肝俞穴
脾俞穴
三焦俞穴
肾俞穴

● 双手食指点按脸部雀斑处，无时间限制，以皮肤舒适为宜。 **1**

＞

● 点按迎香、颊车、地仓、承浆四穴各30秒钟。 **2**

＞

● 双手拇指点按左右肝俞、心俞、肾俞、脾俞、三焦俞等穴各30秒。 **3**

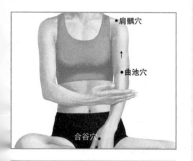

肩髃穴
曲池穴
合谷穴

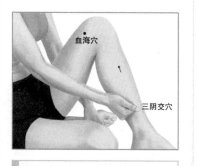

血海穴
三阴交穴

● 一手手侧沿大肠经的循行线剁击另手手臂，自合谷穴经曲池穴至肩髃穴。 **4**

＞

● 拳心沿脾经的循行线敲打下肢，自三阴交穴敲打至血海穴，重复多次。 **5**

 /美/丽/秘/笈/

暴晒或X线照射过多皆可促发雀斑，或使其加剧。因此夏日应做好防晒工作。

少食辛辣食物，少饮酒，不吸烟。

严禁使用含有激素、铅、汞等有害物质的"速效祛斑霜"，以免引发更严重的皮肤问题。

祛除青春痘

QU CHU QING CHUN DOU

青春痘又叫痤疮或粉刺，是毛囊或皮脂腺阻塞、发炎引发的一种皮肤病，常见于15至18岁的青年男女。发病部位以颜面居多，也可见于胸背部及肩胛等处。调查显示，除儿童外，有80%至90%的人受到或曾经受到过青春痘的困扰。青春痘不仅有碍美容，对心理的影响也不容小觑。

特效穴位

- ❶ **石关穴**
- ❷ **下关、颊车穴**
- ❸ **合谷穴**
- ❹ **丰隆穴**

● 背面（或手背、脚底）
○ 正面（或手心、脚背）

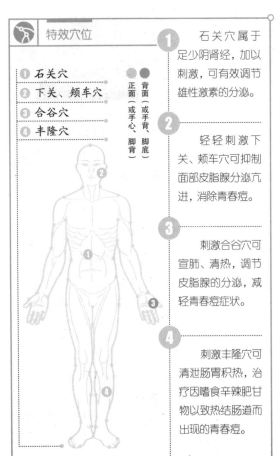

① 石关穴属于足少阴肾经，加以刺激，可有效调节雄性激素的分泌。

② 轻轻刺激下关、颊车穴可抑制面部皮脂腺分泌亢进，消除青春痘。

③ 刺激合谷穴可宣肺、清热，调节皮脂腺的分泌，减轻青春痘症状。

④ 刺激丰隆穴可清泄肠胃积热，治疗因嗜食辛辣肥甘物以致热结肠道而出现的青春痘。

敲打原理

青春痘主要是内分泌失调，体内雄性激素过多，促使皮脂分泌增多所致。中医认为，面鼻及胸背部属肺，肺经风热阻于肌肤是导致青春痘的主要原因。而喜好吃肥甘、油腻、辛辣的食物，使脾胃蕴热、湿热内生，也是形成青春痘的重要原因。敲打特定的经络和穴位，可宣肺、散风、清热解毒，不但可消除皮肤表面的炎症现象，还可平衡激素水平，抑制皮脂过度分泌，达到清除青春痘的目的。

特效穴位按摩

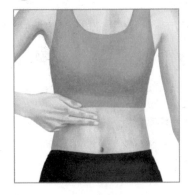

① **石关穴**

食指、中指点按石关穴100次。

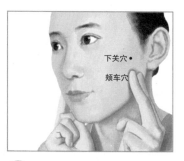

② **下关、颊车穴** ＞

双手食指、中指先后点按此二穴各100次。

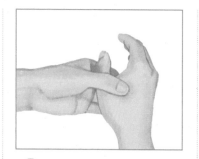

③ **合谷穴** ＞

拇指点按合谷穴100次，力度适中即可。

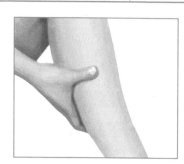

④ **丰隆穴**

拇指点按各穴100次，力度适中即可。

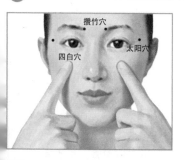

● 双手食指点按左右四白、攒竹、太阳、下关、颊车等穴各1分钟。　　**1**

＞

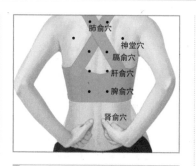

● 拇指点按神堂、肺俞、膈俞、脾俞、肝俞、肾俞等穴各1分钟。　　**2**

＞

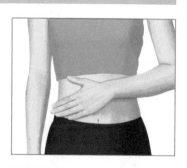

● 单手掌根擦肾经在腹部的循行线。　　**3**

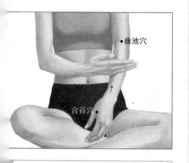

● 一手手侧沿大肠经的循行线刺击另手手臂，自合谷穴至曲池穴，反复多次。　　**4**

＞

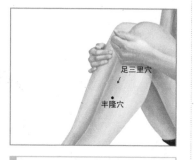

● 拳心沿胃经的循行线敲打左右小腿，自足三里穴敲打至丰隆穴，反复多次。　　**5**

/美/丽/秘/笈/

少吃辛辣、油腻、高糖之物，不喝浓茶、浓咖啡。

不要用手随意挤压青春痘，以免形成痘坑和痘印。

多吃富含维生素C、维生素E和B族维生素的食物。

锻炼皮肤，早晚两次用冷水、温水交替洗脸。冷水15℃左右，温水45℃左右。

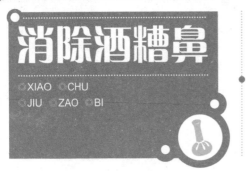

消除酒糟鼻

○ XIAO ○ CHU
○ JIU ○ ZAO ○ BI

酒糟鼻又名玫瑰痤疮，是一种经常发于面部的慢性炎症皮肤病。酒糟鼻通常表现为外鼻皮肤发红，有红斑或红色丘疹、脓疱，鼻尖、鼻翼肥大等症状，患者大多在40岁以上。酒糟鼻不仅让患者觉得不适，更影响外貌美观。调查显示，70%的患者承认此症对他们的生活和工作造成了严重影响。

特效穴位

❶ 阿是穴
❷ 百会穴
❸ 迎香穴
❹ 三阴交穴

● ● 背面（或手背、脚底）
● ● 正面（或手心、脚背）

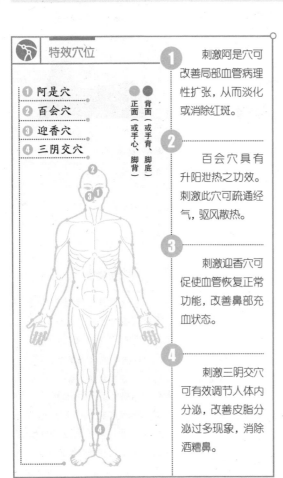

1 刺激阿是穴可改善局部血管病理性扩张，从而淡化或消除红斑。

2 百会穴具有升阳泄热之功效。刺激此穴可疏通经气，驱风散热。

3 刺激迎香穴可促使血管恢复正常功能，改善鼻部充血状态。

4 刺激三阴交穴可有效调节人体内分泌，改善皮脂分泌过多现象，消除酒糟鼻。

敲打原理

现代研究表明，患者的过敏性体质、颜面血管运动神经功能失调、胃肠功能紊乱、内分泌失调、皮脂分泌过多等因素，是酒糟鼻发病的根本原因，而螨虫感染等只是发病的导火索。中医认为，血热火盛、气血淤滞是导致本病的原因。通过刺激特定的经络和穴位，可调节肠胃、清泄热火、消炎解毒、调节颜面血管运动神经和内分泌，改善鼻部充血状态，缓解或消除酒糟鼻症状。

特效穴位按摩

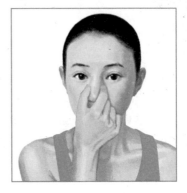

❶ **阿是穴**

拇指和食指轻轻点按鼻翼部小结节处。

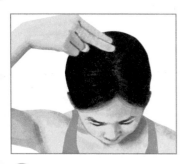

② 百会穴

食指和中指点按百会穴100次。

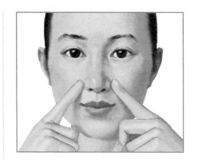

③ 迎香穴

双手食指点按左右迎香穴100次。

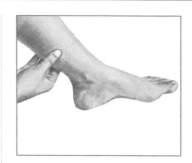

④ 三阴交穴

拇指点按三阴交穴50次，力度稍重。

📋 简易敲打方

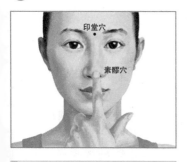

● 食指自印堂穴处起，沿鼻梁推抹至素髎穴处，以局部有温热感为佳。

1

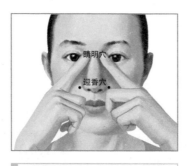

● 两手食指自睛明穴，沿鼻翼两侧点按至迎香穴处，以局部有温热感为佳。

2

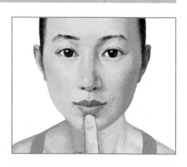

● 点按承浆穴，以有微酸胀感为佳。

3

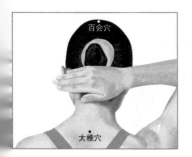

● 单手掌心大致沿督脉的循行线拍打，自百会穴拍打至大椎穴。

4

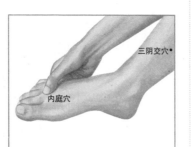

● 拇指依次点按左右腿的三阴交、内庭等穴各2分钟。

5

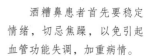

/美/丽/秘/笈/

　　酒糟鼻患者首先要稳定情绪，切忌焦躁，以免引起血管功能失调，加重病情。

　　夏天外出注意防晒，防止日光引起鼻部充血。

　　洗脸时宜使用碱性小的香皂，减少对皮肤的刺激。

　　患者切忌饮酒，饮酒可使面部充血，加重鼻部炎症。

让眼睛神采飞扬

RANG YAN JING SHEN CAI FEI YANG

抹平眼袋
MO PING YAN DAI

眼袋是下眼睑皮肤松垂、萎缩，眼下的结缔组织发生水肿而形成的水袋状结构，常见于40岁以上的中老年人，是人体衰老的象征。一般来说，成年人尤其是女性，如果长期处于疲倦状态，生活习惯不合理，在25至30岁之间就会开始出现眼袋。有眼袋的人常常给人一种疲惫和苍老的感觉，而眼袋一旦出现想要去除就不是一件容易的事，因此它向来是爱美女性的大敌。

特效穴位

① 承泣穴
② 四白穴
③ 水分穴
④ 足三里穴

● 背面（或手背、脚底）
● 正面（或手心、脚背）

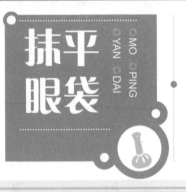

① 刺激承泣穴可加速眼部脂肪燃烧、促进血液循环、加强水分代谢，消除眼袋。

② 刺激四白穴可紧实眼轮匝肌、消除脂肪沉着、促进营养物质吸收，防止眼袋产生。

③ 刺激水分穴有助于排出体内多余水分。

④ 足三里穴乃足阳明胃经的要穴，刺激此穴可有效改善脾胃功能。

敲打原理

从表面上看，眼袋的出现是眼部血液循环、淋巴循环不畅，毛细血管、淋巴管的通透性变大，大量血浆、淋巴液进入组织间隙所致。然而总体说来，这些都与脾胃功能密切相关。脾胃功能的好坏，直接影响着人体的营养输送和水分代谢。它们功能失常导致的水液调节失常是眼部水肿、出现眼袋的重要原因。敲打特定经穴，可调节脏腑功能，促进血液、淋巴循环和水分代谢，从而有效去除眼袋。

特效穴位按摩

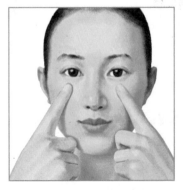

① **承泣穴**

食指点按承泣穴100次。

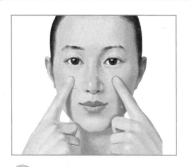

② 四白穴

食指点按四白穴100次。

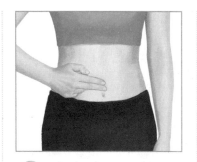

③ 水分穴

食指、中指点按水分穴50次。

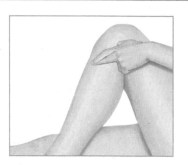

④ 足三里穴

中指叩击足三里穴，以产生酸胀感为度。

📋 简易敲打方

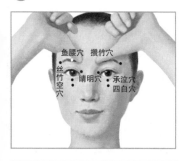

鱼腰穴　攒竹穴
丝竹空穴　睛明穴　承泣穴
四白穴

● 点按攒竹、鱼腰、睛明、丝空竹、承泣、四白等穴，有酸胀感时点按稍久。

1

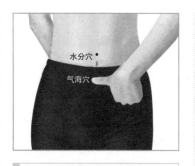

水分穴
气海穴

● 轻揉整个腹部，然后点按水分、气海等穴各30秒。

2

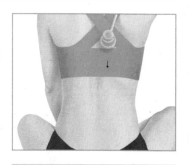

● 用经络锤敲打背部脊柱两侧膀胱经的循行区。

3

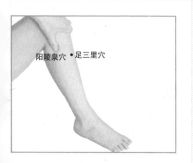

阳陵泉穴　• 足三里穴

● 双手拇指点按左右足三里、阳陵泉等穴各30秒。

4

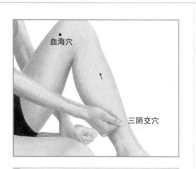

血海穴

三阴交穴

● 一手拳轮沿脾经的循行线敲打下肢，自三阴交穴敲打至血海穴，重复多次。

5

/美/丽/秘/笈/

　　保证充足的睡眠，提高睡眠质量，切记睡前少喝水。

　　睡觉时适当将枕头垫高，让水分不容易滞留在眼睑部。

　　多食用富含维生素A和B族维生素的食物。

　　化妆时，眼袋处的用色应与面部颜色一致或低于面部颜色，切勿涂亮色。

祛除黑眼圈

○QU ○CHU ○HEI ○YAN ○QUAN

黑眼圈是许多人心头挥之不去的梦魇，尤其是爱美的女性。眼眶周围的一圈黑色，不仅使她们原来靓丽的容颜失去了神采，而且还会让她们看起来显得疲惫和苍老。现代社会，生活节奏快、环境污染严重、面对电脑时间多、睡眠质量差等各种原因让每个人或多或少都在受着黑眼圈的困扰。

特效穴位

● 攒竹穴
● 太阳穴
● 肝俞穴
● 肾俞穴

●正面（或手心、脚背）
●背面（或手背、脚底）

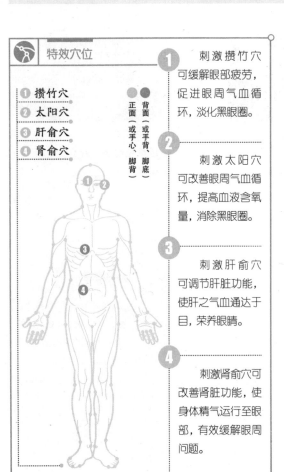

1 刺激攒竹穴可缓解眼部疲劳，促进眼周气血循环，淡化黑眼圈。

2 刺激太阳穴可改善眼周气血循环，提高血液含氧量，消除黑眼圈。

3 刺激肝俞穴可调节肝脏功能，使肝之气血通达于目，荣养眼睛。

4 刺激肾俞穴可改善肾脏功能，使身体精气运行至眼部，有效缓解眼周问题。

敲打原理

黑眼圈的形成大多是由于眼周局部微循环障碍所致。眼周皮肤中缺乏淋巴管，毛细血管又非常细，因此血液和体液循环很容易不畅，导致血液缺氧、色素沉着，出现黑眼圈。中医认为，经络不通、脾胃失调、肝肾不足、气血不行，才会致使黑眼圈出现。目前，中西医都认为，刺激特定的经络和穴位，可调理脏腑，促进血液循环、淋巴循环和新陈代谢，有效改善黑眼圈症状。

特效穴位按摩

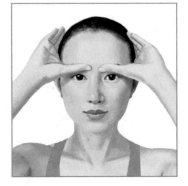

1 **攒竹穴**

拇指点按攒竹穴100次。

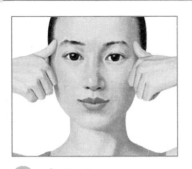

2 太阳穴

双手拇指点按太阳穴100次。

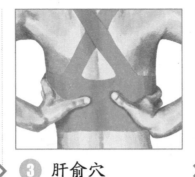

3 肝俞穴

双手拇指点按肝俞穴100次。

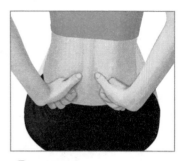

4 肾俞穴

双手拇指点按肾俞穴100次。

简易敲打方

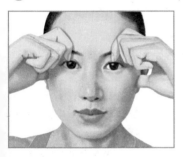

● 用食指的桡侧面推抹上下眼眶1至2分钟，速度缓慢。

1

攒竹穴　太阳穴
瞳子
晴明穴　承泣穴　髎穴
四白穴

● 食指点按晴明、攒竹、瞳子髎、太阳、承泣、四白等穴。

2

● 双手食指轻轻按揉下眼圈。

3

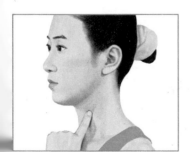

● 单手食指分别点按两侧人迎穴1分钟。

4

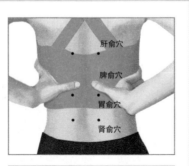

肝俞穴
脾俞穴
胃俞穴
肾俞穴

● 双手拇指点按左右肝俞、胃俞、脾俞、肾俞等穴各30秒。

5

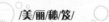 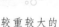 **/美/丽/秘/笈/**

不宜佩戴较重较大的眼镜，防止眼周循环不畅。

不要用力揉搓眼周皮肤，否则不仅难以去除黑眼圈，还容易导致眼角细纹。

均衡饮食，多吃富含维生素C的果蔬。

适量做有氧运动，以促进血液循环，消除黑眼圈。

减少鱼尾纹和眼周皱纹

JIAN SHAO YU WEI WEN
HE YAN ZHOU ZHOU WEN

随着年龄的增长，眼周皮肤的代谢能力逐渐降低，皮肤的弹力和张力日渐变差，久而久之眼周就会出现皱纹。而出现眼角附近的就是鱼尾纹。黄种人眼窝浅、眼皮容易肿胀，眼周更容易产生小皱纹。虽然说眼周皱纹对人体健康没有影响，只是皮肤老化的标志，但是它却影响了眼部和面部的美观。

特效穴位

❶ 太阳穴
❷ 瞳子髎穴
❸ 关元穴
❹ 三阴交穴

正面（或手心、脚背）
背面（或手背、脚底）

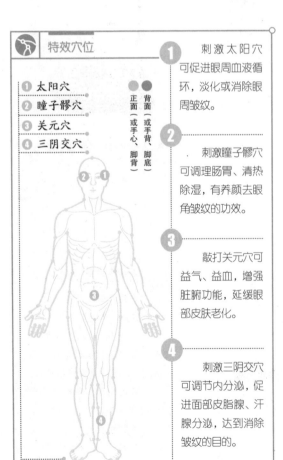

❶ 刺激太阳穴可促进眼周血液循环，淡化或消除眼周皱纹。

❷ 刺激瞳子髎穴可调理肠胃、清热除湿，有养颜去眼角皱纹的功效。

❸ 敲打关元穴可益气、益血，增强脏腑功能，延缓眼部皮肤老化。

❹ 刺激三阴交穴可调节内分泌，促进面部皮脂腺、汗腺分泌，达到消除皱纹的目的。

敲打原理

皮肤由气血滋养，脾胃是气血生化之源，一旦脾胃虚弱，无法很好地发挥功用，皮肤则会因失养而出现皱纹。敲打特定的经络和穴位，可提高脾胃的功能，补益气血，延缓眼周皱纹的出现，甚至消除细小皱纹。此外，这种方法还可以促进皮肤的新陈代谢，提高肌肤细胞的活力，从而推迟皱纹的出现。

 特效穴位按摩

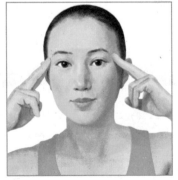

❶ **太阳穴**

双手食指和中指点按左右太阳穴100次。

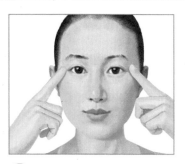

2 瞳子髎穴

双手食指点按左右瞳子髎穴100次。

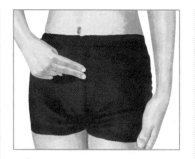

3 关元穴

食指、中指点按关元穴100次。

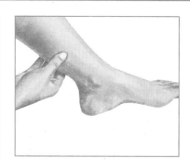

4 三阴交穴

拇指点按三阴交穴100次。

 简易敲打方

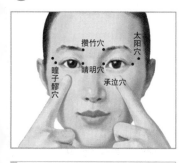

● 双手食指先后点按太阳、睛明、攒竹、承泣和瞳子髎等穴，以有酸胀感为佳。 **1**

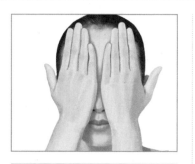

● 用掌心按住眼睛，然后轻轻按揉，眼球有些酸胀感是正常的。 **2**

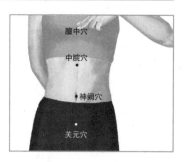

● 点按膻中、中脘、神阙、关元等穴各30秒。 **3**

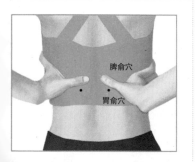

● 双手拇指点按左右脾俞、胃俞等穴各1分钟。 **4**

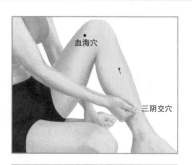

● 一手拳轮沿脾经的循行线敲打下肢，自三阴交穴敲打至血海穴，重复多次。 **5**

/美/丽/秘/笈/

不做会导致眼角皱纹的表情，如眯着眼睛找东西。

不宜过度减肥，否则皮肤失去弹性，眼角出现皱纹。

睡前要卸妆，卸妆时不要用力搓揉眼角。

18到24岁的女孩要养成用眼霜的习惯，这样能有效延缓眼周皱纹的生成。

让头发乌黑浓密

RANG TOU FA WU HEI NONG MI

改善斑秃

○ GAI ○ SHAN ○ BAN ○ TU

斑秃俗称"鬼剃头",发病骤然,常见于男性,患者会突然出现头发成片脱落的现象。一般而言,头发脱落处的头皮状况正常,无炎症及自觉症状,少数患者在发病初期患处可能会有轻微异常之感。斑秃病程可持续数月甚至数年,但也有的患者可部分或全部自愈。斑秃给人们的日常生活和交际带来极大阻碍,少数斑秃患者甚至因此而自闭。

特效穴位

1. 阿是穴
2. 秃发部位
3. 风池穴
4. 肾俞穴

●○ 正面（或手心、脚底）
●● 背面（或手背、脚背）

1 点按脊柱两侧酸痛之处（即阿是穴）可使头皮毛细血管开放,缓解斑秃症状。

2 按摩秃发部位可增加毛囊周围的血流量,促进毛发新生。

3 刺激风池穴可调理情志,解除精神紧张,缓解斑秃症状。

4 敲打肾俞穴有平衡内分泌,调节脾胃功能,减少油脂分泌的功效。

敲打原理

现代医学研究表明,头皮血液循环不良、内分泌异常、免疫功能低下、精神紧张、遗传、病灶感染、传染等,都可导致斑秃的发生。中医认为,毛发的营养来源于血,脾胃是气血生化之源,肝是血液贮藏之所,脾胃功能虚衰、肝气不畅都可导致斑秃的发生。"肾主骨生髓,其华在发",因此肾经亏损,也会导致毛枯发落。因此,改善斑秃的经络敲打,当以平衡脏腑、调节内分泌、促进血液循环、增强免疫功能为主要目的。

特效穴位按摩

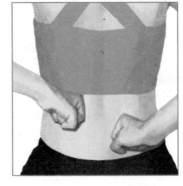

1 阿是穴

点按脊柱两侧,如某处有酸、胀、麻木之感,则叩击此处至皮肤潮红为止。

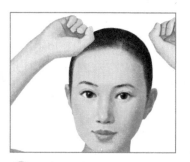

2 秃发部位

叩击或轻敲秃发部位。

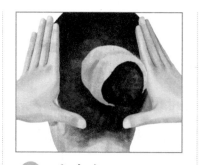

3 风池穴

双手拇指点按两侧风池穴100次。

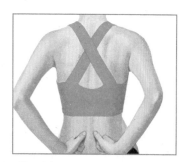

4 肾俞、脾俞穴

双手拇指点按脊柱两侧肾俞穴50次。

📋 简易敲打方

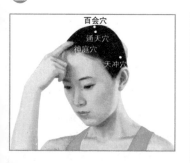

百会穴
通天穴
神庭穴
天冲穴

● 叩击秃发区，之后点按神庭、百会、通天、天冲等穴各30秒。

1

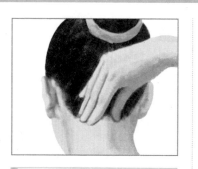

● 单手五指拿捏风池、风府等穴区，以感觉酸胀为宜。

2

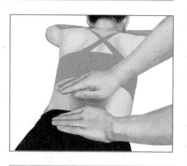

● 拍打整个背部，然后沿脊柱两侧寻找阿是穴，叩击。

3

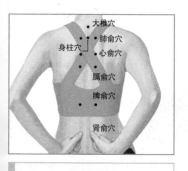

大椎穴
肺俞穴
身柱穴
心俞穴
膈俞穴
脾俞穴
肾俞穴

● 点按背部大椎、肺俞、心俞、身柱、膈俞、脾俞、肾俞等穴各30秒。

4

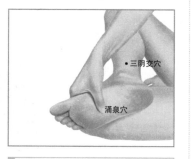

三阴交穴
涌泉穴

● 拇指分别点按左右三阴交、涌泉等穴各30秒。

5

/美/丽/秘/笈/

良好的精神状态是治愈斑秃的关键。

合理安排作息时间，劳逸结合，保证充足睡眠。

忌食辛辣之物，不喝具有刺激性的浓茶与咖啡。

多吃些富含B族维生素、蛋白质及胱氨酸的食物，如鸡肉、蛋黄、豌豆。

改善脂溢性脱发

脂溢性脱发是在皮脂分泌过多的基础上出现的一种脱发现象，常见于男性脑力劳动者。患者一般从二十几岁就开始持续性脱发，到三四十岁时头发基本脱光。此外，由于头皮脂肪分泌过多，患者的头发很容易油腻，并散发不良味道，严重影响着患者的日常生活和交际。

特效穴位

① 上星穴
② 四神聪穴
③ 脾俞穴
④ 足三里穴

●● 背面（或手背、脚底）
正面（或手心、脚背）

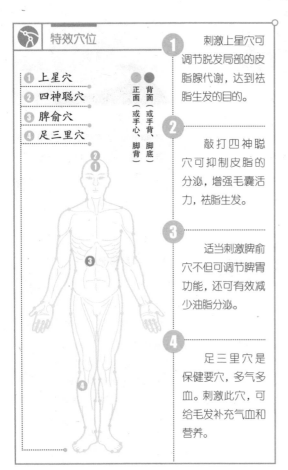

① 刺激上星穴可调节脱发局部的皮脂腺代谢，达到祛脂生发的目的。

② 敲打四神聪穴可抑制皮脂的分泌，增强毛囊活力，祛脂生发。

③ 适当刺激脾俞穴不但可调节脾胃功能，还可有效减少油脂分泌。

④ 足三里穴是保健要穴，多气多血。刺激此穴，可给毛发补充气血和营养。

敲打原理

西医认为内分泌失调，雄性激素分泌过多是诱发脂溢性脱发的重要因素。中医则称这种病为"柱发癣"或"虫蛀脱发"，并认为脾胃湿热，侵袭肌肤毛发，使气血生化不足、发根不固，从而导致脱发。而先天的肝肾阴虚，思虑过度，过食油腻、辛辣之物等都是诱发此病的原因。因此，针对此病的经络敲打，当以增强脏腑功能，调节内分泌，抑制皮脂腺分泌活动过盛为主要目的。

特效穴位按摩

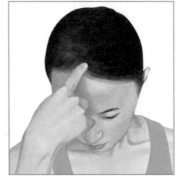

① 上星穴

食指点按上星穴50次。

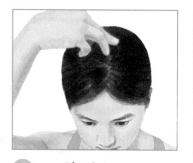

2 四神聪穴

点按四神聪穴50次。

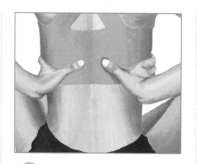

3 脾俞穴

双手拇指点按脾俞穴50次。

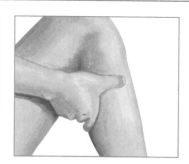

4 足三里穴

拇指点按足三里穴，以微痛为佳。

简易敲打方

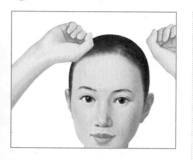

● 叩击脱发区，从脱发边缘螺旋状向中心区叩击。

1

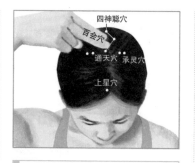

四神聪穴
百会穴
通天穴　承灵穴
上星穴

● 点按百会、承灵、通天、四神聪、上星等穴各30秒。

2

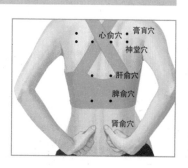

心俞穴　膏肓穴
神堂穴
肝俞穴
脾俞穴
肾俞穴

● 双手拇指点按心俞、肝俞、肾俞、脾俞、膏肓、神堂等穴各30秒。

3

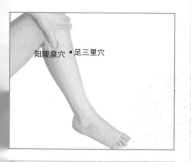

阳陵泉穴 • 足三里穴

● 拇指点按足三里、阳陵泉等穴各1分钟。

4

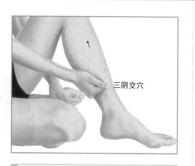

三阴交穴

● 沿足太阴脾经敲打左右两腿，再点按左右三阴交穴，以酸痛为度。

5

/美/丽/秘/笈/

保证充足的睡眠，特别是22时到凌晨2时之间。这可以维持毛发正常新陈代谢，减少不正常脱发。

洗头后，头发未干不宜入睡，否则易生湿热，损伤头皮和头发。

脱发者尽量剪短头发，并减少烫发、染发及使用电吹风。

乌发

WU FA

　　随着年龄的增长，头发的色素细胞功能慢慢减退，头发也渐渐变白。一般从35岁开始，毛发色素细胞便开始衰退，但有的青少年头发却是白的，这便是"少白头"。它是一种儿童及青年时期的白发性疾病，也是一直困扰着医学界的一大难题。形成少白头的原因十分复杂，遗传、精神压力过大、内分泌失调等都可使发根失养，导致白发的出现。少白头除了影像美观外，一般对健康影响不大。

特效穴位

❶ 上星穴
❷ 风池穴
❸ 关元穴
❹ 太溪穴

● 背面（或手背、脚底）
● 正面（或手心、脚背）

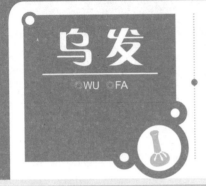

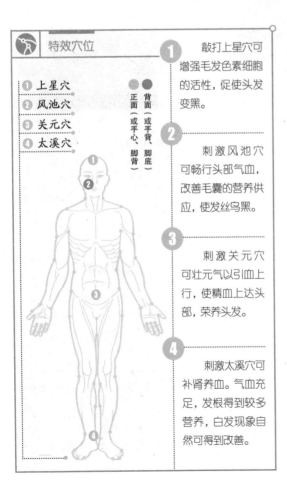

❶ 敲打上星穴可增强毛发色素细胞的活性，促使头发变黑。

❷ 刺激风池穴可畅行头部气血，改善毛囊的营养供应，使发丝乌黑。

❸ 刺激关元穴可壮元气以引血上行，使精血上达头部，荣养头发。

❹ 刺激太溪穴可补肾养血。气血充足，发根得到较多营养，白发现象自然可得到改善。

敲打原理

　　中医认为，肾"其华在发"，头发的好坏和肾脏功能密切相关，想要使头发乌黑光亮，一定要保持肾经循行正常，提高肾脏机能。敲打躯干和四肢的特定经络可调节肾脏功能，促进肾经的气血循环，增强机体免疫力，从而达到乌发、润发的效果。而坚持敲打头部经穴，可快速改善头皮血液循环，促进人体新陈代谢，活化头皮细胞，使发根得到充足的养分。发根养分一旦充足，白发现象自然可得到缓解。

特效穴位按摩

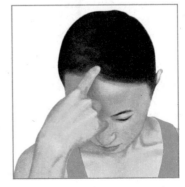

❶ 上星穴

食指点按上星穴100次。

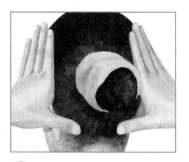

② **风池穴**

双手拇指点按风池穴50次，力度以酸胀为度。

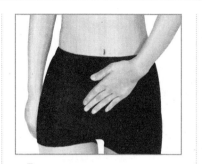

③ **关元穴**

单手掌心拍关元穴30至50次。

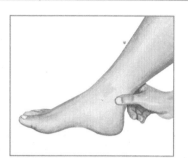

④ **太溪穴**

拇指点按太溪穴30次。

简易敲打方

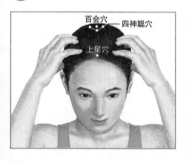

百会穴　四神聪穴
上星穴

● 十指尖端由前发际向后梳抹10次，再点按百会、四神聪、上星等穴各30秒。

1

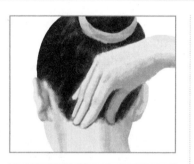

● 单手拿捏风池、风府等穴区，以感觉酸胀为宜。

2

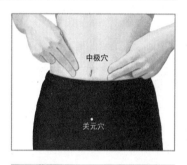

中极穴

关元穴

● 点按腹部关元、天枢等穴各1分钟。

3

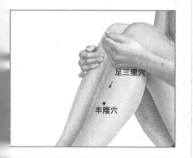

足三里穴

丰隆穴

● 双手拳心沿胃经的循行线自上而下敲打小腿，自足三里穴敲至丰隆穴处。

4

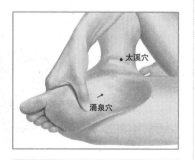

太溪穴

涌泉穴

● 双手拇指先后沿两腿肾经的循行线点按，自涌泉穴点按至太溪穴。

5

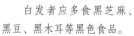
/美/丽/秘/笈/

　　白发者应多食黑芝麻、黑豆、黑木耳等黑色食品。

　　有白发症状者，需保障睡眠时间，提高睡眠质量。

　　常梳头可防治白发。梳头可促进头皮血液循环，为发根提供养分。

　　白发者少染发。染发剂含致癌物，有损身体健康。

去头屑
QU TOU XIE

　　头皮屑是日常生活中令很多人困扰的问题，但很多人不知道其实它是一种以头皮发痒，不时有白色皮屑脱落为特征的皮肤病。西医将其称为"干性皮脂溢"，中医将其称为"白皮癣"或"头风白屑"。据调查显示，在20至55岁的人中，有83%的人受到不同程度的头屑困扰。在我国，头皮屑问题已经超过脱发、白发，成为当前国人最关注的头皮健康问题。

特效穴位

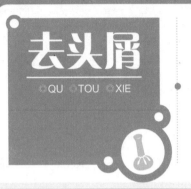

❶ 风池穴
❷ 少商穴

● 背面（或手背、脚底）
● 正面（或手心、脚背）

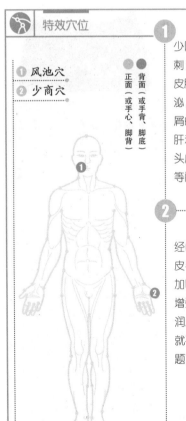

❶ 　风池穴属足少阳胆经，故适当刺激该穴可调节皮脂腺和汗腺的分泌，有效抑制头皮屑的产生，还可疏肝利胆，缓解导致头皮屑的精神紧张等问题。

❷ 　少商穴是肺经的要穴，"肺主皮毛"，故对该穴加以适度的刺激可增强肺脏功能，滋润皮肤，这样自然就不会出现头屑问题了。

敲打原理

　　头皮屑主要是内分泌失调，雄性激素分泌旺盛，皮脂分泌过多所致，与精神紧张也有一定关系。敲打特定的经络和穴位，可有效调节内分泌，平衡激素水平，缓解不良情绪，从而减少头屑的产生。另外，"肺主皮毛"，一旦肺经循行出现了异常，就会出现各种皮肤问题。因此，经络敲打还应以畅通肺经为关键。

特效穴位按摩

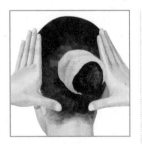
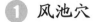

❶ **风池穴**

双手拇指点按两侧风池穴1分钟。

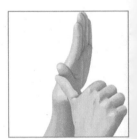

❷ **少商穴**

拇指按揉少商穴1分钟。

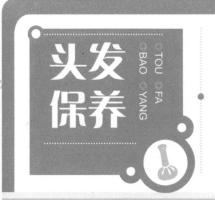

自古以来，乌黑亮丽的头发都是传统美女的标准之一。2000多年前，《诗经》中就有"鬒发如云，不屑髢也"之句。每个女孩都梦想拥有一头美丽的秀发，然而先天的干枯发质，以及长期睡眠不足、过度疲劳、染发、烫发、环境污染等众多因素，使女孩们的发质越来越差。头发的保养除了要使用适当的护发品之外，更要注重对人体生理功能的调节。

特效穴位

① 风池穴
② 太冲穴

背面（或手背、脚底）
正面（或手心、脚背）

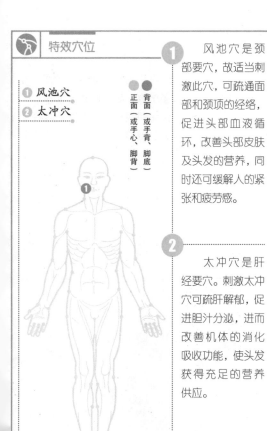

① 风池穴是颈部要穴，故适当刺激此穴，可疏通面部和颈项的经络，促进头部血液循环，改善头部皮肤及头发的营养，同时还可缓解人的紧张和疲劳感。

② 太冲穴是肝经要穴。刺激太冲穴可疏肝解郁，促进胆汁分泌，进而改善机体的消化吸收功能，使头发获得充足的营养供应。

敲打原理

头发是身体健康的标志，头发的枯润与人体血液循环、内脏功能密切相关。血液是头发养分的来源。而人体一旦肝气郁结，气机不畅，胆汁就不能正常分泌。胆汁分泌不足，消化受限，人体便会缺少养分，从而毛发枯萎。敲打头部的特定穴位，可促进头皮血液循环；敲打与各脏腑相应的穴位，可行气活血，荣养发根。

特效穴位按摩

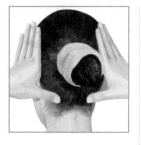

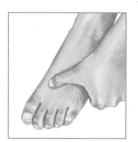

① **风池穴**
双手拇指点按两侧风池穴1分钟。

② **太冲穴**
拇指点按太冲穴1分钟。

打造完美身形

DA ZAO WAN MEI SHEN XING

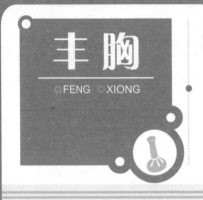

丰胸
◎FENG ◎XIONG

在我国古代和英国维多利亚女王时代，人们曾认为胸部丰满是一件令人羞愧的事，并拼命将乳房束缚在紧身的衣服里。而现在，丰满的胸部早已成为美丽、健康的象征。但据有关资料统计，我国成年未孕女性乳房发育不良者约占15%。而婚育哺乳和多次人工流产后的女性，乳房形态不良者竟达40%。扁平下垂的乳房不但使女性的身材走样，而且还危害女性的正常生活和身心健康，给她们的交友、恋爱等带来诸多困扰。

特效穴位

1. 乳中穴
2. 乳根穴
3. 大巨穴
4. 膻中穴

● 正面（或手心、脚背）
● 背面（或手背、脚底）

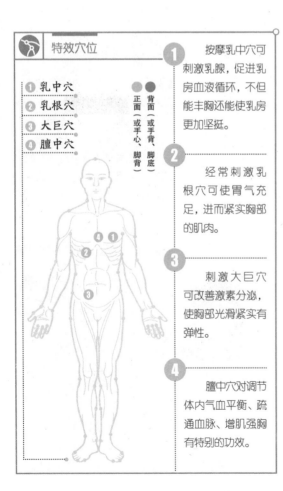

1 按摩乳中穴可刺激乳腺，促进乳房血液循环，不但能丰胸还能使乳房更加坚挺。

2 经常刺激乳根穴可使胃气充足，进而紧实胸部的肌肉。

3 刺激大巨穴可改善激素分泌，使胸部光滑紧实有弹性。

4 膻中穴对调节体内气血平衡、疏通血脉、增肌强胸有特别的功效。

敲打原理

我国传统医学认为，女性乳房发育不良，多是经络阻塞不通，肝、肾、胃等脏腑气血虚衰，无法灌养乳络之故。适当敲打与乳房经络有关的经穴，可补肝益肾、健脾养胃、调理冲脉和任脉，刺激脑垂体释放促性腺激素，使乳房重新发育。同时还可把血液引流到胸部，给乳腺补充养分，达到丰胸目的，同时对预防乳腺增生也有很好效果。

特效穴位按摩

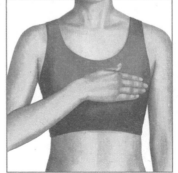

1 乳中穴

乳中穴所在的位置即乳头。以乳头为中心，用掌心按压乳腺腺体，每边约1分钟。

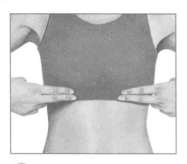

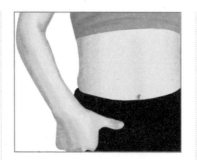

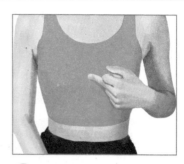

②　乳根穴

　　双手食指、中指点按两侧乳根穴100次，而后做圈状按揉。

③　大巨穴

　　双手拇指或食指点按大巨穴50次。

④　膻中穴

　　中指端点按膻中穴100次，稍作休息后再点按100次。

📋 简易敲打方

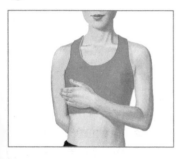

●按揉乳房1分钟，再将掌心放在乳房根部，按揉乳根穴1分钟。

1

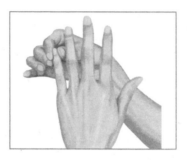

●拇指、食指捏揉另手小指尖端1分钟，以充分刺激少泽穴。

2

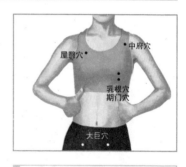

●双手拇指点按左右屋翳、中府、乳根、期门、大巨等穴30秒。

3

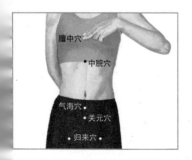

●食指、中指点按膻中、中脘、气海、关元、归来等穴各30秒。

4

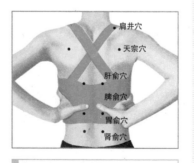

●双手拇指点按左右肩井、天宗、脾俞、肾俞、胃俞、肝俞等穴各30秒。

5

/美/丽/秘/笈/

　　做完一套敲打方后，可饮用300毫升左右温开水，以帮助排出体内的代谢废物。

　　在两腋下夹书，双臂向前平举，至手臂发酸。这有助于锻炼胸肌、挺拔胸部。

　　不断告诉自己"我的胸部正越来越丰满"。这种暗示产生的影响是巨大的。

减肥

○JIAN ○FEI

人体因各种原因出现的脂肪过多，体重明显超标的现象被称为肥胖。肥胖常并发或加重高血压、冠心病、糖尿病、胆结石等疾病，对人体危害甚大。过于肥胖的人或多或少会产生一些自卑情绪，这又会引发某些精神和心理疾病，如神经质、忧郁、恐惧症、缺乏信心等。如今，中医减肥法因其安全、无毒副作用等优点越来越受到青睐。

特效穴位

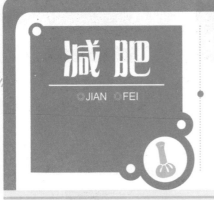

❶ 中脘穴
❷ 大巨穴
❸ 水分穴
❹ 关元穴

● 正面（或手心、脚背）
● 背面（或手背、脚底）

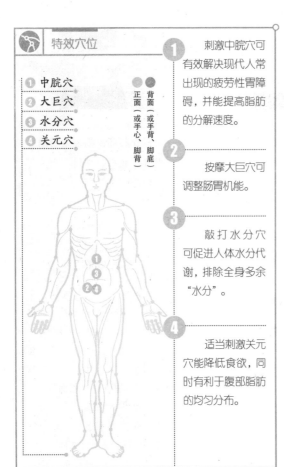

❶ 刺激中脘穴可有效解决现代人常出现的疲劳性胃障碍，并能提高脂肪的分解速度。

❷ 按摩大巨穴可调整肠胃机能。

❸ 敲打水分穴可促进人体水分代谢，排除全身多余"水分"。

❹ 适当刺激关元穴能降低食欲，同时有利于腹部脂肪的均匀分布。

敲打原理

中医一般将肥胖分成四种类型：由饮食过多导致的胃燥热型；产后虚胖的脾虚型；老年、更年期的肾虚型；由心理压力造成的肝气郁滞型等。治疗时应从调理胃、脾、肾、肝等脏腑入手。敲打特定经络除了可增强脏腑功能外，还可消除体内多余的水分，加速脂肪组织的"液化"及消耗，达到减肥目的。同时，脏腑功能得到加强后，人体的代谢能力也会得到加强，可及时将食物转化成气血，使脂肪无法积存。

特效穴位按摩

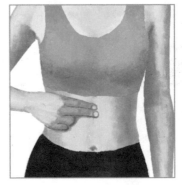

❶ **中脘穴**

食指、中指点按中脘穴2分钟，以不痛为宜。

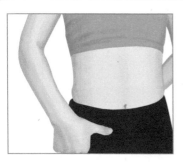

② 大巨穴

双手拇指或食指点按大巨穴1至2分钟，力度稍重。

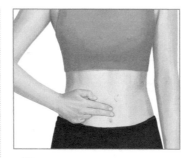

③ 水分穴

食指、中指点按水分穴1至2分钟。

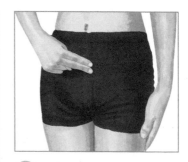

④ 关元穴

食指、中指点按关元穴1至2分钟。

目 简易敲打方

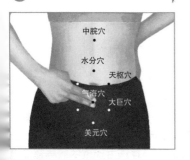

中脘穴
水分穴
天枢穴
气海穴
大巨穴
关元穴

● 点按中脘、水分、气海、关元、大巨、天枢等穴各1分钟，以透热为佳。 **1**

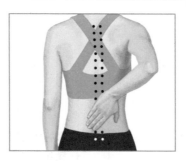

● 掌拍脊柱和两侧夹脊穴，力量稍重，以潮红为度。 **2**

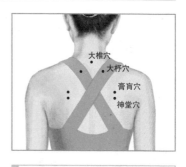

大椎穴
大杼穴
膏肓穴
神堂穴

● 点按或敲打大椎、大杼、膏肓、神堂等穴，以产生深度酸胀感为度。 **3**

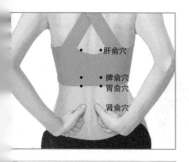

肝俞穴
脾俞穴
胃俞穴
肾俞穴

● 双手拇指点按肾俞、脾俞、胃俞、肝俞四穴各1分钟，力度以疼痛为佳。 **4**

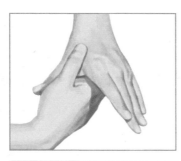

● 双手拇指点按另手合谷穴各1分钟。 **5**

/美/丽/秘/笈/

随身准备一些热量低又可口的零食，如胡萝卜。

适量多饮水。水可填充胃部，使食量减少。

那些会令人发胖的豆瓣酱、胡椒等佐料可用柠檬、果汁等代替。

以鸡肉、鱼、牛腱肉等代替猪肉。

美肩

◎MEI ◎JIAN

肩背线条变形走样，除了先天遗传因素外，大多是由于肥胖所致，也有少部分是由于姿势不良，造成骨骼弯曲、肌肉松弛，身体处于不平衡状态等使背部脂肪囤积，破坏原本匀称的身体曲线。经常敲打经络和特定的穴位，不但能打造浑圆的肩部，更能使人体远离众多颈肩疾病。

特效穴位

❶ 肩井穴
❷ 肩贞穴
❸ 天宗穴
❹ 大椎穴

●● ●背面（或手背、脚底）
正面（或手心、脚背）

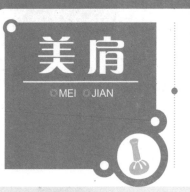

① 肩井穴具有祛风散寒、舒筋活络的功效，刺激此穴能加快肩部气血循环。

② 肩贞穴是小肠经要穴。刺激此穴，能紧实肩部皮肤。

③ 刺激天宗穴，具有舒筋通络的作用，有助于颈、肩、背的血液流通，可以加速肩部堆积脂肪的分解。

④ 大椎穴是调整全身机能的要穴，按摩此穴能够改善人体血液循环，紧实肩部，增加皮肤光泽。

敲打原理

气血不畅、肩部关节粘连、肌肉紧张、有多余脂肪，是导致肩膀线条不够完美，肩部皮肤粗糙黯淡的主要原因。敲打特定的穴位，可畅通经络，促进局部血液循环和淋巴循环，缓解肌肉痉挛、紧张和关节粘连现象，有效分解脂肪，从而达到美化肩部线条、紧致肩部皮肤的目的。

特效穴位按摩

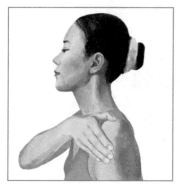

① 肩井穴

拇指点揉肩井穴1至3分钟，力度可稍大，左右交替进行。

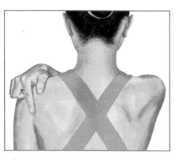

2 肩贞穴

食指点按肩贞穴50次，以感觉酸胀为宜。

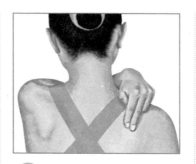

3 天宗穴

食指、中指按揉天宗穴1至3分钟，以感觉压痛为宜。

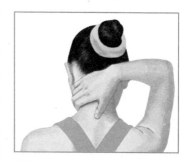

4 大椎穴

拇指按大椎穴1至3分钟，以感觉压痛为宜。

 简易敲打方

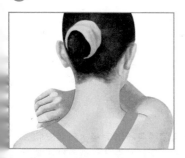

● 双手分别置于肩前后做画圈运动，再用扣法轻击肩周部位。 **1**

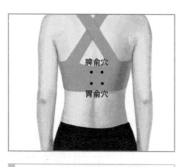

脾俞穴
胃俞穴

● 拇指揉按脾俞、胃俞等穴各1至3分钟，以感觉酸胀为宜。 **2**

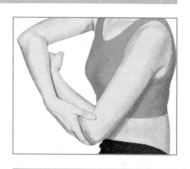

● 拇指点按曲池穴50次，以感觉胀痛为宜。 **3**

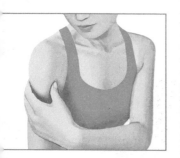

● 一手拿捏另一肩部肌肉2至3分钟，力度适中。 **4**

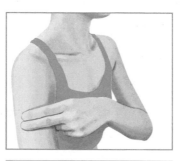

● 食指、中指点按臂臑穴2至3分钟，力度适中。 **5**

/美/丽/秘/笈/

乘公共汽车时，要左右手交替握把手，以平衡双肩的压力；手提重物时，应两只手分开拿或者注意换手，以分担重量；刷牙时可双腿分开与肩同宽，踮起脚跟，臀部收紧，双肩高耸，刷完后放松肩部肌肉。

紧实腰腹

○JIN ○SHI
○YAO ○FU

"啤酒肚""腰部游泳圈"以及腹部松弛下垂等腰腹部肥胖问题，不仅影响了身材的美观，也给人们的日常行动带来了巨大不便。而更重要的是，腰腹臃肿、肥胖除了可加速衰老外，更会影响内脏器官的正常运作。目前已经证明有15种以上导致死亡的疾病与腰腹部肥胖有直接关系，其中包括冠心病、心肌梗死、脑栓塞、乳腺癌、肝肾衰竭等。紧实腰腹，刻不容缓。

特效穴位

- ❶ 带脉穴
- ❷ 水分穴
- ❸ 命门穴
- ❹ 内关穴

● 正面（或手心、脚背）
● 背面（或手背、脚底）

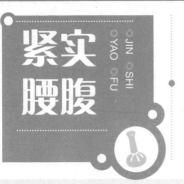

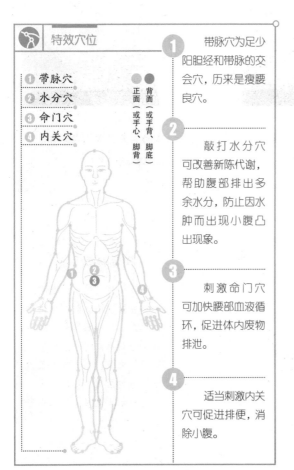

❶ 带脉穴为足少阳胆经和带脉的交会穴，历来是瘦腰良穴。

❷ 敲打水分穴可改善新陈代谢，帮助腹部排出多余水分，防止因水肿而出现小腹凸出现象。

❸ 刺激命门穴可加快腰部血液循环，促进体内废物排泄。

❹ 适当刺激内关穴可促进排便，消除小腹。

敲打原理

腰腹臃肿，通常是久坐不运动以致代谢变慢、脂肪堆积之故。对于女性来说，体质偏寒也会导致脂肪囤积在腹部。通过敲打身体上相应的经络和穴位，可升高体温，提高局部新陈代谢水平，促进此处脂肪的代谢和分解，还能促进腰部血液循环，使此处皮肤的毛细血管扩张，促进皮下脂肪的消耗。而刺激腰腹部某些特定的穴位，可紧实腰部肌肉，美化腰部线条。

特效穴位按摩

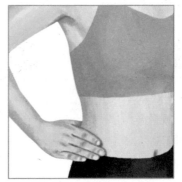

❶ **带脉穴**

双手提拿带脉穴100次。

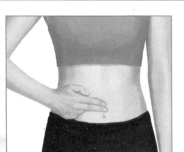

2 水分穴

食指、中指点按水分穴100次。

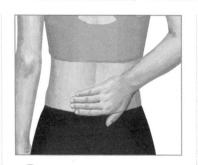

3 命门穴

单掌拍击命门穴50次。

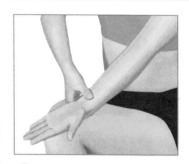

4 内关穴

拇指点按内关穴50次，换手重复。

简易敲打方

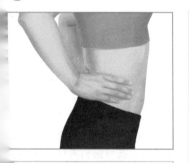

● 捏揉腰部带脉穴区，以皮肤潮红为度。

1

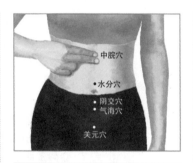

中脘穴
•水分穴
•阴交穴
•气海穴
关元穴

● 食指、中指点按中脘、水分、阴交、气海、关元等穴各30秒，力度稍重。

2

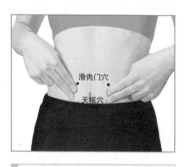

滑肉门穴
天枢穴

● 双手食指和中指点按左右滑肉门、天枢等穴各30秒。

3

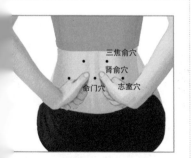

三焦俞穴
肾俞穴
命门穴　志室穴

● 点按背部肾俞、三焦俞、命门、志室等穴各30秒。

4

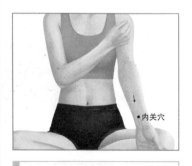

•内关穴

● 一手沿手臂前侧正中自上而下敲打另手手臂，内关穴敲打时间稍久。

5

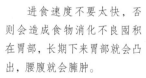

/美/丽/秘/笈/

进食速度不要太快，否则会造成食物消化不良囤积在胃部，长期下来胃部就会凸出，腰腹就会臃肿。

多喝绿茶，对消除小腹上的赘肉很有帮助。

针对腰腹部的运动如仰卧起坐、腰部扭转等可有效减少腰腹部赘肉。

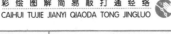

纤细大腿

XIAN XI DA TUI

　　女性特殊的生理构造决定了脂肪容易堆积在下半身，而且大腿是平常锻炼难以触及的部位，所以很多人，包括有些并不胖的人，都有着一对粗粗的"大象腿"，严重影响身体曲线。而走路时两条大腿内侧的赘肉互相摩擦，也使得他们的行动极为不便。粗大腿不但影响了美观，更重要的是，大腿上的脂肪会压迫血管壁，使血液流通不畅、血管壁弹性变差。这样会增加患高血压的概率。

特效穴位

① 殷门穴
② 委中穴

背面（或手背、脚底）
正面（或手心、脚背）

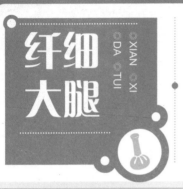

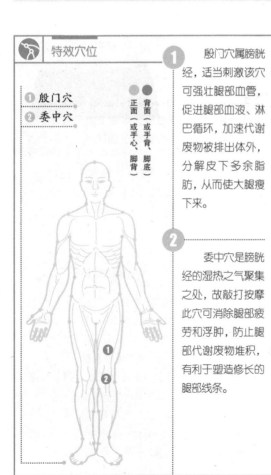

① 　　殷门穴属膀胱经，适当刺激该穴可强壮腿部血管，促进腿部血液、淋巴循环，加速代谢废物被排出体外，分解皮下多余脂肪，从而使大腿瘦下来。

② 　　委中穴是膀胱经的湿热之气聚集之处，故敲打按摩此穴可消除腿部疲劳和浮肿，防止腿部代谢废物堆积，有利于塑造修长的腿部线条。

敲打原理

　　脂肪代谢不畅、堆积在大腿上以及长坐不运动等导致的大腿积水、浮肿等是造成大腿粗壮的主要原因。敲打特定的经络和穴位可通畅经络，加速大腿部脂肪的分解和消耗，还可促进身体的血液、淋巴循环，提高新陈代谢速率，排出体内多余水分，从而达到消除大腿浮肿、纤细大腿的目的。

特效穴位按摩

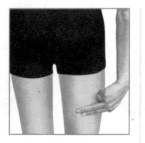

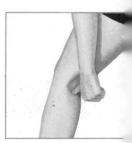

① **殷门穴** ＞ **②** **委中穴**

食指、中指点按殷门穴50次。

拇指点按委中穴50次。

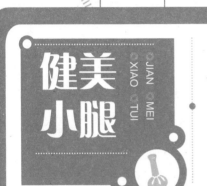

健美小腿
JIAN MEI XIAO TUI

　　影响女性腿部线条的问题还有萝卜形的小腿。造成萝卜腿的原因比较复杂，包括脂肪堆积、腿部水肿等。小腿粗壮让身体比例显得很不协调，严重影响美观。每年春夏之际都会有很多女性寻求健美小腿的方法。运动、节食、减肥药、瘦腿霜等，这些方法不仅见效慢，而且还可能会有一定的副作用。其实，自己动手，简单地敲打经络就可以安全、速效地美化小腿。

特效穴位

❶ 箕门穴
❷ 承山穴
❸ 昆仑穴
❹ 解溪穴

● 背面（或手背、脚底）
○ 正面（或手心、脚背）

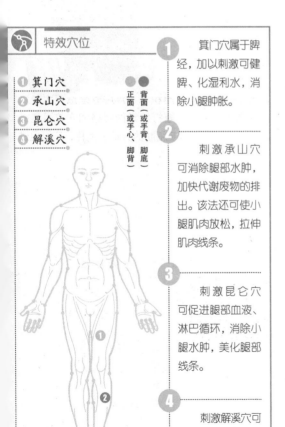

❶ 　　箕门穴属于脾经，加以刺激可健脾、化湿利水，消除小腿肿胀。

❷ 　　刺激承山穴可消除腿部水肿，加快代谢废物的排出。该法还可使小腿肌肉放松，拉伸肌肉线条。

❸ 　　刺激昆仑穴可促进腿部血液、淋巴循环，消除小腿水肿，美化腿部线条。

❹ 　　刺激解溪穴可有效纤细脚踝。

敲打原理

　　小腿粗大除了与腿部肌肉过度发达有关，还与人体脾胃功能的衰弱密切相关。脾失健运，人体代谢功能出现障碍，水液流溢于肢体，就会导致小腿部脂肪堆积或出现浮肿。人们因久坐而引起的血液、淋巴循环不畅，也是致使小腿浮肿粗大的重要原因。敲打特定的经络和穴位可调理脏腑，加快血液循环、淋巴循环和新陈代谢，加快腿部脂肪燃烧，从而使小腿迅速消瘦。

特效穴位按摩

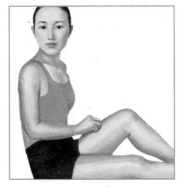

❶ 箕门穴

　　叩击或点按箕门穴100次。

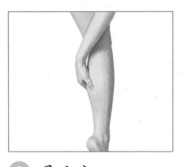

2 承山穴

拇指点按承山穴100次。

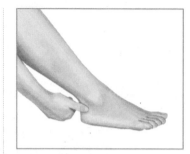

3 昆仑穴

拇指点按昆仑穴50次。

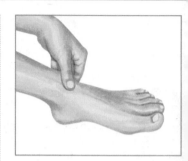

4 解溪穴

拇指点按解溪穴50次。

📋 简易敲打方

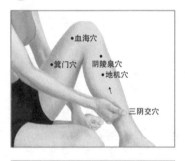

• 血海穴
• 箕门穴　阴陵泉穴
• 地机穴
　　三阴交穴

● 沿小腿内侧敲打两腿，重点敲箕门、血海、阴陵泉、地机和三阴交等穴。 **1**

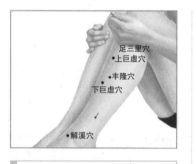

足三里穴
• 上巨虚穴
• 丰隆穴
下巨虚穴
• 解溪穴

● 沿胃经的循行线敲打两小腿，重点敲足三里、上巨虚、下巨虚、丰隆和解溪等穴。 **2**

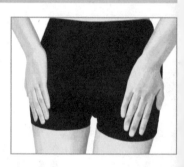

● 施用重力，双手拍打左右环跳穴30秒。 **3**

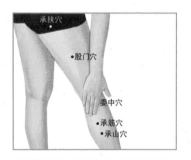

承扶穴
• 殷门穴
委中穴
• 承筋穴
• 承山穴

● 单掌掌心依次拍打承扶、殷门、委中、承筋、承山等穴各30秒。 **4**

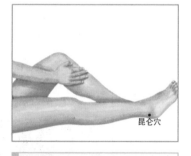

昆仑穴

● 双手依次轻轻拍打两小腿两侧1分钟，之后双手拇指点按左右昆仑穴1分钟。 **5**

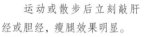

/美/丽/秘/笈/

运动或散步后立刻敲肝经或胆经，瘦腿效果明显。

少吃盐。盐分摄入过多容易令体内积存过多水分，导致腿部出现水肿。多吃含钾食物，如香蕉、西芹等。钾有助排出体内多余盐分。

改善驼背
○GAI ○SHAN ○TUO ○BEI

驼背是一种较为常见的脊柱变形，是由于胸椎后突而引起的人体形态改变。驼背不但影响体形美，还可使脑神经、脊神经、内脏神经等受到挤压，造成神经障碍，从而导致人们记忆力下降、反应迟钝。现今，驼背和近视一样，是危害青少年健康的一大公害。

特效穴位

① 腰眼穴
② 人迎穴

● 背面（或手背、脚底）
● 正面（或手心、脚背）

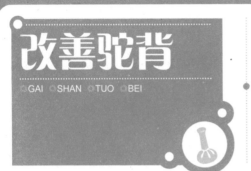

① 腰眼穴位于腰部，第四腰椎棘突下旁开3.5寸处。身体此处承受的负荷很重，刺激此穴可有效缓解腰背部疲劳，促进脊柱伸直。此外，腰眼穴还是益肾良穴，经常刺激，可使肾气充足、腰腿强健。

② 人迎穴下方是甲状腺上动脉，故刺激该穴可改善甲状腺血液供应，有效提高甲状腺机能，维持甲状腺激素的分泌，促进骨骼正常发育。

敲打原理

驼背属于脊椎病的一种，胸椎和腰椎力量不足、坐姿不正确、身材过高等都是病因。中医认为"肾主骨、肝主筋"，肝肾亏损、筋骨失养便会导致驼背。而敲打脊柱、大腿骨和膝盖骨附近的经络和穴位，可调理脏腑，刺激骨骼使其伸直，同时还可促进生长激素的分泌，达到改善驼背的目的。

特效穴位按摩

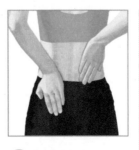

① 腰眼穴

双手掌根拍推两侧腰眼穴50次。

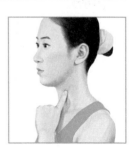

② 人迎穴

单手食指轻轻点按两侧人迎穴100次。